U0388738

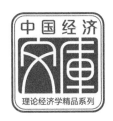

中国经济文库

理论经济学精品系列（二）

国家社会科学基金项目："城乡基本医疗保障服务均等化与福利分配效应研究
（项目批准号：15BSH043）"资助出版
该成果被评为国家社会科学基金项目"优秀"结项成果（项目结项号：20183306）

城乡基本医疗保障服务均等化
与福利分配效应研究

Equalization and Welfare Distributional Effects: A Study of
Basic Urban-Rural Medical Insurance Services Systems

孙长青◎著

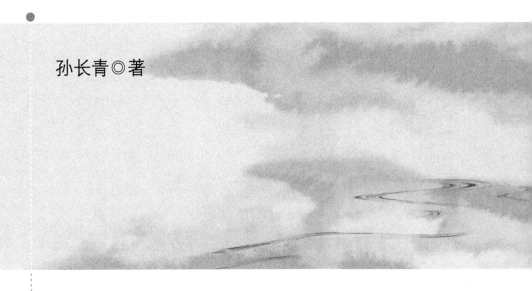

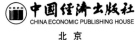

中国经济出版社
CHINA ECONOMIC PUBLISHING HOUSE
北 京

图书在版编目（CIP）数据

城乡基本医疗保障服务均等化与福利分配效应研究/孙长青著．
—北京：中国经济出版社，2018.12
ISBN 978 - 7 - 5136 - 5436 - 4

Ⅰ.①城… Ⅱ.①孙… Ⅲ.①医疗保障—研究—中国 Ⅳ.①R197.1

中国版本图书馆 CIP 数据核字（2018）第 259984 号

责任编辑　葛　晶　冀　意
责任印制　马小宾
封面设计　华子图文

出版发行　中国经济出版社
印刷者　北京九州迅驰传媒文化有限公司
经销者　各地新华书店
开　　本　710mm×1000mm　1/16
印　　张　17.5
字　　数　260 千字
版　　次　2018 年 12 月第 1 版
印　　次　2018 年 12 月第 1 次
定　　价　68.00 元

广告经营许可证　京西工商广字第 8179 号

中国经济出版社 网址 www.economyph.com 社址 北京市西城区百万庄北街 3 号 邮编 100037
本版图书如存在印装质量问题，请与本社发行中心联系调换（联系电话：010 - 68330607）

　　健康不仅是人类全面发展的前提，也是经济社会发展的基本条件和根本目的。基本医疗保障是人类生存权、健康权和发展权的重要保障，也是社会公平正义的重要体现。如何保障居民健康和实现人人享有医疗资源成为国家发展进程中的重要民生目标。中国作为世界上人口最多的发展中国家，实现卫生服务领域的均等化已成为全体人民基本健康诉求的关注点，也是目前城乡居民实现健康权益的迫切要求和重要途径。改革开放40年来，我国医疗卫生保障事业发展取得了巨大成就，卫生与健康事业迅速发展，医疗卫生服务体系不断完善，基本公共卫生服务均等化水平稳步提高，医疗卫生整体实力上了一个大台阶，我国居民健康水平持续改善，居民主要健康指标总体上优于中高收入国家平均水平。截至2017年底，全国卫生人员总数达1174.9万人，医疗卫生机构数达98.7万个，三项基本医保制度参保人数超过13亿，参保率稳固在95%以上，基本实现全民参保；人均预期寿命从1981年的67.9岁提高到2017年的76.7岁，孕产妇死亡率和婴儿死亡率显著下降；医疗卫生支出比重逐步上升，1978年医疗卫生支出占GDP的比例为3%，2017年为6.2%；健康扶贫成效显著，581万因病致贫返贫户实现脱贫。但是，由于我国社会城乡二元结构明显且差距较大，不同人群实行形式各异、标准不同的基本医疗保险制度，筹资方式、缴费水平、保障水平等方面存在较大差异，城乡、区域、人群卫生资源配置不均衡，基本医疗保险呈现出"碎片化"特征，医疗卫生改革并未从根本上化解当前城乡居民"看病难、看病贵"的难题，医疗资源配置不均、个人医疗费用上涨过快、不同群体享受的医疗保障待遇差距大等问题依然突出，医疗方面的"痛点"和医改方面的"难点"也随之突出。如何解决以上问题，进而实现城乡间、不同收入阶层间的医疗资源公平分配，对保证有相同实际需求的个体都能够享有同等医疗服务和医保补偿的机会，从而提升全社会福利水平，具有重要的理论意义和现实意义。

本书以城乡基本医疗保障服务均等化与福利分配效应为主题，在分析和梳理城乡基本医疗保障服务相关概念与研究成果的基础上，结合基本医疗保障服务均等化供给的必要性、福利分配的作用机理以及基本医疗保障服务均等化与福利分配效应之间的关系，对全国及各代表地区基本医疗保障服务的发展水平、均等化程度以及卫生服务利用的公平性进行评价，剖析当前中国卫生领域面临的突出矛盾和问题，借鉴国外典型国家经验，提出相应的对策建议，以期为实现城乡基本医疗保障服务均等化提供有效的基本方略与可行的现实路径。

全书分为三部分，共八章内容。首先从时间维度上，对中国不同时期的城乡基本医疗保障服务的制度变迁进行梳理；继而从空间维度上，对世界不同国家在基本医疗保障服务均等化方面的政策实践进行比较，对我国及各代表地区医疗保障供需的城乡差异和不同模式福利分配效应及其作用机理进行分析；然后以城乡基本医疗保障服务均等化所蕴含的整体性、系统性思维来把握福利分配效应，以福利分配效应的方法论来分析我国城乡基本医疗保障服务均等化建设的具体问题，最终提出城乡基本医疗保障服务均等化推进与福利效应提升的基本思路与建议，实现有相同实际需求的个体都能够享有同等医疗资源和医保补偿的机会。

第一部分是概念界定与现状描述，主要包括第一章、第二章和第三章。第一章导论主要阐述课题的研究背景和意义，对国内外已有的相关研究成果进行梳理和综述，继而阐明课题的研究思路、方法、创新及不足。第二章首先对课题的相关概念进行了明确的界定，其次详细介绍了课题研究所采用的相关理论，最后重点说明了基本医疗保障服务均等化供给的必要性、福利分配的作用机理以及基本医疗保障服务均等化与福利分配效应之间的关系，明确了本书的研究视角。第三章主要是介绍和梳理基本医疗保障服务均等化演进历程、均等化取得的成就,并分析非均等化产生的主要原因。

第二部分是实证研究分析,主要包括第四章、第五章和第六章。第四章是基本医疗保障服务实证研究设计部分,总体介绍了课题实证研究过程中所采用的研究方法、代表地区选择以及相关数据来源等。第五章是基本医疗卫生服务均等化的定量分析,采用全局主成分分析法评价中国基本医疗卫生服务供给均等化,并通过面板数据模型进一步分析影响供给均等化的原因。第六章对基本医疗保障服务的福利分配效应进行分析,主要包括基本医疗服务利用效应和收入分配效应两方面,并选取深圳、河南和重庆等省市作为代表地区重点研究,揭示目前城乡基本医疗保障服务方面存在的突出矛盾和问题。

第三部分是对策建议,主要包括第七章和第八章。第七章主要探讨分析了英国、美国、德国、新加坡、印度和日本等典型国家在发展医疗保障过程中所采用的主要模式和优缺点,结合我国经济社会发展现状,总结其对中国的借鉴启示。在此基础上,第八章综述全文,从公共服务均等化视角,对中国城乡基本医疗保障服务均等化及福利分配效应问题进行深入剖析,为提升我国基本医疗保障服务均等化与福利分配效应提出对策建议。

本书是国家社会科学基金项目——"城乡基本医疗保障服务均等化与福利分配效应研究(项目批准号:15BSH043)"的最终研究成果,该成果被评为国家社会科学基金项目"优秀"结项成果(项目结项号:20183306)。城乡基本医疗保障服务均等化与福利分配效应虽然是众多学者研究的对象,但是不同学者研究的角度、方法不同,不同时期研究的问题也不尽相同。课题研究不论是在方法、思路、还是内容上都具有一定时代性和创新性,在此基础上,本书运用马克思主义的理论观点,通过对基本医疗保障服务均等化的界定与分析,为研究基本医疗保障服务均等化问题提供了一种新的理论视角。以城乡基本医疗保障服务均等化所蕴含的整体性、系统性思维来把握福利分配效应问题,结合系统的理论阐释与实证分析,借鉴其他国家经验,实现了福利分配效应与均等化研究在城乡基本医疗保障领域的应用。这不仅丰富了公共社会学理论和卫生经济学理论，具有一定的学术价值，也为实现城乡基本医疗保障服务均等化提供了可行的现实路径，具有重要的现实指导意义和决策参考价值。

　　由于种种原因，本书可能存在着诸多不足，所以，敬请同行专家和学界朋友对所存在的问题甚至错误给予批评指正。本书中对所有直接引用的参考资料都尽可能地一一注明出处，对所参阅的文献在书中都尽量逐一列出，如有遗漏，实非故意，谨请作者谅解。在此对所有被引用和参阅的原作者表示诚挚的谢意。

孙长青

二〇一八年十月一日于郑州大学

第一章 导 论

中国经济社会发展到当今阶段，健康已越来越成为人民普遍的"刚需"。国家发展不平衡不充分问题已成为当前满足人民群众多层次、多样化的健康需求的主要制约因素。当希望和需求越来越高，一些医疗方面的"痛点"和医改方面的"难点"也随之凸显。目前，中国卫生与健康领域仍面临挑战，资源配置不均衡与健康不平等状况依然突出。促进健康公平可及、提供城乡一体化的基本医疗保障服务仍是目前国家实施健康中国战略，特别是到2035年实现基本公共服务均等化发展目标的重要环节，仍是全面建立中国特色基本医疗卫生制度的重要内容，仍是中国基本医疗卫生制度改革在全面建成小康社会决胜阶段的重要举措。为此，本书以城乡基本医疗保障服务均等化与福利分配效应为主题，在分析和梳理城乡基本医疗保障服务相关概念与研究成果的基础上，结合基本医疗保障服务均等化供给的必要性、福利分配的作用机理以及基本医疗保障服务均等化与福利分配效应之间的关系，对全国及各代表地区基本医疗保障服务的发展水平、均等化程度以及卫生服务利用的公平性等进行评价，发现当前中国卫生领域存在的相关问题，借鉴国内外经验，找到解决我国卫生领域相关问题的关键，提出相应的对策建议，具有较高的理论价值和实践意义。

第一节 研究背景及意义

一、研究背景

健康权作为一项基本人权，是公民享有和实现其他权利的基础。1946年《世界卫生组织宪章》宣布："享有可能获得的最高标准的健康是每个人的基本权利之一，不因种族、宗教、政治信仰、经济及社会条件而有所区别。"1978 年《阿拉木图宣言》指出："健康不仅是没有疾病和虚弱，而且是身心健康和社会幸福的总体状态，是一项基本人权，达到尽可能高的健康水平是世界范围内一项重要的社会性目标，健康权的实现，则要求卫生部门及其他多个社会与经济部门的行动。"健康不仅是人类全面发展的前提，也是经济社会发展的基本条件和根本目的。同时期，约翰·罗尔斯（John Rawls）在《正义论》中指出："所有的社会基本价值都要平等地分配，除非对其中一种或所有价值的一种不平等分配合乎每一个人的利益。"① 资源分配公平成为实现所有社会基本价值的基础。

当今社会，人民健康是民族昌盛和国家富强的重要标志。一个国家的基本医疗保障水平是社会公正的重要体现，国民可享有的医疗资源在相当程度上代表着国民的福利状况，人人享有基本医疗保障服务是国家发展进程中的重要民生目标。《中华人民共和国宪法》规定："维护全体公民的健康，提高各族人民的健康水平，是社会主义建设的重要任务之一。"经过四十年的改革与发展，中国的医药卫生体制改革取得了显著的成就。然而，改革并未从根本上化解当前城乡居民"看病难、看病贵"的难题，医疗资源配置不均、个人医疗费用上涨过快、不同群体享受的医疗保障待遇差距大等问题依然存在②。因此，实施全民参保计划，构建公益化和均等化的多元医疗卫生服务体系，提供城乡一体化的基本医疗保障服务，是目前中国基本医疗卫生制度改革在全面建成小康社会决胜阶段的重要举措。

1. 政策背景

（1）2003—2008 年：推进基本医疗保障制度建设，扩大医保覆盖范围。

随着中国经济与社会的不断发展，"三农"问题成为关系党和国家全局性的重要问题。因此，为进一步加强农村医疗卫生工作，解决农村居民看病就医问题，2003 年 1 月国务院办公厅下发了《关于建立新型农村合作医疗制度意见》（国办发〔2003〕3 号），其中明确提出将建立新型农村合作医疗制度作为新时期农村卫生工作的重要内容。2003 年 3 月，新修订的

---

① ［美国］约翰·罗尔斯。何怀宏，等，译. 正义论[M].中国社会科学出版社，1988.
② 汪志强. 我国基本医疗卫生服务改革的瓶颈与突破[J].中国井冈山干部学院学报，2010，03（4）：91－96.

《中华人民共和国农业法》正式施行，该法指出国家鼓励支持农民巩固和发展农村合作医疗和其他医疗保障形式，农村合作医疗制度的发展和完善从此有法可依。2006年1月，卫生部等七部门下发了《关于加快推进新型农村合作医疗试点工作的通知》（卫农卫发〔2006〕13号），对试点工作提出了更为具体的要求，并指出到2008年新型农村合作医疗制度在全国基本推行。

初步从制度层面落实新型农村合作医疗制度后，为解决城镇非正规就业居民看病就医问题，2007年7月国务院出台了《关于开展城镇居民基本医疗保险试点的指导意见》（国发〔2007〕20号）（以下简称《意见》）。《意见》提出"2008年扩大试点，争取2009年试点城市达到80%以上，2010年在全国全面推开"的发展目标，并指出要通过试点逐步探索和完善城镇居民基本医疗保险的政策体系，形成合理的筹资机制、健全的管理体制和规范的运行机制，逐步建立以大病统筹为主的城镇居民基本医疗保险制度。

（2）2009—2012年：深化医药卫生体制改革，加快三大医保实施进程。

人民利益最大化始终是全面深化改革的根本准则。2009年4月国家出台的《中共中央、国务院关于深化医药卫生体制改革的意见》（中发〔2009〕6号）（俗称"新医改"）中明确提出要以维护人民健康为中心，坚持把保障人民健康权益放在首位，坚持医药卫生事业的发展以为人民健康服务作为价值导向。同时，"新医改"明确提出五项重点改革，即建立基本医疗保险体系、建立国家基本药物制度、健全基层医疗卫生服务体系、促进基本公共卫生服务逐步均等化和推进公立医院改革。在卫生政策具体执行中，政府以"人人享有基本医疗卫生服务"作为制度制定和政策执行的出发点与落脚点，基本医疗卫生制度建设是中国自改革开放30多年来第一次把社会民生建设问题摆到"基本制度"的政治高度。

为进一步深化改革，2012年10月国务院发布《卫生事业发展"十二五"规划》（以下简称《规划》），《规划》对中国公共卫生服务体系建设、医疗服务体系建设、医疗保障体系建设进行了更为详细的目标设定。《规划》指出："到2015年，分工明确、信息互通、资源共享、协调互动的公共卫生服务体系基本建立；规范有序、结构合理、覆盖城乡的医疗服务体系基本建立；以基本医疗保障为主体、其他多种形式医疗保险和商业健康保险为补充、覆盖城乡居民的多层次医疗保障体系基本建立。"作为未来五年中国卫生事业发展的重要指导性文件,《规划》着重强调了三大体系建设过程中的均等化与城乡统筹问题。

（3）2013—2035 年：实施全民参保计划，推进健康中国建设。

2013 年，整合三大基本医疗保险进入新的发展阶段。为进一步落实党的十八大以来习近平总书记提出的"要把保障和改善民生放在更加突出的位置"的发展要求，2013 年 7 月国务院办公厅根据"十八大精神"与"十二五规划"发布了我国《深化医药卫生体制改革 2013 年主要工作安排》（国办发〔2013〕80 号）（以下简称《安排》）。《安排》中进一步明确任务目标，落实工作责任，要求不断加快健全全民医保体系建设，要求相关负责部门做好整合城镇职工基本医疗保险、城镇居民基本医疗保险和新型农村合作医疗保险的衔接工作，确保制度平稳运行。

为早日实现全面建设小康社会的长远发展目标，维护全民健康，2016 年 3 月第十二届全国人大四次会议表决通过了《中华人民共和国国民经济和社会发展第十三个五年规划纲要》（以下简称《纲要》）。《纲要》提出在推进健康中国建设过程中，具体要促进基本公共服务均等化，健全全民医疗保障体系，加强重大疾病防治和基本公共卫生服务，完善医疗服务体系。随后，国务院根据《纲要》分别于 2016 年 12 月和 2017 年 3 月发布了《"十三五"深化医药卫生体制改革规划》（国发〔2016〕78 号）与《"十三五"推进基本公共服务均等化规划》（国发〔2017〕9 号），在这两个文件中进一步指出："基本公共服务均等化是指全体公民都能公平可及地获得大致均等的基本公共服务，其核心是促进机会均等，重点是保障人民群众得到基本公共服务的机会。"同时，文件提出了要坚持以人民为中心的发展思想，坚持正确的卫生与健康工作方针，树立大健康理念，全力推进卫生与健康领域理论创新、制度创新、管理创新、技术创新，加快建立符合国情的基本医疗卫生制度，坚持"公平可及、群众受益、共建共享"原则，将"建立高效运行的全民医疗保障制度"作为重点任务。

党和国家始终把人民健康放在优先发展的战略地位。2017 年 10 月习近平总书记在党的十九大报告中指出："十八大以来，我国覆盖城乡居民的社会保障体系基本建立，人民健康和医疗卫生水平大幅提高；但同时，中国社会主要矛盾已经转化为人民日益增长的美好生活需要和不平衡不充分的发展之间的矛盾。城乡区域发展和收入分配差距依然较大，群众在就业、教育、医疗、居住、养老等方面仍面临不少难题。我党更要高举新时代中国特色社会主义思想伟大旗帜，在全面建成小康社会的基础上，分两步走在 21 世纪中叶建成富强民主文明和谐美丽的社会主义现代化强国。到 2035 年，达到城乡区域发展差距和居民生活水平差距显著缩小，基本公共服务均等化基本实现的发展目标。"为早日实现这一目标，习近平总书记指出要全面实施全民参保计划、完善统一的城乡居民基本医疗保险制度和大病保险制度、建立全国统一的社会保险公共服务平台等一系列发展要求；要实施健康中国战略，完善国民健康政策，为人民群众提供全方位全周期健康服务。深化医药卫生体制改革，全面建立中国特色基本医疗卫生制度、医疗保障制度和优质高效的医疗卫生服务体系，健全现代医院管理制度，加强基层医疗卫生服务体系和全科医生队伍建设等，为接下来的中国卫生事业发展指明方向①。

2. 现实背景

（1）综合经济实力提升，为统筹城乡基本医疗保障服务奠定基础。

改革开放四十年来，中国经济实现快速增长，经济实力不断增强。自十八大中国经济进入新常态以来，中国经济继续保持中高速增长，国内生产总值从 54 万亿元增长到 80 万亿元，稳居世界第二。经济发展硕果累累，为实现城乡基本医疗保障服务均等化奠定了经济基础，更有助于推进城乡基本医疗保障服务均等化这一进程。

另外，2003 年以来中国开始由过去长期实行的城市、非农产业倾斜战略向城乡、工农协调发展战略转型，政府出台了一系列有利于统筹城乡发展的新政策。从 2004 年党的十六届四中全会上胡锦涛指出中国已进入"以工补农、以城带乡"的发展新阶段，到 2015 年习近平在中共中央政治局第二十二次集体学习时指出："推进城乡发展一体化，是工业化、城镇化、农业现代化发展到一定阶段的必然要求，是国家现代化的重要标志"。这些都说明了中央政府正在努力推动城乡协调发展，城乡经济社会一体化发展成为必然趋势。同时，中国社会科学院农村发展研究所所长魏后凯在

---

① 习近平. 决胜全面建成小康社会 夺取新时代中国特色社会主义伟大胜利——在中国共产党第十九次全国代表大会上的报告[N].人民日报，2017－10－28.

社科院《2017年中国经济前景分析》发布会暨中国经济形势报告会中指出："近年来农村居民收入持续增长，城乡收入差距持续缩小"。这些都为推动农村基本医疗保障服务的实施提供了条件与支持。医疗保障与经济社会发展相辅相成，已成为当前中国经济社会发展的主要任务之一。

（2）"以人为本"理念深化，政府更加注重全社会福利水平提升。

从马克思关于"人的本质"理论，到社会主义的"以人为本"，都体现了广大人民群众对于社会公平、正义的强烈追求。中国共产党在治国理政的过程中，其执政理念也随着实践的发展不断深化。由于中国社会已经进入到发展的重要战略机遇期和社会矛盾的转化时期，实施基本医疗保障服务均等化是落实"以人为本"发展理念的具体体现，是中国政府执政理念的集中反映。当前，着力推进城乡基本医疗保障服务均等化，保障城乡居民享有相同的基本生存权和发展权，为实现人的全面发展奠定了坚实的基础。推进基本医疗保障服务均等化，是政府建设和谐社会、走民生导向发展之路所做出的重大变革，是政府理念从重视效率到重视公平的重大突破。推进基本医疗保障服务均等化是政府作为全体人民的利益代表，行使公共权力维护社会整体利益行为回归的重要体现。

（3）医疗卫生服务供给不足，难以满足人民群众日益增长的健康需求。

2015年国家卫生计生委规划与信息司侯岩司长在中国医院大会中表示，"十三五"时期是全面建成小康社会的时期。这个时期卫生领域所面临的主要矛盾仍然是人民群众日益增长的健康需求与医疗卫生服务供给约束之间的矛盾，特别是优质资源短缺、结构布局不合理的矛盾。在"十三五"期间，一方面要解决基本的需求问题，另一方面也要努力解决多层次多样化的问题。根据2013年第五次国家卫生服务调查分析报告显示，中国医疗卫生服务需要量迅速增加，医疗卫生费用控制面临挑战。总的来看，主要体现在我国卫生资源供给总量不足，医疗保障覆盖面不广泛，各地区医疗卫生支出占财政支出的比例不高，地方政府在城乡居民医疗卫生总费用所占比例低等方面。面对人民群众日益增长的健康需求，政府急需通过加大财政投入、完善体制改革、落实立法保障来提高中国卫生事业的整体发展水平。

（4）城乡二元结构矛盾突出，基本医疗保障服务均等化任务艰巨。

2016年国务院发布《关于整合城乡居民基本医疗保险制度的意见》

（国发〔2016〕3 号），从国家层面正式启动城乡居民基本医疗保险制度一体化建设。但整合城乡居民基本医疗保险制度同样也存在许多问题，其中，最突出的是如何面对现有的城乡二元结构。目前的城乡二元结构既有基于国家相关制度和政策所产生的二元性，同时也有基于城乡自然差别所导致的二元性。城乡差距的长期存在给中国的医保整合工作增添了难度，具体体现在各地针对不同人群实行形式各异、标准不同的基本医疗保险制度，在筹资方式、缴费水平、保障水平等方面存在较大差异，城乡、区域、人群卫生资源配置不均衡，基本医疗保险呈现出"碎片化"特征等，严重影响了健康公平。

综上，中国自建立基本医疗保障制度以来，虽然长期存在的一些体制机制性问题及经济社会发展现状影响了基本医疗卫生制度改革的成效以及公众基本健康权利的获得，但我国政府始终秉持"以人为本"的发展理念，采取一系列改革措施，致力于将经济发展成果转化为国民福利，解决好基本医疗卫生服务体系中存在的城乡、区域、人群间的不均衡问题。社会通过团结各界力量，加快"健康中国"建设步伐，追求达到社会福利分配的最大化，以期更好地保障与改善民生，促进社会公平正义。

二、研究意义

1. 理论意义

本书以马克思主义理论观点和习近平新时代中国特色社会主义思想为指导，以基本医疗保障服务为主线，通过对相关理论概念进行梳理界定，并结合定性定量分析，促进了新时期均等化与福利分配效应的理论演进，拓展了其在城乡基本医疗保障领域的应用，为研究基本医疗保障服务均等化问题提供了一种新的理论视角。研究以城乡基本医疗保障服务均等化所蕴含的整体性、系统性逻辑来把握福利分配效应，以福利经济学的方法论来分析中国城乡基本医疗保障服务均等化建设的具体问题，以丰富公共社会学理论和卫生经济学理论。

2. 现实意义

"十九大"指出："中国特色社会主义进入新时代，我国社会主要矛盾已经转化为人民日益增长的美好生活需要和不平衡不充分的发展之间的矛盾。"当前，人们对于基本医疗保障服务的需求日益增长，公平意识逐渐增强。在此背景下，研究基本医疗保障服务均等化与福利分配效应问题，既是构建社会主义和谐社会与健康中国建设的内在要求，也是践行"以人民为中心"发展思想，保障居民健康权益的必由之路。研究希望通过分析城乡医疗保障服务均等化发展过程中存在的问题，结合系统的实证研究，借鉴国际经验，找到解决问题的关键，为提高卫生资源配置的公平性与利用的可及性提供有效的对策方略，为实现城乡基本医疗保障服务均等化提供有效的标准体系与可行的路径选择，具有重要决策参考价值和实践指导意义。

第二节　国内外研究综述

一、公共服务均等化综述

1. 公共服务均等化的内涵

2003 年 10 月召开的中共十六届三中全会首次明确提出将提供"公共服务"作为政府职能之一。温家宝在十届人大二次会议的政府工作报告中强调："各级政府要全面履行职能，在继续加强经济调节和市场监管的同时，更加注重履行社会管理和公共服务职能。"[1]《中共中央关于制定国民经济和社会发展第十一个五年规划的建议（辅导读本）》中将"公共服务均等化"定义为：公共服务均等化是指政府要为社会公众提供基本的、在不同阶段具有不同标准的、最终大致均等的公共物品和公共服务[2]。公共服务概念和目标的明确提出，标志着中国行政改革的进一步深化。之后，公共服务均等化日益成为政府和学术界关注的热点。

---

① 曾文兴，张思思. 新公共管理理论视阈下行政改革的理论困境与路径选择[J]. 中国国际财经，2018（02）：215－216.

② 本书编写组. 中共中央关于制定国民经济和社会发展第十一个五年规划的建议（辅导读本）[C]. 北京：人民出版社 2005：575.

　　关于"公共服务均等化"的具体内涵，国内大多数学者的观点与国家的官方定义基本一致，指出"公共服务均等化是中国公共财政制度改革的基本目标之一，是指政府要为社会公众提供基本的、与经济社会发展阶段相适应的、体现公平公正原则的大致均等的公共物品和公共服务"。也就是说，政府应当在基本公共服务领域尽可能地满足社会公众的基本需求，保障其基本权利，如提供公共设施、公共医疗、文化教育、环境保护、社会保障等。贾康（2007）认为现阶段中国已树立了公共服务均等化的理念，但如何在不同区域之间、城乡之间实现公共服务水平的大致均等，仍是一个循序渐进的过程①。常修泽（2007）将公共服务均等化的内涵具体分为三个层次，指出全体公民在享有公共服务的过程中，首先应做到机会均等，其次是结果均等，最后则要在前两项的基础上防止绝对公平，尊重公民的自由选择权②。李永红（2007）认为公共服务均等化不是平均化，而是在公平原则的基础上，将区域、城乡、人群间的贫富差距控制在合理范围内，其实质是政府为全体社会成员提供基本而有保障的公共产品和公共服务③。

　　关于公共服务均等化的范围，常修泽（2007）认为可根据服务内容将其划分为4个方面，分别是基本民生性服务，包括养老、就业和社会救助等；公共事业性服务，包括基本的医疗、文化和教育等；公益基础性服务，包括公共基础设施、环境保护和生态维护等；公共安全性服务，包括国防、生产与消费的安全等②。刘新建、刘彦超（2007）认为纳入均等化目标的公共服务应该是那些具有公民基本权利性质、不能因客观因素的差别而被剥夺的公共服务，包括有关生存的公共服务，如基本的医疗保障、水暖供应及对特殊人群的照料等；有关发展的公共服务，如公共图书馆、职业技能培训及义务教育等；有关享受的公共服务，如公园、电影院等④。

　　国外对于公共卫生服务均等化含义的研究比较有代表性的是耶鲁大学

---

　　① 贾康. 公共服务的均等化应积极推进，但不能急于求成[J]. 审计与理财，2007（08）：5-6.

　　② 常修泽. 逐步实现基本公共服务均等化[N]. 人民日报，2007-1-31.

　　③ 李永红. 新型城镇化与基本公共服务均等化问题探讨——以陕西为例[J]. 理论导刊，2015（12）：74-76.

　　④ 刘新建，刘彦超. 论城乡公共服务供给平等与和谐社会建设[J]. 燕山大学学报（哲学社会科学版），2007，8（1）：40-44.

教授温斯洛（Charles – Edward A. Winslow，1920）最早提出的公共卫生服务概念，他认为公共卫生所做的事情是通过改善环境、控制疾病、健康教育、加强医护等一套相关的体制，以保障社会成员健康的生活，公共卫生是防治疾病、延长寿命、改善身体健康水平和机能的科学与实践①。同时，国外对于公共服务均等化理念的研究也相当成熟。亚当·斯密（Adam Smith，1776）在论述公共服务公平供给问题时指出，君主或国家的义务与责任之一是公平地提供公共服务②。萨缪尔森（Pall. Samuelson，1954）的公共支出纯理论将纯公共产品定义为必须是由集团中的所有成员均等消费的商品，体现了公共服务均等化的思想③。布坎南（JamesM. Buchanan，1965）的俱乐部理论把地方辖区比作俱乐部，分析了实现地方辖区最优规模的条件，即因新成员加入而节省的边际成本恰好与新成员加入所带来的边际拥挤成本相等④。托宾（James Tobin，1970）的"特定的平均主义"理论认为一些稀缺性的公共服务，如健康医疗、教育法律运用能力等应当与支付它们的能力一道实现平均分配⑤。这些理论都对公共产品和服务进行了研究，体现了公共服务均等化的思想。

2. 公共服务非均等化的原因

根据公共服务均等化的发展现状，深入剖析造成公共服务非均等化的原因，有助于更好地选择实现公共服务均等化的有效途径。从目前已有文献来看，学者对于公共服务非均等化原因的研究主要集中在以下三个层面。

政治学层面：罗尔斯（John Rawls，1971）在《正义论》中将正义原则作为制度的首要价值和终极目标，他指出："正义是社会制度的首要价值，正像真理是思想体系的首要价值一样。一种理论，无论它多么精致和简洁，只要它不真实，就必须加以拒绝和修正；同样，某种法律和制度，

---

① Winslow C – EA. The untilled fields of public health [J]. Science, New Series, 1920, 51 (1306)：23 – 33.

② 亚当·斯密（Adam Smith）. 国富论[M]. 中央编译出版社，2010.

③ Samuelson P A. The Pure Theory Of Public Expenditure [J]. Review of Economics & Statistics, 1954, 36 (4)：387 – 389.

④ Buchanan, JM. An Economic Theory of Clubs [J]. Economics, 1965, 32 (1)：1 – 14.

⑤ James Tobin. On Limiting the Domain of Inequality [J]. Journal of Law and Economics, 1970, 13 (2)：263 – 277.

不管它们如何有效率和有条理，只要它们不正义，就必须加以改造或废除。"① 江明融（2007）在此基础上从正义性的理论视角深入分析了公共服务均等化问题，指出财富由农村流向城市的转移机制和城市偏向性的公共服务供给制度是造成公共服务供给非均等的制度因素②。而韩淑梅（2008）通过分析户籍制度认为中国现行的户籍制度赋予了部分人享有本应属于全体居民享有的基本公共服务的特权③。王伟同（2009）则通过实证分析指出中国的城市化进程显著影响着公共服务供给的水平，城乡二元公共服务体制的客观存在是目前影响公共服务非均等化的重要原因④。曹静晖（2011）从政治经济体制的角度分析了影响我国公共服务均等化的制度障碍，包括政府事权与财权的不对称、非均衡的公共服务供给制度、"单中心"的政府治理结构以及政府的绩效评价体系偏离基本公共服务的要求等⑤。

财政体制和财政能力层面：李华（2005）指出中国长期以来城乡分治的财政制度是造成城乡公共服务与公共产品供给存在差异的重要原因⑥。金人庆（2006）认为中央与地方事权和财权的不匹配及转移支付制度的不完善是造成公共服务不均等的关键因素⑦。在此基础上，吴志鹏（2009）指出以户籍制度为基础的城乡二元结构、城乡不均等的公共财政制度以及城乡分治的基本公共服务供给机制是造成公共服务非均等化的现实原因⑧。甘行琼等（2014）则指出基层政府财力不足、转移支付制度不健全、城乡二元结构和城乡居民收入分配差距是影响医疗卫生服务均等化的重要因素⑨。

---

① ［美］约翰·罗尔斯. 何怀宏，等，译. 正义论［M］. 中国社会科学出版社，1988.

② 江明融. 公共服务均等化问题研究［D］. 厦门：厦门大学，2007.

③ 韩淑梅. 基本公共服务均等化问题研究［J］. 吉林工商学院学报，2008，24（1）：70－72.

④ 王伟同. 城市化进程与城乡基本公共服务均等化［J］. 财贸经济，2009（2）：40－45.

⑤ 曹静晖. 基本公共服务均等化的制度障碍及实现路径［J］. 华中科技大学学报（社会科学版），2011，25（1）：48－52.

⑥ 李华. 城乡公共品供给均等化与转移支付制度的完善［J］. 财政研究，2005（11）：38－40.

⑦ 金人庆. 完善公共财政制度逐步实现基本公共服务均等化［J］. 当代农村财经，2006（12）：7－9.

⑧ 吴志鹏. 城乡一体化进程中基本公共服务均等化问题研究［D］. 上海：上海师范大学，2009.

⑨ 甘行琼，赵继莹. 我国城乡基本医疗卫生服务均等化的实证研究——以东中西三省区为例［J］. 财政监督，2014（01）：3－11.

公共经济学层面：王伟同（2009）认为基于政府能力和偏好而非实际公共需求的公共服务提供机制是引起当前公共服务领域非均等化问题出现的本质原因①。吴志鹏（2009）认为供给结构不合理、供给主体单一、供给责任不明确以及农村地区公共服务供给过于依靠农民自身等，是目前均等化建设过程中的主要障碍。曹静晖（2011）则指出城乡二元分治的经济社会体制使得政府长期实行城市偏向型的非均衡制度安排，是造成人们无法机会均等地享受公共服务的一个重要原因。

3. 实现公共服务均等化的途径

关于实现公共服务均等化的途径，回顾已有文献，国内外学者大致从以下三个方面展开论述：

政府职能方面：葛乃旭（2005）在比照德国政府间转移支付制度后，针对我国现行转移支付制度存在的问题提出了一套建立纵向与横向转移支付制度相结合的、均等化效果更好的政府转移支付制度的具体方法②。迟福林（2006）认为强化政府在公共产品供给中的主体地位和主导作用，加快建设公共服务型政府是实现公共服务均等化的关键③。辛传海（2016）指出政府应借鉴西方国家经验，通过提高政府制度创新能力、出让部分主体权利、放宽社会组织准入条件、构建多元主体监督体系等措施以完善政府购买服务的角色定位④。刘晶等（2016）强调在推进基本公共卫生服务逐步均等化过程中加强法制化建设是根本保障，此外还要发挥政府主导作用，加强卫生人力资源队伍建设与建立绩效评价体系⑤。

国家财政制度方面：金人庆（2006）认为应通过调整财政支出结构、健全财权与事权相匹配的财税制度、加大转移支付力度、增加国家财政投资规模以及完善财政奖励补助政策等途径来逐步实现公共服务的均等化⑥。

---

① 王伟同. 城市化进程与城乡基本公共服务均等化[J]. 财贸经济, 2009（2）: 40-45.

② 葛乃旭. 重建我国政府间转移支付制度的构想[J]. 财贸经济, 2005（1）: 61-67.

③ 迟福林. 公共服务均等化: 构建新型中央地方关系[J]. 廉政瞭望, 2006（12）: 41-41.

④ 辛传海, 罗万金. 我国政府在购买公共服务活动中的角色定位研究[J]. 前沿, 2016（6）: 92-97.

⑤ 刘晶, 王昊君, 李京辉, 等. 以公平正义的视角审视我国基本公共卫生服务均等化[J]. 卫生软科学, 2016, 30（12）: 17-20.

⑥ 金人庆. 完善促进基本公共服务均等化的公共财政制度[J]. 党建研究, 2006（12）: 7-12.

迟福林（2006）指出要建立完善的财政转移支付制度、提高一般性转移支付比例和增加公共服务支出比例等，以确保在推进公共服务均等化过程中有稳定的资金来源与支持①。钟荣华（2004）指出，完善地方政府转移支付，不仅要深化财政体制改革，实现政府职能的转变，更要加快法制建设，以充分发挥地方政府转移支付的均等化效应②。

城乡公共服务供给方面：江明融（2006）认为城乡分割的二元经济结构，使得城市偏向型的非均衡公共产品供给制度给中国城乡经济社会发展带来了许多负面效应③。吕军城、王在翔（2014）提出"基于以人为本，按需分配，向弱势群体倾斜"理念，进一步完善均等的公共卫生服务体系，要将卫生服务的提供基于人群的健康需要，而不是支付能力④。同时，针对公共服务在城乡间的巨大差距，多数学者提出应当实行城乡统筹的公共服务体制，将向农村居民提供基本公共服务作为国家新农村建设的一项重要内容，逐步实现公共服务的均等化⑤。

对于公共服务均等化的实现途径，西方学者认为首先要兼顾公平与效率。穆尼（Mooney Gavin H，1986）指出健康平等目标应该是在所有目标中首先考虑的目标⑥。阿玛蒂亚（Amartya Kumar Sen，2002）也指出健康对于一个人能力来说非常重要，健康的不平等应该更加值得重视⑦。斯蒂芬·莫里斯、马修·萨顿、格拉·韦尔（Stephen Morris，Matthew Sutton，Hugh Gravelle，2005）认为应通过建设财政均衡机制来逐步实现公共服务均等化的目标，政府间的财政均衡机制应该排除人为因素影响，尽可能公式化、规范化⑧。格雷斯·王（Grace Wang，2007）则提出通过教育公众

---

① 迟福林. 公共服务均等化：构建新型中央地方关系[J]. 廉政瞭望，2006（12）：41－41.

② 钟荣华. 地方政府转移支付的均等化效应：理论分析与实证检验[D]. 长沙：湖南大学，2004.

③ 江明融. 公共服务均等化问题研究[J]. 厦门：厦门大学，2007.

④ 吕军城，王在翔. 我国农村基本公共卫生服务均等化现状及优化对策[J]. 中国卫生事业管理，2014，31（2）：128－130.

⑤ 张迪. 国内基本公共服务均等化问题研究综述[J]. 洛阳理工学院学报（社会科学版），2017，32（02）：55－60.

⑥ Mooney G H, Russell E M, And Weir R D. Choices for Health Care [M]. Macmillan Education UK, 1986.

⑦ Amartya Kumar Sen. "Why Health Equity?" [J]. Health Economics, 2002, 11 (8): 659－666.

⑧ Stephen Morris, Matthew Sutton, Hugh Gravelle. Inequity and inequality in the use of health care in England: an empirical investigation [J]. Social Science & Medicine. 2005, 60 (6): 1251－1266.

和动员社会伙伴关系来连接公共卫生服务①。

二、城乡基本医疗保障综述

1. 城乡基本医疗保障的内涵

通过查阅政府文件和相关文献资料，目前国内研究"城乡基本医疗保障"这一命题的文献相对较少，但部分研究与其提法相近，如"统筹城乡医疗保障体系""医疗保障体系城乡一体化""整合城乡医疗保障体系"等②。尽管含义不尽一致，但鉴于相关主题词在内涵与外延上的重叠与交叉，故将以上相关文献一并纳入综述。

关于"城乡基本医疗保障"的内涵，李茜（2007）指出医疗保障作为国家公共服务的组成部分，其实施过程是调整社会全体成员健康利益关系，满足人民群众健康需求，促进社会发展的过程③。王保真等（2009）认为统筹医疗保障制度的实质就是要彻底打破城乡二元结构，正确处理好三大医保制度、医保基金管理与参保者之间的关系，建立新型城乡医疗保障关系，保证基本医疗保障的一致性，协调好城乡参保者的利益④。王贞琼等（2016）认为医疗保险制度城乡统筹发展，是指在建立与完善中国社会医疗保障体系的过程中，始终坚持城乡统筹的理念，把城市和农村作为一个整体加以统筹规划和统筹安排，彻底改变城乡二元经济结构所形成的二元医疗保障体制，使城乡居民能享有平等的医疗保障权益⑤。

关于城乡基本医疗保障的制度衔接与实现路径，王保真（2008）指出实现医疗保障体系的城乡统筹，首先，必须继续完善现行的三大医保制度以及医疗救助制度，将社会基本医疗保险作为建立多层次医疗保障体系的

---

① Wang G, Watts C. The role of genetics in the provision of essential public health services [J]. American Journal of Public Health, 2007, 97 (4): 620 - 625.

② 张晓洁. 试论我国城乡医疗保障体系的公平性问题[J]. 劳动保障世界, 2017 (14): 33 + 35.

③ 李茜. 关于完善我国医疗保障制度的思考 [J]. 四川师范大学学报（社会科学版），2007 (12): 281 - 284.

④ 王保真，徐宁，孙菊. 统筹城乡医疗保障的实质及发展趋势[J]. 中国卫生政策研究，2009, 2 (8): 32 - 35.

⑤ 王贞琼，宋小婷，邓丹玲. 医疗保险制度城乡统筹发展：原因、必要性及可行性分析 [J]. 江汉大学学报（社会科学版），2016, 33 (2): 73 - 76.

基础；其次，实现城镇居民基本医疗保险、新型农村合作医疗保险、城镇职工基本医疗保险（以下简称居民医保、新农合、职工医保）三项制度的有效整合，实现其与补充医疗保险、商业健康保险的衔接是多层次医疗保障体系建立的重中之重①。李德成、林晓宇（2015）针对中国基本医疗保险存在的"二元"性问题，同样提出中国城乡基本医疗保险制度应当分步分阶段实施，要加大财政支持力度、整合信息系统、整合经办机构，实现城乡医保的统筹②。郑功成（2008）将基本医疗保障制度的实施划分为三个阶段：第一阶段（2008—2012 年）建立覆盖全民的医疗保障体系；第二阶段（2013—2020 年）建立区域性的国民医疗保险体系；第三阶段（2021—2049 年）全面建立国民健康保险制度③。车莲鸿（2009）则将实现医保统筹分为四个步骤：第一步要实现医保并轨；第二步要实现非就业居民医保制度的统一；第三步要建成市级统筹的基本医疗保障体系；第四步要实现省级统筹，建成城乡一体的基本医疗保障体系④。此外，对于统筹城乡医疗保障体系所应追求的目标与遵循的原则，杨小丽等（2009）认为统筹城乡医疗保障制度应在社会经济发展的基础上，遵循城乡并重与逐步推进的原则⑤。在此基础上，刁孝华等（2010）进一步论述了"公平优先、兼顾效率"原则以及"主次整合、有机衔接"原则在统筹城乡医疗保障体系过程中的重要意义⑥。张燕（2015）则认为实现城乡社会保障适度公平应坚持保障基本水平原则、弱者优先原则、统一性原则、可持续性发展原则以及递进性原则⑦。

国外学者的研究主要集中在对中国医疗制度体系的评价以及对中国城

---

① 王保真. 浅析我国多层次医疗保障体系的建立与完善[J]. 卫生经济研究，2008（11）：3-7.

② 李德成，林晓宁. 统筹城乡基本医疗保险制度的路径研究[J]. 经济研究导刊，2015（14）：97-99.

③ 郑功成. 中国社会保障改革与发展战略[M]. 人民出版社，2011.

④ 车莲鸿. 试论经济发达地区基本医疗保障城乡统筹发展路径[J]. 卫生软科学，2009，23（5）：523-525.

⑤ 杨小丽，张亮，冯泽永. 构建城乡统筹医疗保障制度的核心议题[J]. 重庆医学，2009，38（21）：2754-2756.

⑥ 刁孝华，谭湘渝. 我国医疗保障体系的构建时序与制度整合[J]. 财经科学，2010（3）：77-84.

⑦ 张燕. 实现城乡社会保障适度公平的原则及政策[J]. 重庆行政：公共论坛，2015（6）：39-41.

乡分割的医保制度导致的不公平问题研究上。Shi Leiyu（1993）对中国社会经济改革后的医疗保健进行了城乡比较，并指出农村合作医疗体系的瓦解、"赤脚医生"数量的减少、老龄人口的增加等给农村医疗服务带来巨大的压力，这些变化对农村卫生保健系统造成了不成比例的影响，并导致了农村与城市在卫生保健方面的差异[1]。侯赛因（Hossain shaikh I, 1997）指出中国新型农村合作医疗制度虽然不能完全解决健康不公平的问题，但缩小不公平差距应是政府的责任与义务[2]。Ling Xu 等（2007）亦指出中国经济的巨大发展和扩张并没有导致医疗保险覆盖的差距缩小，而跨群体补贴和区域不平等是有可能的，除非采取有效措施，否则弱势群体，如妇女、低收入群体、基于短期合同的雇员和农村城市外来务工人员，很可能会被排除在社会和经济发展之外[3]。

2. 城乡基本医疗保障与均等化

城乡基本医疗保障均等化是公共服务均等化的重要研究内容，目前学术界专门对于城乡基本医疗保障服务均等化的直接研究还比较少。研究主要从公共服务均等化的角度探讨城乡基本医疗保障服务均等化的现状，且目前的研究多集中在城乡基本医疗保障服务非均等化原因层面。

均等化是基于公平原则和社会平均水平，把贫富差距控制在合理的范围内，促进区域之间、城乡之间、群体之间协调发展，使不同社会阶层均衡受益，由此确保社会全体公民共享经济社会发展成果，保障公民基本权利。根据国务院深化医药卫生体制改革领导小组办公室的意见，基本医疗保障均等化是指每个公民无论其性别、年龄、种族、职业、居住地、收入水平，都能平等地获得基本医疗保障。其内涵可以从两个方面来理解：从保障公民健康权方面来看，基本医疗保障均等化意味着人人有机会享有平等的医疗保障；从保障的内容方面来看，基本医疗保障是根据公民的健康需要和政府财政承受能力来确定的，有面向群体的医疗保障，也有面向个

---

① Shi Leiyu. Health: care in China – a rural – urban comparison after the socioeconomic reforms [J]. Bulletin of the World Health Organization, 1993, 71 (6): 723 –736.

② Hossain SI. Tackling Health Transition in China. The World Bank, 1997: 55.

③ Ling Xu, Yan Wang, Charles D Collins, Shenglan Tang. Urban health insurance reform and coverage in China using data from National Health Services Surveys in 1998 and 2003 [J]. BMC Health Services Research, 2007, 7 (1): 1 –14.

人的医疗保障。

人人享有基本医疗保障服务是公平正义论在公共服务领域的重要体现，也是健康公平的本质所在。王小合等（2012）指出现阶段在中国政府坚持以人为本、科学发展观和建设和谐社会的理念制度，加之国家和地方政府财力收入的持续增长，为统筹城乡推进基本医疗保障服务均等化提供了有利条件。他们在研究中进一步指出，政府的发展理念及价值判断、城乡经济社会发展水平及区域差距、财政分权与转移支付制度、市场与政府在城乡基本医疗保障职责划分等因素均是促进城乡居民基本医疗保障服务均等化的约束条件①。张振刚等（2011）指出城乡二元制、不科学的公共财政体制、财力不足及城乡地域差异等是导致中国城乡医疗保障服务非均等化的重要原因②。

3. 城乡基本医疗保障与福利分配

目前，中国关于福利分配的研究主要集中在福利分配的公平性、城乡公共福利分配差距等方面，医疗保障的福利分配包含于公共福利分配中。

关于福利分配的公平性研究，苏素等（2009）指出卫生经费和社会保障补助的分配差距是地区间公共福利分配总体差距形成的主要原因③。李童（2012）认为统筹城乡发展的重点是满足农村公共福利产品日益增长的需求④。程启军（2014）指出当前中国社会福利分配在一定程度上偏离了社会福利的要义，社会福利在不同阶层之间的分配严重不均衡⑤。李佳佳等（2013）认为统筹城乡医保制度保障了不同疾病风险人群间的收入分配和风险分担，保障了福利更多地分配给农村居民，但高收入阶层仍比低收入阶层更多地从医保补偿中受益⑥。

---

① 王小合，张萌，黄仙红，等. 统筹城乡居民基本医疗保障均等化理论及实证研究[J]. 中国卫生经济，2012（9）：19 – 22.

② 张振刚，黄琳. 我国基本医疗保障的城乡差距及均等化研究[J]. 改革与战略，2011，27（11）：176 – 179.

③ 苏素，朱家庆. 基于财政视角的公共福利分配地区间公平性研究[J]. 中国软科学，2009（3）：46 – 52.

④ 李童. 我国城乡公共福利分配差距的研究[D]. 呼和浩特：内蒙古财经大学，2012.

⑤ 程启军. 目前我国社会福利分配的核心问题[J]. 社会科学战线，2014（3）.

⑥ 李佳佳，顾海，徐凌忠. 统筹城乡医疗保障制度的资源分配效应研究[J]. 中国卫生经济，2013（4）：23 – 25.

关于医疗保障制度的福利分配效应，侯志远（2012）从理论上将新农合福利效应分解为卫生服务利用效应、价格效应和一般消费效应，其认为新农合是否导致居民福利改善，价格效应是关键，其他两个效应在一定程度上依赖于价格效应①。李佳佳（2013）认为新农合的有效实施，一定程度提高了农民的医疗服务可及性，改善了医疗服务利用不平等程度；同时，农村居民确实存在医疗服务利用不平等现象，医疗服务并没有以需求为导向进行资源配置。曹根（2014）认为城镇医疗保障体系所针对的整体目标定位及选择与实际不相符，其所确立的目标人群仅仅包括就业人员和符合相关条件的退休人员，而针对其他未涉及的人员没有相关配套措施，这一点明显违背社会保障制度中最重要的广覆盖的原则②。

关于医疗保障制度的资源分配效应与收入分配效应，李佳佳（2012）认为统筹城乡医保制度基本保障了医疗资源分配给有需要的高风险人群，改善了患病人群的就医水平，但城乡间、不同收入阶层间还存在一定差距，统筹城乡医保制度并未完全消除城乡间、贫富间的医疗资源利用差别③。谭晓婷（2010）指出医疗费用的发生会使得基尼系数上升，收入不平等加剧，新农合实施补偿后，基尼系数下降，改善了低收入者的福利④。陈文艺（2014）认为新型农村合作医疗保险的实施，总体上能改善农村地区内部的收入不平等程度，即新型农村合作医疗对农村居民的收入有着均等再分配效应⑤。

三、述评

通过梳理相关文献可以看出，国内外学者对公共服务均等化、城乡基本医疗保障服务及其与均等化和福利分配效应的关系等方面所做的研究多偏向通过实证研究来分析现实变化，且整个研究过程受政策变化的影响较大。综合来看，研究既有进步之处，也有不足之处。

---

① 侯志远. 新型农村合作医疗福利效应研究[D].济南：山东大学，2012.
② 曹根. 统筹城乡医疗保障体系研究[D].南昌：南昌大学，2014.
③ 李佳佳. 统筹城乡医疗保障制度的福利分配效应研究[D].南京：南京农业大学，2012.
④ 谭晓婷，钟甫宁. 新型农村合作医疗不同补偿模式的收入分配效应——基于江苏、安徽两省30县1500个农户的实证分析[J].中国农村经济，2010（3）：87-96.
⑤ 陈文艺. "新农合"对农村居民的收入再分配效应研究[D].湘潭：湘潭大学，2014.

近几年随着国家相关政策的陆续出台，公共服务均等化成为社会研究的热点领域。大多数学者开始从理论探讨、实证分析、实现路径等多个角度开展研究，并不断探讨构建了基本公共服务均等化的评价指标体系，研究领域逐步深入。另外学者在实证研究和国际经验借鉴的基础上，针对不同地区、不同问题提出了具体的改进对策。基本医疗保障制度作为中国近年来推动"人人享有基本医疗卫生服务"与"城乡一体化"建设中的重要工具，在其整合过程中对医疗卫生资源配置以及对人群收入分配影响的研究越来越多，这对区域医疗保障制度的发展具有重大的借鉴意义。

尽管中国公共服务均等化与城乡基本医疗保障研究取得了很大的进展，但与目前快速推进的实践相比，研究速度略显落后，还存在着一些不足。首先，原创性理论缺乏，对公共服务均等化及基本医疗保障的理论研究大多数集中在对国外学术观点和理论的解读与评价上。其次，数据选用相对滞后，不能很好地反映政策效应，对均等化的评估、问题的研究也都会造成一定的影响。此外，学术界在对城乡基本医疗保障概念的实际研究中各有侧重，城乡基本医疗保险与城乡基本医疗保障两者之间的界定并不明确，对于城乡基本医疗保障服务均等化的研究指标与评价体系不尽相同。

因此，本书对城乡基本医疗保障服务均等化与福利分配效应展开研究，探讨不同统筹模式的福利分配效应差异，探索更有利于公平效率的分配模式，以期丰富相关领域研究成果，为政府相关部门科学决策提供参考依据。

第三节 研究思路、方法与创新

一、研究思路

本书从基本理论、历史演进、现实情况、未来发展四个维度出发，总结梳理国内外关于城乡基本医疗保障服务均等化及福利分配效应方面的研究成果，以马克思主义世界观、方法论和习近平新时代中国特色社会主义思想为指导，结合理论研究与实证分析，围绕课题任务以"概念界定—现状分析—实证研究—策略建议"的思路展开研究。

第一部分是概念界定与现状描述，主要包括第一章、第二章和第三章。

第一章导论主要阐述本书的研究背景和意义，对国内外相关研究成果进行梳理和综述，在此基础上阐明本书的研究思路、方法等。第二章首先对本书的相关概念进行了明确界定，其次详细介绍了本书研究所涉及的相关理论，最后重点说明了基本医疗保障服务均等化供给的必要性、福利分配的作用机理以及基本医疗保障服务均等化与福利分配效应之间的关系，明确了本书的研究视角。第三章主要介绍和梳理基本医疗保障服务均等化的演进历程和发展成就，并分析非均等化产生的原因。

第二部分是实证研究，主要包括第四章、第五章和第六章。

第四章是基本医疗保障服务实证研究设计部分，总体介绍了本书实证研究过程中所采用的研究方法、代表地区选择以及相关数据来源等。第五章是基本医疗卫生服务均等化的定量分析，采用全局主成分分析法评价中国基本医疗卫生服务供给均等化，并通过面板数据模型进一步分析影响供给均等化的原因。第六章对基本医疗保障服务的福利分配效应进行分析，主要包括基本医疗服务利用效应和收入分配效应两方面，并选取深圳、河南和重庆等作为代表地区重点研究，揭示目前城乡基本医疗保障服务存在的问题。

第三部分是对策分析，主要包括第七章和第八章。

第七章主要分析了英国、美国、德国、瑞典、新加坡、印度和日本七个国家在发展医疗保障过程中所采用的主要模式、优缺点，结合经济社会发展现状，总结其对中国的重要借鉴意义。在此基础上，第八章总述全文，从公共服务均等化视角，对中国城乡基本医疗保障服务均等化及福利分配效应问题进行深入剖析，提出提升中国基本医疗保障服务均等化与福利分配效应的政策建议。

二、研究方法

文献研究法：搜集、查阅国内外与城乡基本医疗保障服务均等化及福利分配效应相关的新闻、专著、文件和学术研究成果等文献资料。筛选有价值的文献资料进行梳理研究，对重点文献进行综合分析，归纳总结研究方法和创新点，为本书研究打下坚实理论基础。

人种志研究：通过结合具体的背景，对人群开展长期的现场参与式观察和深度访谈，通过对第一手资料的搜集和整理衍生出新的假设，并采集尽可能丰富的实证数据。最后对资料进行精简和归纳总结，并提炼要点。

定量分析法：在实证研究过程中，使用 R、Stata 等统计软件，通过泰尔指数、基尼系数、集中指数和面板数据模型等方法，力求科学准确地量化评估中国基本医疗保障服务均等化现况，并分析其具体影响因素。

对比分析法：从时间维度上，比较分析中国不同时期城乡基本医疗保障服务的制度变迁；从空间维度上，比较分析全国及东、中、西部各代表地区医疗保障供需的城乡差异及不同模式福利分配效应及其作用机理，并对不同国家在基本医疗保障服务均等化方面的政策实践进行比较分析。以城乡基本医疗保障服务均等化所蕴含的整体性、系统性逻辑来把握福利分配效应问题的特征，以福利经济学的方法论来分析中国城乡基本医疗保障服务均等化建设的具体问题，力求深化城乡基本医疗保障服务均等化问题的理论与应用研究。

三、创新之处

本书的创新之处主要在于：第一，从不同学科、角度、理论入手，构建城乡基本医疗保障服务均等化与福利分配效应的分析框架，有利于丰富基本医疗保障服务均等化、公共社会学理论和卫生经济学理论。第二，本书通过典型调查和实证分析，透析城乡医疗保障服务均等化的症结，找到解决问题的关键，提出有效对策方略，对现实工作具有指导意义。第三，采用定量、对比及人种志等研究方法，分别从宏观层面和微观层面逐步分析医疗保险分配效应及收入效应，并构建全局主成分分析模型、面板回归模型、MT 指数及 Logistic 回归，使研究结果更加精确，通过数字分析提高理论的说服力、实践的针对性以及措施的科学性。

四、研究不足

本书在以下两个方面略显不足：首先，理论部分由于基本医疗保障服务均等化研究涉及哲学、经济学、财政学、社会学、管理学等多学科领域，内容比较宽泛，需要界定的概念比较多，无论是城乡、基本医疗保障服务、均等化，还是福利分配效应，都是在社会发展历程中长期存在并不断发展的理论范畴，因此，城乡基本医疗保障服务均等化与福利分配效应研究的理论体系有待进一步完善。其次，在实证分析部分，选用近年的截面数据，采用相关方法模型，虽然对中国卫生资源配置公平性、卫生服务利用公平性、收入分配效应等方面进行了宏观验证，并对典型地区进行了中观层面分析，但是，由于受时间和条件限制，在微观方面的调研不够全面，关于城乡基本医疗保障服务均等化的微观指标、重点人群以及评价体系的研究有待进一步深化。

第二章　城乡基本医疗保障服务均等化与福利分配效应理论探讨

第一节　概念界定

1. 健康中国

2017 年 10 月召开的中国共产党第十九次全国代表大会（以下简称"党的十九大"）强调人民健康是民族昌盛和国家富强的重要标志。生命健康是人全面发展的基础，健康权利是公民的基本权利①。健康权在我国宪法中亦有体现，国家为保障公民享有健康权利，不断发展其所需的社会保险、社会救济和医疗卫生事业；我国公民在年老、疾病或者丧失劳动能力的情况下，享有从国家和社会获得物质给付、医疗照护和其他服务的权利②；国家应发展医疗卫生事业，同时在发展经济的过程中应注重保护生态环境，从而保护和促进公民健康③。国民的健康是一个民族的首要大事，是一个国家社会文明进步的重要基础，是公民的立身之本。

"健康中国"是一个创新型发展理念，是全面建设小康社会的重要内容④。党的十七大将"人人享有基本医疗卫生服务，提高全民健康水平"

---

① 刘俊香，张旭平，刘源 . 罗尔斯正义论对我国基本医疗卫生服务改革公平性的启示[J]. 医学与社会，2017，30（06）：9 - 11 + 26.

② 李雅梅，吴洁 . 刍议政府管理视野下的医药卫生服务改革[J]. 理论与现代化，2011（3）：67 - 71.

③ 朱翠微 . 试论作为基本人权的健康权在我国的实现[J]. 长春市委党校学报，2014（2）：58 - 61.

④ 刘鸿雁 . 没有全民健康　就没有全面小康[J]. 人口与计划生育，2016（10）：26 - 26.

确立为我国全面建设小康社会的新要求之一。围绕党的十七大提出的目标，以深化我国医药卫生体制改革为动力，卫生部组织专家开展了"健康中国 2020"的战略研究，并最终形成"健康中国 2020"的研究报告。党的十八大报告中指出"健康是促进人的全面发展的必然要求"。在 2015 年的政府工作报告中，李克强总理在以"持续推进民生改善和社会建设"为主题的讲话中，提出加快健全基本医疗卫生制度，并强调健康是群众的基本需求，我们要不断提高医疗卫生水平，打造健康中国。在《中共中央关于制定国民经济和社会发展第十三个五年规划的建议》中首次将"健康中国"上升为国家战略。在 2016 年的政府工作报告中李克强总理再次强调了"十三五"时期的主要目标任务和重大举措之一是持续增进民生福祉，使全体人民共享发展成果，推进健康中国建设。2016 年 8 月，习近平总书记在全国卫生与健康大会上做了重要讲话，指出健康是民族昌盛和国家富强的重要标志，健康是广大人民群众的共同追求，没有全民健康，就没有全面小康。2016 年 11 月，国务院印发了《"健康中国 2030"规划纲要》，将"共建共享，全民健康"确立为建设健康中国的战略主题。共建共享是建设健康中国的基本路径，全民健康是建设健康中国的根本目的。建设健康中国要坚持以人民为中心的指导思想①，以健康优先、改革创新、科学发展、公平公正为原则，推进健康中国建设，为实现"两个一百年"奋斗目标和中华民族伟大复兴的中国梦努力夯实基础。健康中国的短期战略目标是：到 2020 年，建立覆盖城乡居民的中国特色基本医疗卫生制度，国民健康素养水平持续提高，完善高效的健康服务体系，人人享有基本医疗卫生服务和基本体育健身服务，基本形成内涵丰富、结构合理的健康产业体系，主要健康指标居中高收入国家前列。健康中国的中期战略目标是：到 2030 年，促进全民健康的制度体系更加完善，健康领域发展更加协调，健康的生活方式得到普及，健康服务质量和健康保障水平不断提高，健康产业繁荣发展，基本实现健康公平，主要健康指标进入高收入国家行列。健康中国的远期目标是：到 2050 年，我国建成与社会主义现代化国家相适应的健康国家。

党的十九大再次强调实施健康中国战略，完善国民健康政策，为人民

---

① 李玲. 共建共享"健康中国"[J]. 时事报告大学生版，2016（2）：59–69.

群众提供全方位全周期的健康服务。健全中国特色基本医疗卫生制度是全面建设小康社会的重要内容，是建设健康中国的重中之重，基本医疗保障服务是实施健康中国的重要保障基础，为促进国民健康起到了不可替代的作用。因此，推进我国城乡基本医疗保障服务的均等化与实现健康中国的战略目标是相伴而行的，本书对于我国全民健康水平的提高以及最终实现健康中国的战略目标具有重要意义。

2. "城"与"乡"

我国的地域可划分为城镇和乡村。在我国，城市包括城与镇，乡村包括城镇以外的其他地区。在经济学角度的城乡概念中，城市是以非农业人口居住和现代工业产业聚集为主要特征的地区，通常是一个地区的政治和经济中心，发挥着多种功能①。乡村是以农业人口居住和农业生产活动为主要特征的地区，存在较分散的农业产业，其社会结构与社会职能相对简单。

我国是发展中国家，在经济发展中存在着城乡二元化的现象，由于经济基础决定上层建筑，我国的基本医疗保障制度同样存在着"城"与"乡"的不同。在城镇，我国的医疗保险制度包括职工医保和居民医保，为我国城镇居民享受基本医疗保障服务提供保障。新农合是我国乡村基本医疗保险制度，为我国乡村居民享受基本医疗服务提供保障，对于我国农村居民健康水平的提高具有非凡的历史意义。在我国基本医疗保障服务改革和发展的过程中，统筹我国城乡基本医疗保障制度，让城镇居民和乡村居民享受同等质量的基本医疗保障服务，对于实现我国基本医疗保障服务的均等化具有重要的推动作用。

本书中，"城"与"乡"基本医疗保障服务的研究数据来自中国历年卫生部门公布的统计年鉴，其中城市界定包括直辖市区和地级市辖区，农村包括县及县级市，乡镇卫生院和村卫生室计入农村。

3. 基本医疗保险

基本医疗保险是我国的社会保险制度之一，是保障城乡居民享受基本医疗服务的重要保险形式。基本医疗保险将国家财政医疗保险费用支出、

---

① 孙兴全. 刘易斯二元经济结构理论对中国的解释力[J]. 财政监督，2015（16）：19-20.

城乡居民缴纳的基本医疗保险费用以及社会筹资三者相结合建立起医疗保险基金，当居民因疾病造成医疗费用负担时，医疗保险基金将给予经济补偿，以减缓居民的经济负担。基本医疗保险的筹资水平由筹资主体的筹资能力决定。我国基本医疗保险制度包括职工医保、居民医保、新农合三种制度。职工医保是由用人单位和职工共同筹资建立的保险基金，新农合和居民医保是由个人出资与政府补助相结合建立的保险基金[①]。

我国的基本医疗保险制度具有广泛性、共济性的特征。我国的基本医疗保险制度的建立健全是我国当前医疗卫生制度改革的重要内容，党的十九大着重强调完善统一的城乡居民基本医疗保险制度和大病保险，为最终提高我国居民的医疗保障水平、实现基本医疗保障服务的均等化奠定了重要的制度基础。

4. 基本医疗卫生服务

为了增进世界人民的健康，1978 年，在国际初级卫生保健大会上，《阿拉木图宣言》提出了"人人享有初级卫生保健"的理念。1993 年，世界银行在《世界发展报告》中提出了"基本卫生服务"和"福利包"的概念[②]。2009 年国务院在《中共中央关于深化医疗卫生体制改革的意见》（中发〔2009〕6 号）中提出"建设覆盖城乡的公共卫生服务体系、医疗服务体系、医疗保障体系、药品供应保障体系，形成四位一体的基本医疗卫生制度"。从而明确了我国医疗卫生制度的四大组成部分，基本医疗卫生制度是为城乡居民提供基本医疗卫生服务的重要制度载体。

基本医疗卫生服务是指社会经济发展到一定阶段，政府和社会有能力支付并且医疗卫生机构有能力提供的，能够满足城乡居民共同的基本健康需求的医疗卫生服务项目。国家提供基本医疗卫生服务的目的是为了保证居民的健康权利。我国基本医疗卫生服务的内容包括两部分，第一部分是基本医疗卫生服务[③]，是指为了保障我国居民的健康权利而进行的疾病诊

---

① 帅李娜. 中国基本医疗保险制度研究［D］. 武汉：华中师范大学，2013.

② 李慧娟. 城乡基本医疗卫生服务均等化实现路径研究［D］. 上海：上海工程技术大学，2012.

③ 陈扬. 加强乡村医生思想政治教育　促进农村公共卫生均等化服务开展［J］. 中国卫生产业，2012（6）：184 - 185.

断与治疗，如基本诊疗技术、基本药物供应等①；第二部分是基本公共卫生服务，主要包括疾病的预防、妇幼保健、健康教育等。

基本医疗卫生服务有多方主体。首先是医疗卫生服务的供给方，也就是医疗卫生服务机构，他们负责投入卫生人力资源和医疗卫生设备，向公众提供有保障的健康服务。其次是医疗卫生服务的需求方，也就是接受医疗卫生服务的公众。再其次是医疗卫生服务的资金提供方，即政府、社会或企业、公民个人。最后是医疗卫生政策制定方——政府，政府不仅要为医疗卫生服务提供强大的资金支持，更要负责制定相关的医疗卫生政策，负责政策实施的监督和医疗卫生机构的监管，以保障整个医疗卫生体系的健康运转。

基本医疗卫生服务是基本公共服务的重要内容，党的十九大在实施健康中国战略的要求中强调要全面建立优质高效的医疗卫生服务体系，实现基本医疗服务和基本公共卫生服务的均等化对于统筹我国城乡发展和最终实现我国基本医疗卫生服务的均等化有非常重要的意义。

5. 基本医疗保障服务

基本医疗保障服务是指在基本医疗保障制度的基础上为居民提供的基本医疗卫生服务。我国的基本医疗保障包括覆盖城镇居民的职工医保和居民医保，以及覆盖农村居民的新农合，同时包括城乡医疗救助②。三大基本医疗保险及医疗救助是我国基本医疗保障体系的重要组成部分，居民通过医疗保险和医疗救助享受到的基本医疗卫生服务即为基本医疗保障服务③。

我国职工医保为城镇职工享受基本的医疗卫生服务提供保障；我国居民医保为城镇未成年人及未参加工作者享受基本医疗卫生服务提供保障；我国新农合为农村居民享受基本医疗卫生服务提供保障；我国城乡医疗救助是指通过政府拨款和社会捐赠等多种途径筹集资金，以城乡低收入家庭、贫困家庭、"五保户"以及最低生活保障中未参加职工医保和已参加

---

① 王超君. 我国城乡基本医疗卫生服务均等化研究[D]. 杭州：浙江财经学院，2012.

② 方鹏骞，杨兴怡，张霄艳，等. 再论中国基本医疗服务的内涵[J]. 中国卫生政策研究，2015，8（06）：52 - 56.

③ 徐国平，王家骥. Primary Health Care——基础医疗卫生服务应该在中国新医改中得到正确理解和全面实施[J]. 中国全科医学，2015（32）：3893 - 3900.

医疗保险但个人负担较重的家庭为救助对象，对其参加居民医保和新农合进行资金支持，并对其医疗费用给予一定的补助。我国城乡医疗救助为低收入群体、个人负担人群及社会弱势群体享受我国基本医疗卫生服务提供一定的救助。

党的十九大强调了全面建立中国特色的基本医疗保障制度，健全的基本医疗保障制度是实现我国基本医疗保障服务均等化的重要前提与基础，是推进基本医疗卫生制度改革成功的重要体现，是我国政府提高社会福利、促进国民健康水平的重要途径。

6. 均等化与基本医疗保障服务均等化

英国经济学家庇古（Pigou）在其经济学理论体系中较早地提出了"均等化"的概念。庇古在其代表作《福利经济学》《产业变动论》《财政学研究》中提出了"经济福利"的概念，并主张国民收入均等化[①]。"均等"顾名思义是均衡、平等的意思。"均等化"则是指实现均衡、达到平等的发展过程。具体来说，均等化是一个国家城与乡、不同区域、不同阶层人群之间在国家政策、财政供给以及人员设备等方面实现真正平等享有的状态。

均等化的概念要从两个方面去认识。一方面，均等化表示享有某种权利的机会均等，就是让公众能拥有相同的机会去享有政府所提供的基本公共服务，这样的机会不能以公民的收入、职业等社会身份的区别而有所差别。只有树立了机会均等的观念，才能制定出有利于实现均等化的制度，从而更好地保障均等化的结果。另一方面，均等化是指追求结果的均等。追求均等化是为了实现结果的相对均等，不同地区以及不同年龄阶段的公民都应该真实可及地享受到政府提供的基本公共服务。由于均等化并不是实现结果的绝对均等，所以对于均等化的理解应该有不同的标准，这个标准包括最低标准、平均标准和最高标准。在我国发展的当前阶段，政府要让全体公民享受到医疗卫生服务均等化的最低标准。同时，在这个标准之上要不断地提高我国政府的供给能力和水平，逐步实现更高目标的均等化。

我国对于医疗卫生服务均等化的探索最早始于2008年，吴仪在卫生工作会议发言中提出："必须把发展农村卫生和社区卫生作为长期的战略重

---

① 林梅红.中国基本医疗服务均等化问题研究[D].北京：首都师范大学，2011.

点，努力实现医疗卫生服务均等化①。"在对基本医疗卫生服务均等化的理解上，首先应突出公平和公正，其次是明确政府主体提供方的地位，最后是强调国民享有普遍均等的基本医疗卫生服务。2015 年 10 月，党的十八届五中全会发布的《中共中央关于制定国民经济和社会发展第十三个五年规划的建议》中提出"经济发展要以保障和改善民生为出发点和落脚点，社会发展要以保障和改善民生为重点，重点解决好人民最关心最直接最现实的利益问题，教育、就业、收入分配、社会保障、医疗保障、住房保障等方面都要继续推进，增加公共产品有效供给，实现基本公共服务均等化。"基本医疗卫生服务作为我国基本公共服务的重要组成部分，"十三五"时期实现基本医疗卫生服务均等化依然是我国当前发展面临的重要任务。

基本医疗保障服务均等化的概念要从不同的角度理解。首先，均等化是一个相对均等的概念，而非绝对的相等，这个相对差别的范围是可控的或可被接受的。在城乡居民共同享有基本医疗保障服务最低标准的基础上，实现基本医疗保障服务在城乡和区域之间的均等。其次，实现基本医疗卫生服务均等化是一个缓慢推进的过程。在这个过程中，在保证城市高水平医疗卫生服务不断发展的同时，更要注重农村地区医疗卫生事业的发展，逐步实现医疗卫生资源的高度共享和高效利用。最后，政府提供基本医疗保障服务的最终目标是提高居民的健康水平和健康意识。在推进基本医疗保障服务均等化的过程中，注重居民健康权利的实现，提高其生存质量和生命价值，从而实现社会的和谐稳定，这是实现基本医疗保障服务均等化的最终目标②。

我国基本医疗保障服务均等化的范围包括：公共卫生服务体系、医疗服务体系、医疗保障体系、药品供应保障体系③，也涉及卫生筹资、医疗卫生资源配置、卫生服务利用以及卫生服务的质量与效率等更加具体的方面④。全面实现我国覆盖城乡的基本医疗保障服务均等化的目标，是给予

① 余苏珍，王力，王素珍，等.促进基本公共卫生服务均等化的现实困境及对策[J].中国卫生事业管理，2011，28（6）：478-479.
② 余苏珍，王力，王素珍，等.促进基本公共卫生服务均等化的现实困境及对策[J].中国卫生事业管理，2011，28（6）：478-479.
③ 张亚林.卫生资源配置 医保不容缺位[J].中国医疗保险，2010（7）：37-38.
④ 王超君.城乡基本医疗卫生服务均等化研究[J].大众科技，2012，14（3）.

全体国民共享发展成果的基本要求，也是全面建成小康社会的重要保障。党的十九大强调在全面建成小康社会的基础上再奋斗十五年，基本实现我国社会主义现代化，同时实现我国基本公共服务均等化，我国基本医疗保障服务均等化是实现基本公共服务均等化的重要内容之一。

7. 福利分配效应

我国的医疗保险制度是通过组合方式管控疾病风险的有效措施，参保人通过缴纳保险费用形成医疗保险基金，利用医疗保险基金共同对抗疾病风险，提高个体抵御疾病风险的能力，减少参保人的疾病经济负担和经济损失，即为医疗保险制度的福利分配效应。我国的医疗保险制度是以政府为主导集中管控疾病风险的重要制度，该制度的实施是否达到预期的目标可用其产生的福利分配效应进行评价[①]。我国的医疗保险作为医疗负担的财务分担机制，对参保人的医疗费用进行一定比率的共担，减少参保人的费用支出，其福利效应体现在两方面，一方面促使参保人可以更多地享受医疗服务，改善医疗需求因资金缺乏而得不到满足的现状，提高居民健康产出，实现医疗资源再分配。另一方面通过医疗保险的资金补偿减轻参保人在遭遇疾病风险时的经济负担，提高不同收入状况与不同健康状况人群之间共同承担疾病风险的能力[②]。党的十九大强调要进一步完善我国社会福利制度，通过社会福利制度调节我国社会福利分配，从而提高居民的健康水平。

8. 资源分配效应

阿马蒂亚·森（Amartya Sen）提出国家再分配的目的不仅仅是为低收入者或弱势群体提供适当的收入补贴，而是应该为他们提高抵御风险的能力创造更多的条件，使得他们依靠自己的能力摆脱困境。医疗保障制度是对于参保人医疗资源利用的分配制度，作为参保人利用医疗资源抵御疾病获得健康的结果即为医疗保险的资源分配效应[③]。萨缪尔森（Samuelson）

---

① 李佳佳，顾海，徐凌忠. 统筹城乡医疗保障制度的福利分配效应——来自江苏省的实地调查数据[J]. 经济与管理研究，2013（3）：46–53.

② 田雪祯. 浅谈医疗保障制度的福利分配效应——以福利经济学为视角[J]. 魅力中国，2016（4）.

③ 李佳佳，顾海，徐凌忠. 统筹城乡医疗保障制度的资源分配效应研究[J]. 中国卫生经济，2013（04）：23–25.

认为医疗资源的分配原则是公平优先于效率，他认为医疗卫生服务是社会性质的商品，不管参保人的收入差异，每个消费者都有权利享受医疗资源的公平分配。

我国的医疗保障制度是医疗资源再分配制度的重要方式，并且医疗保障制度是对于居民医疗资源消费的一种价格补贴机制，目的是让居民获得更加高质量的医疗服务。研究如何实现我国医疗卫生资源在城乡、区域以及不同人群之间的合理分配，是实现我国城乡基本医疗保障服务均等化的必要环节。党的十九大再次强调坚持新的发展理念，使市场在资源配置中起决定性作用，同时发挥政府作用。医疗资源分配同样要探索如何使市场和政府各司其职，以实现最佳的资源分配效应。

9. 医疗服务利用效应

1972 年格罗斯曼（Grossman）提出了卫生服务需求模型，他认为医疗服务可以使患者在患病时得到及时的治疗从而缓解疾病带给患者心理和身体的痛苦，给患者带来疾病治愈后的满足感，这种满足感即为患者从该医疗机构提供的医疗服务中获得的效用[1]。

医疗机构根据其提供医疗服务的价格、质量、就诊可及性等因素的不同而为患者提供差异性服务，患者由于自身的因素和不同的社会经济等因素所享受的医疗服务同样存在差异。其中，医疗服务的质量和居民自身的社会学属性影响着居民对于从医疗机构可以获得健康的预期，而居民自身的经济状况和医疗服务的价格影响着居民对于医疗服务的效用。因此，医疗服务利用效用不仅仅是由提供医疗服务的机构决定的，也是由医疗服务机构和患者自身的各种因素决定的。

10. 收入分配效应

收入分配是政府用来弥补市场经济所建立的分配格局，政府通过对收入的调节去调整社会财富的分配，满足社会成员基本生活需求，从而缩小社会贫富差距，缓和社会矛盾，最终实现统筹城乡发展的目标。收入分配对社会福利的调节主要通过两方面实现，一方面政府通过公共财政支出，在社会保障和医疗卫生领域初步实现国民收入的初次分配。另一方面是借

---

① 白瑞. 嵌套 logit 模型及其在卫生服务利用分析中的应用[D]. 南京：东南大学，2006.

助税收工具，间接地调整社会收入的再分配。

我国基本医疗保险对收入分配产生的效应主要体现在三个方面。首先，我国的基本医疗保险为患者因疾病造成的财务负担提供相应的保障，减少患者的疾病支出，从而减轻患者的疾病经济负担；其次，我国基本医疗保险提高了低收入群体和弱势群体的疾病支付能力，并提高了健康人力资本的收入获取能力；最后，我国基本医疗保险通过减轻患者的疾病经济支出，将更多的收入资本用于教育、培训以及其他生产的投资，从而长期影响基本医疗保险参保者的收入获取能力[1]。

总之，我国基本医疗保障服务的收入分配效应体现了对于居民收入的收敛作用，通过筹资和给付，从某种程度上调节了社会成员之间的收入分配差距，一定程度上缩小了社会贫富差距。党的十九大提出在全面建设小康社会的新阶段，要提高人民的收入水平，促进收入分配更加合理，并着重强调了履行政府再分配职能，加快推进基本公共服务均等化，缩小收入分配差距。这体现了缩小收入分配差距对于推进基本医疗保障服务均等化具有不可替代的重大意义。

第二节　理论基础

1. 个人能力平等理论

19世纪70年代，阿马蒂亚·森（Amartya Sen）在突破传统的平等理论的基础上，提出了可行能力平等理论，它的核心特征是将以收入为导向的平等评价方法转向关注人们获取其珍视事物的能力上。2009年，阿马蒂亚·森所著的《正义的理念》正式出版，标志着其正义理论的形成。正义理论具有三层逻辑结构，一是以伦理指导发展，二是以实质自由看待发展，三是以能力平等看待正义。可行能力平等理论是正义理论中发展观的重要内容，其重要现实价值是给人们用更宽广的视野来认识平等问题，要求政府行为与公共政策不再仅以增加个体收入为中心，并使人们认识到参与是发展的重要目标。

---

[1]　陈文艺.“新农合”对农村居民的收入再分配效应研究[D].湘潭：湘潭大学，2014.

阿马蒂亚·森将人际相异性作为可行能力平等的逻辑起点，认为人生而不平等。正是由于外部差异和个体差异，造成人追求平等的困难性。外部环境的差异包括不同的个体所生活的不同自然环境和社会环境。个体差异包括性别、智商等①。这些方面的不同都会造成人获取社会资源以及自我实现能力的不平等。

阿马蒂亚·森认为可行能力的平等应当与自由、可行能力以及功能性活动相联系。自由是有更多的机会去实现目标或得到珍视的事物，并且在这个过程中不受限制。功能性活动是人所处的状态和能够做的事情，其中包括最基本的生存需要和社会活动②。简言之，功能性活动指的是人的一切状态和活动，而可行能力指的是达到这些状态和从事这些活动的自由。阿马蒂亚·森在《以自由看待发展》一书中提到了五种基本的可行能力，政府有责任提升公民获得基本的可行能力，从而获得平等，其中包括：政治自由，即需要保障公民的基本政治权利与自由；经济条件，即改善人们拥有与运作经济资源的能力；社会机遇，即保障个体平等地享受教育、医疗等的社会公共服务，以促进个体拥有平等的社会机会；透明性保证，即保障人们能够获得足够多的信息；防护性保障，即保证人们享受维持正常生活所需要的社会保护。这五种自由被阿玛蒂亚·森称之为工具性自由，目的是为了拓展我们的可行能力范围，从而实现真正的平等。

阿马蒂亚·森的可行能力平等观促使我们重新理解政府行为和公共政策。他从能力观出发提出了自己独到的论证，使公共行为在解决不平等、饥荒和贫困问题上获得新的思路。一方面，他认为政府对消除不平等和贫困负有不可推卸的责任。是否存在有效的公共政策影响着人们的福利，社会援助是弱势群体的保障。另一方面，与以往较多关注个人物质利益不同，阿马蒂亚·森主张政府的公共行为应该更多关注个人能力或自由的提高，比如个人获得基本教育和社会医疗保障制度等方面的能力③。公共机构要确保每一个人的权利，它不仅包括一般措施，更应采取政策来使人民取得他们期望得到物品和服务的权利及能力。总之，作为公共政策的指导

---

① 韩晓贺. 阿玛蒂亚·森的平等理论[J]. 重庆社会科学，2016（02）：115-120.
② 范佳男. 阿玛蒂亚·森的可行能力平等理论研究[D]. 天津：天津师范大学，2015.
③ 宋宪瑞. 阿玛蒂亚·森可行能力理论的评述[J]. 呼伦贝尔学院学报，2017，25（1）：52-57.

思想，可行能力平等要求我们从发展的角度看待公共政策，政府行为与公共政策应该从培养与提升个人的能力出发，去实现更高层次的平等而不再是简单的以增加个人收入为中心。

2. 公共产品理论

公共产品，也叫作公共消费品或者公用品。首位诺贝尔经济学奖得主萨缪尔森（Samuelson）在其著作《公共支出的纯理论》中对于公共产品做了如下定义，即每一个人对这种产品或劳务的消费不会导致其他人对该种产品或劳务的消费减少。通俗地讲，公共产品是指政府为了能够满足人们的共同需求而提供的共有产品或服务。公共产品理论是新政治经济学的基本理论，是正确处理政府与市场关系以及全面转变政府职能的基础理论。

公共产品理论是当代西方财政理论的核心，按照萨缪尔森对公共产品所下的定义，公共产品具有三个显著特性：消费的非竞争性、受益的非排他性、效用的不可分割性。消费的非竞争性是指某一社会成员对于社会中公共产品的消费不会影响其他社会成员对于该公共产品进行消费[①]，也就是说，每增加一个消费者的边际成本为零，这是判断公共产品的重要标准。受益的非排他性是公共产品区别于私人产品的重要特性，由于公共产品不能被私人购买所独自享有，这就突出了公共产品可以使得大众共同消费或同时受益。效用的不可分割性是指，因为公共产品是社会成员共享的公共物品，所以它的效用是不可以分割的，例如教育、国防、外交等[②]。还有许多与基本医疗卫生服务相关的公共产品，例如卫生健康宣传和疫苗免费接种等，这些产品在某一个人使用或受益时并不妨碍其他人从中受益。值得注意的是，在社会生产力及生产水平发展的不同阶段，公共产品所涵盖的范围也是不同的。现实生活中，同时具备非竞争性与非排他性特征的纯公共产品占很小一部分，而多数的社会物品则属于不具备非竞争性和非排他性的私人产品或者具备其中一个特征的准公共产品。我国的基本医疗保障服务为我国居民提供的大部分是纯公共产品或者准公共产品，例

---

① 王花. 黑龙江省国有森林资源配置的影响因素和效率研究[D]. 哈尔滨：东北林业大学，2014.

② 倪春霞，张晓燕. 从公共产品理论看健康产业的概念与分类[J]. 卫生经济研究，2016（6）：9-11.

如疫苗免费注射、疾病控制以及健康知识宣传等。基本医疗保障服务中提供的公共产品在保证个人消费或受益的同时，并不会限制或影响其他人对于该产品的消费或者从中获益。

关于公共产品的供给需要考虑多方主体。首先，是公共产品的筹资方式与成本承担主体。公共产品供给的资金来源与成本预算，一般由政府承担，同时政府也可积极推进多重社会资本进入公共产品供给领域。其次，是要衡量公共财政资源将以何种比例投入到公共产品的配置中。这个问题主要取决于政府的财政预算和国家对于公共产品投入的资金计划。再其次，政府在公共产品供给中所扮演的角色。在公共产品供给中，在政府主导的同时，可进一步增加市场资本的进入。同时政府要做好监管者的工作，保证公共产品的市场资本能够有效地运转和高效地利用。最后，公共产品的供给模式。公共产品的主要供给模式有三种，一是政府直接供给公共产品，例如国防、公立教育机构等；二是由社会或企业供给公共产品，例如私立医院；三是由政府与社会共同供给公共产品，例如政府主导企业承办的自来水厂等。

1956 年，美国经济学家查尔斯·蒂布特（Charles Tiebout）提出了人口迁移理论下的公共选择模型，此模型对于公共产品的均等化具有一定的借鉴意义。蒂布特假设公民作为消费者和投票者可以自由的流动，以迁移到能够更好地满足公共产品需求的地区。该模型还包括其他六种基本假设，依据蒂布特的假设，居民选择有能力提供公共产品的区域作为其表达对于公共产品的需求与偏好的地区。蒂布特认为，居民"用脚投票"的行为也是一种市场选择行为，能够促进不同地区的公共部门努力实现公共产品的均衡供给，并有利于推进不同地区的供需平衡，最终促使公共资源的配置达到帕累托最优的状态。公共产品理论为我国城乡基本医疗保障服务的均等化提供了理论依据。蒂布特的公共产品人口迁移模型也为我国城乡基本医疗保障服务的均等化提供了新思路，根据蒂布特的居民"用脚投票"的理论，我国可在基本医疗保障的建设中解除居民的城乡户籍限制，打破我国城乡居民对于因公共产品选择而产生的人口区域性流动，这将为优化卫生领域的资源配置、更高效地实现我国城乡基本医疗保障服务均等化提供路径选择①。

公共产品理论以社会契约理论和边际效用的最大化为价值基础，以西方市场经济运转失灵的背景为研究起点。公共产品理论为避免我国公共产品供给的市场失灵，为公共部门更高效的履行公共产品供给的职能提供理论借鉴与指导。公共产品有效供给作为公共部门发挥作用的重要职能，在避免市场失灵、缓解社会矛盾以及统筹我国城乡与区域的协调发展等方面起到了不可忽视的作用。当前，我国正处于经济社会全面改革与社会保障建设的关键时期，要探索公共产品供给机制的有效方法。为实现全体社会成员对于美好生活的向往，缓解当前发展不平衡和不充分的社会矛盾，一方面，要强化政府作为公共产品供给主体的职责，在提高政府公共产品供给能力的同时要建立公共产品多主体供给的长效机制。另一方面，加强政府对于公共产品供给的监督职能，推动公共产品从筹资到提供全过程中的立法建设，以保障人民在社会进步与发展中获得幸福感。

3. 庇古—福利经济学理论

庇古是资产阶级福利经济学体系的创造者，他将福利经济学的研究对象界定为增进国家或社会经济福利②。庇古福利经济学以基数效用为基础，福利经济的目标是用最优越的社会制度实现社会总体效用的最大化。庇古认为福利是对享受或满足的心理反应，福利有社会福利和经济福利之分，社会福利中只有能够用货币衡量的部分才是经济福利。庇古根据边际效用基数论提出两个基本的福利命题：国民收入总量越大，社会经济福利就越大；国民收入分配越是均等化，社会经济福利就越大。他认为经济福利在相当大的程度上取决于国民收入的数量和国民收入在社会成员之间的分配情况③。因此，要增加社会经济福利，在生产方面必须增大国民收入的总量，在分配方面必须避免国民收入分配的不均等④。有充足的国民收入和合理的收入分配制度，逐步实现医疗保障服务的均等化，尽可能实现医疗

---

① 解垩. 城乡卫生医疗服务均等化的经济学理论要略[J]. 中国卫生经济，2008，27（11）：5-9.

② 窦峥. 我国农村社会养老保险问题研究[D]. 济南：山东财经大学，2010.

③ 蔡春芳. 上海市基本医疗服务均等化及改革模式研究[D]. 上海：上海工程技术大学，2014.

④ 崔扬. 关于城市养老问题出路的探索[D]. 成都：西南交通大学，2013.

服务利用的最大化，从而实现社会总福利的增加。

依据庇古的福利经济学理论，国家对于医疗卫生资源进行公平且有效的配置既能够提高社会福利，同时也可以促进社会发展[①]。尽可能实现医疗资源的合理利用，实现社会福利的最大化是进行医疗卫生事业改革的目标之一，如何实现这一目标是本书研究的重点。借鉴庇古福利经济学的理念，一方面，应该增加国民收入的总量，在医疗卫生领域就是要增加医疗卫生的筹资总量。因为充足的医疗保险基金是实现医疗卫生资源合理配置的基础，所以政府可以尝试多途径增加医疗保险基金总量。首先，可向收入较高的群体征收较高的医疗保险费；其次，可通过多种途径增加社会筹资方式；最后，可以尝试探索新型医疗保险筹资制度，例如定额税收制度，即将医疗保险费用以税收的形式依法征收。医疗保险基金的收入稳定是保障我国医疗卫生福利分配的基础。另一方面，应该实现医疗卫生资源的均等化，在医疗卫生资源分配的过程中，注重公平和效率，制定合理的医疗保险分配政策，从而实现医疗卫生资源的福利分配。

4. 城乡二元结构理论

二元经济结构理论是区域经济学与发展经济学重要的奠基性理论之一，其中的"二元"是指发展中国家在其经济发展与转型的过程中普遍出现的以农村为主的传统生产方式和以城镇为主的现代生产方式[②]。荷兰社会学家伯克（Burke）最早提出了"二元结构"的概念，他在社会调查中发现，印度尼西亚的农村主要依靠劳动生产，而在城市则主要依靠机械生产，他将此定义为二元结构社会。从此，有关发展中国家的二元结构研究不断推进，刘易斯（A. Lewis，1954）较早地提出了发展中国家在经济转型阶段并存着以传统生产方式为主的农村和以制造业为主的城镇。正是由于发展中国家的农业生产中大量存在的边际生产率为零的剩余劳动力，因此推动着农业中剩余劳动力向城市的工业部门转移而促使了二元经济结构的逐步消减[③]。此后费景汉、拉尼斯（H. Fei & G. Ranis，1964）批判性地

---

① 解垩. 城乡卫生医疗服务均等化的经济学理论要略[J]. 中国卫生经济，2008，27（11）：5-9.

② 李冰. 城乡一体化：二元经济结构理论在中国的延续[J]. 人文杂志，2014（2）：45-49.

③ 许经勇. 刘易斯二元经济结构理论与我国现实[J]. 吉首大学学报（社会科学版），2012，33（1）：105-108.

发展了刘易斯模型中的假设，在兼顾工业部门与农业部门同步且平衡增长的基础上，进一步优化了农业部门剩余劳动力向工业部门转移的二元经济发展的思想①。刘易斯—费景汉—拉尼斯模型成为在古典经济学的框架之下分析和研究二元经济结构的经典模型。乔根森（D. Jogenson，1967）在对刘费拉二元经济结构模型进行反思的基础上，从新古典主义经济思想的角度和框架内去研究农村和城镇的发展问题。哈里斯特和托达罗（Harrist & Todaro，1970）拓展了二元经济结构，提出了发展中国家各个产业之间的劳动力流动理论。

刘易斯在《劳动无限供给条件下的经济发展》一文中明确提出了二元经济结构理论②，也称作无限过剩劳动力发展模式，这一模式有两个前提③。第一，发展中国家在经济发展的过程中会普遍出现两种经济发展模式。即以传统农业生产方式为主的劳动生产率较低的农村和以现代工业为主的劳动生产率较高的城镇④。刘易斯认为发展中国家在经济发展的过程中，经济发展会更多地依赖现代化的城镇，在这个过程中农村会将劳动力和生产资料转向城镇，以获得更高的生产效率。第二，无限劳动供给。它是指在农业生产率和工资水平较低的情况下，会出现农业劳动力剩余的现象，农业人口会向城镇转移，而现代的城镇在现行固定工资水平之上能够获得它所需要的劳动力数量。伴随着社会经济的发展以及工业资本的不断积累，城镇通过不断改良技术从而提高了生产率，之后在进行资本扩张的过程中，会创造更多的就业机会吸纳从农村转移的无限供给的劳动力。与其相对应的，在农村由于劳动力的减少，产量没有减少的情况下，农村的绝对生产率就会普遍提高，农业劳动的边际效益和劳动报酬同样会提高，在整个社会中，农业劳动与非农业劳动的利益会趋于平衡，最终出现劳动力在农村与城镇的转移逐步稳定。这被称作"刘易斯拐点"。

5. 新公共服务理论

新公共服务理论属于行政管理学范畴，19世纪末，美国行政学家威尔

① 段星梅．基于二元结构背景下的县域城镇化发展研究[D]．西安：西北大学，2013.
② 卞靖．破除城乡二元土地制度，促进城乡土地要素平等交换[J]．当代经济管理，2017，39（5）：1-6.
③ 李冰．二元经济结构理论与中国城乡一体化发展研究[D]．西安：西北大学，2010.
④ 李欣燃．我国城市化与区域二元经济结构关系研究[D]．青岛：中国海洋大学，2010.

逊（Wilson）在《行政学研究》一书中提出建立一门独立的行政管理学，此后行政管理学经历了古典公共行政理论、新公共行政理论、新公共管理理论和新公共服务理论等阶段。20世纪初，美国学者罗伯特·B.登哈特（Robert B. Denhardt）发表的《新公共服务：服务，而不是掌舵》一书中提出了新的公共服务理念。新公共服务理论是对新公共管理理论以及公共行政的其他理论进行革新与发扬的基础上提出的①。

　　20世纪80年代，西方国家在经济衰退和行政管理危机的背景下，出现了行政管理部门重叠杂乱、办公效率低下的现象。这导致政府为公民提供公共服务的能力下降，造成公众对政府的不满，最终推动了政府改革。公共行政理论的学者们在借鉴管理学经济理性理论的基础上，对公共行政理论进行了新的探索，从而引发了"新公共管理运动"，它的目标是经济、效率、效益，即"三E"（Economy，Efficiency，Effectiveness）。

　　20世纪初，美国著名学者登哈特（Denhardt）对于新公共管理理论进行了反思，批判了其企业家式的政府理论。登哈特提出的新公共管理理论将"三E"作为自己的价值基础而忽视了公共管理中公众对于公平的要求，导致政府无力承担公共行政捍卫民主与公平的责任。同时登哈特强调新公共服务理论认为公共服务的消费者不仅是"顾客"，更重要的是"公民"。新公共服务理论的理论来源有以下几方面：一是民主公民权理论，它认为公民权利是在团体中的资格，具备这种资格的公民就能行使其权力，并承担相应义务。二是社区和公民社会理论，它认为社区是将公民聚集的组织团体，并建立了公民之间的团结。通过沟通，社区能使个人与团体保持思想一致，为社区提供公共服务。三是组织人本主义，在组织人本主义的基础上，新公共服务理论认为公共组织应关注组织内部及组织外部选民的各种需求，将平等、公平、正义等作为新公共服务理论的核心价值。四是后现代公共行政话语理论，它认为公民与行政官员是相互影响的，应鼓励二者之间相互交流，以便有效地解决问题。新公共服务理论在汲取话语理论思想的基础上，主张应加强公民与政府机构间的沟通，这有助于解决社会组织与公共团体中的现实问题。

　　在对新公共管理理论的企业家式的政府理论进行批判以及对公共行政

---

　　①　江晓曦. 探析登哈特的新公共服务理论[D]. 长沙：湖南师范大学，2010.

的其他理论进行发展的基础上，以登哈特为代表的行政学者提出了新公共服务理论，新公共服务理论强调公民权利，倡导政府实行以公民为中心的为公共利益服务的行政治理模式。新公共服务理论的具体内容包括：一是政府应扮演的角色是"服务"，而不是"掌舵"。这一理念要求政府要改变角色定位、换位履职，将掌舵和控制的意志转变为向公众提供公共服务的责任感。政府需加强与公民的沟通，在相互的交流与信任中解决公共管理中的问题。二是政府要以公共利益作为提供公共服务的首要目的。新公共服务理论要求政府应致力于公共利益的有效共享和公共成本的合理分担。在实际的政府管理中，公民的积极参与和政府的高效倾听是促使实现公共利益的有效途径。三是政府考虑公共问题要具有战略性，而政府的行动要具有民主性。这一理念主要强调政府不仅要从公共利益的角度出发并进行决策，更要注重行政措施的有效实施。政府要建立有效的责任分担机制和问责机制，保证公共政策目标的实现。四是政府要将服务对象定义为"公民"，而不是"顾客"。新公共服务理论认为政府要将公共利益作为一种价值观念，而不是公民简单的需求。政府要主动建立起与公民之间的信任与合作，构建广泛的公民参与公共政策制定的渠道。政府在制定公共政策时，首先考虑社会利益和公民需求，同时体现公民意志和社会公平。五是政府所担负的责任是多重的而非单一的。伴随社会繁荣与发展的不断多样化，政府所要承担的社会责任和管理职责会随之增加，这就要求政府要不断转变管理理念和职能，从而适应政府责任的增加，同时要求政府在众多的领域发挥有效作用。六是政府在重视生产效率的同时要更加注重人的价值。传统的行政管理理论将生产效率和经济利益放在首位，"经济人"假设也认为人都以追求自身利益为目标，这就忽视了人在组织中的巨大创造力。新公共服务理论将尊重人的价值和激发人的潜能作为最佳的管理方式，人只有在获得社会尊重和认可时才能充分发挥其在社会发展中的主观能动作用。七是政府要将追求公共利益和实现公民权利作为责任，而非注重企业家精神。新公共服务理论在反思了新公共管理理论的基础上，批判了政府将追求效率作为主要目标，认为重视经济利益就会忽视公共利益的实现①。新公共服务理论认为政府不应该扮演"企业家"的角色，而是应该作为公共事物的管理、公共政策实施的监督以及公共利益的代言人，从而不断地提高为公民提供公共服务的能力，满足公民不断增长的公共服务需求。

党的十九大提出的转变政府职能的意识形态体现了基本公共服务理论的思想，在政府建设方面要深化简政放权、创新监管方式，增强政府公信力和执行力，建设人民满意的服务型政府。在我国新时期的政府治理中，我国政府将更加注重公众利益，做好服务者的角色，让人民更好地感受到服务型政府带来的温暖。

6. 医疗保险需求理论

经济学中的需求是相对于消费者的购买力而言的，需求是以特定时期的经济发展状况、商品的价格水平以及居民的支付能力作为基础，消费者有愿意购买并且有能力支付的商品的数量。基本医疗保险需求则是指在特定的时期和特定的价格水平上，消费者有意愿购买并且有能力支付的医疗保险数量②。医疗保险需求的形成有两个前提，一是消费者有购买医疗保险的意愿，二是消费者有购买医疗保险的支付能力。在支付能力不变的情况下，医疗保险费用的下降会带来其购买数量的增加，反之则会减少。医疗保险需求的保障形式分为物质层面和精神层面，即人们在患病时对于医疗费用要求得到物质补偿的物质保障形式和患病期间在转移疾病风险而缓解病人心理压力的心理保障形式。医疗保险需求所依托的经济理论有两种。一是财富边际效用递减，即尽管人们对财富是有偏好的，但增加的财富给人们带来的边际效用是递减的。二是消费者追求效用最大化③。疾病的不可预测性使得人们无法知道自己会在什么时候患病、患病的严重程度以及患病可能带来的经济损失，所以为了能在疾病发生时保持效用最大化，人们可在自我保障和购买保险两种方式中进行选择。

影响医疗保险需求的因素有以下几项：一是疾病风险，是医疗保险需

---

① 张彩彩. 新公共管理理论与新公共服务理论的比较[J]. 西安邮电大学学报，2010，15 (4)：135 – 138.

② 岳云康. 我国中西部地区社会医疗保险需求与供给均衡分析[J]. 中国卫生经济，2011，30 (2)：26 – 29.

③ 柴化敏. 中国城乡居民医疗服务需求与医疗保险研究[D]. 天津：南开大学，2013.

求发生的前提条件，所以疾病风险的大小必然会影响人们对医疗保险的需求，疾病风险对医疗保险需求的影响具体包括疾病发生的概率和疾病风险损失的程度。二是医疗保险的价格会直接影响人们对于医疗保险的需求。医疗保险作为商品，符合需求随价格波动的一般规律。即市场其他条件不变的前提下，医疗保险费率的高低和人们对于医疗保险需求的大小呈负相关关系。三是消费者的收入水平，会直接影响人们对医疗保险的需求。收入提高会带来人们对医疗保险需求的支付能力和消费意愿的提高，反之亦然。四是医疗服务供给的种类、质量及医疗费用等，这些因素能否有效地满足消费者对于医疗服务的不同需求会影响人们对于医疗保险的需求。五是不同的担负比例，医疗费用自付比例越高，人们对于医疗保险的需求就会越小，反之则越大。六是其他影响医疗保险需求的因素，包括消费者的职业、受教育程度、保健意识、健康水平、医疗技术的发展水平以及医疗服务的补偿方式等。上述因素会在不同程度上影响人们对于医疗保险的需求。

第三节　城乡基本医疗保障服务均等化的重要意义

"健康中国2030"将改善人民的健康状况，提高人民的健康水平作为战略目标。获得健康是公民的基本权利之一，向公民提供高质量均等化的基本医疗卫生服务是政府的职责之一。我国城乡基本医疗保障服务能否实现高水平的均等化与人民健康是息息相关的。新中国成立以来，我国对于医疗卫生事业的不断改革充分证明了医疗卫生服务水平要符合经济社会发展需要，要不断地满足居民对于我国基本医疗保障服务不断增加的需要[1]。实现我国基本医疗卫生服务的均等化是确保不同阶层、不同地域、不同职业的公民切实享受到基本医疗卫生服务的必要条件，同时有利于实现公民平等地享受国家的基本医疗卫生服务，从而实现公民健康水平和生命质量的提高[2]。

---

① 周寿祺. 实现基本医疗卫生服务均等化的条件、问题和建议[J]. 中国卫生政策研究，2010，3（7）：52-56.

② 朱格. 我国城乡基本医疗卫生服务均等化的研究[D]. 广州：广东财经大学，2014.

　　我国基本医疗保障服务均等化的实现能促进社会公平与正义，推进和谐社会建设。无论经济发展到何种阶段，均等化都是实现社会公平与正义的重要内容。我国当前的发展将"公平与效率"放在同等重要的位置，这就体现了基本医疗卫生服务均等化的重要性。基本医疗保障服务均等化即为全体社会成员提供基本均等的基本医疗卫生服务，从而为保障我国居民健康，构建社会主义和谐社会提供重要健康基础。

　　我国基本医疗保障服务均等化的实现能促进社会生产力的发展，提高经济发展能力。健康是人才竞争力的重要潜质，是国家生产力的重要体现，新世纪竞争的是高质量人才，毋庸置疑健康的人才能为经济社会发展做出更加可持续的贡献。我国基本医疗保障服务均等化的实现，既能够实现提高居民整体健康水平的目标，又对国家可持续发展有重要意义。因为基本医疗卫生服务的均等化能促进生产力的发展和经济能力的提高，而国家发展经济的最终目的之一是实现人民健康。正如世界卫生组织（WHO）指出的：经济的发展推动了卫生事业的进步，卫生事业的进步又会推动着社会经济的发展。显然，基本医疗保障服务均等化的实现对于支持社会经济的发展以及医疗卫生事业自身的可持续发展有着重大意义。

　　我国基本医疗保障服务均等化的实现是我国全面建成小康社会的要求。全面建成小康社会是十八大报告中首次提出的，其核心是"全面"，其中的指标包括社会建设、经济建设、生态文明建设、文化建设。在社会建设之中强调了要建立覆盖我国城乡居民的社会保障体系，基本医疗卫生保障是社会保障的重要组成部分，这就意味着基本医疗卫生服务均等化的实现关系到我国是否能够顺利全面建成小康社会。同样的认识论运用到我国基本医疗卫生事业方面，其核心应是实现我国基本医疗保障服务的均等化。实现基本医疗卫生服务均等化是全面建成小康社会中社会建设的重要部分，对于我国小康社会的全面建成有着重大的影响。在我国，贫困常常与疾病有关，"因病致贫，因病返贫"的现象屡见不鲜，所以要想提高人民生活水平，实现贫困人口脱贫，其重要工作就是要提供更加均等的基本医疗卫生服务，从而为全面建成小康社会做出重要贡献。

　　实现我国基本医疗保障服务均等化是实现中华民族伟大复兴"中国梦"的重要社会保障基础。实现中国梦的具体表现是国家富强、民族振兴、人民幸福[①]。我党和国家一切工作的出发点与落脚点就是实现好、维护好、发展好最广大人民的根本利益[②]，而人民幸福的最终实现包括人人享有基本均等的医疗卫生服务。只有努力提高国民的健康状况，才能够更加积极充分地参与我国实现"中国梦"的伟大进程。

党的十九大再次着重指出人民健康是民族昌盛和国家富强的重要标志，推进我国城乡基本医疗保障服务均等化，对于提高人民健康和医疗卫生水平，实现"健康中国2030"的目标、推动社会公平与正义、促进社会生产力发展、全面建成小康社会以及实现中华民族伟大复兴的中国梦具有重要的战略意义。

第四节　城乡基本医疗保障服务福利分配的作用机理

经济学中，收入或财富的边际效用递减是消费者购买医疗保险的理由，参保者在参加医疗保障制度时付出了成本，但只有在受到疾病风险冲击时才能获得补偿，对单个个体来说未必能获得正向的福利效果，因而仅考虑医疗保障制度对患病者的效用可能不够准确。医疗保障作为一种医疗消费的财务分担机制，对参保者的医疗费用进行一定比率的共付，减小患者面临的实际支付负担，可以促使消费者更多地消费医疗服务，改善医疗服务有效需求不足的状况，提高健康的有效产出，实现人人参与共建共享的基本医疗保障服务[③]。

一、医疗服务利用效应

健康是人民群众的基本需求，医疗资源的有效配置是居民健康的首要基本保障，而基本医疗保障是一种医疗消费的财务分担机制，二者相结合作为目前我国城乡居民实现健康权益的主要途径。医疗服务利用效应产生

---

① 甄尽忠．中华民族伟大复兴的中国梦述论——学习习近平总书记关于"实现中华民族伟大复兴的中国梦"重要讲话精神的体会[J]．郑州航空工业管理学院学报（社会科学版），2016，35（5）：1-7.

② 薛娜．论新闻传播的人文关怀[J]．山西师大学报（社会科学版），2012（s2）：99-102.

③ 余益伟．社会保障制度的收入分配调节功能[D]．南京：南京大学，2014.

于医疗保障服务配置的方式及其利用效率，研究医疗服务利用效应是为了评估我国当前医疗卫生服务的公平性与可及性，从而进一步深入分析我国医疗保障服务分配的均等化程度及改善策略。

1. 资源配置奠定医疗服务开展基础

医疗资源的合理高效配置是实现城乡居民健康权利的重要基础和前提，而基本医疗保障则作为居民医疗消费重要的价格补偿机制，其有效运行是医疗资源合理配置和高效利用的重要体现之一。在社会生活中，人民收入水平存在差异，具有同等健康需求的人往往受到自身收入水平的限制而无法实现其健康需求。换言之，不同收入群体对于医疗资源的利用往往存在差异，具体表现为低收入群体对医疗服务的购买数量与产生的费用普遍低于高收入群体。政府需要努力提升医疗资源配置的公平性，实现基本医疗卫生服务利用的均等化，并利用医疗保障价格补偿机制为低收入群体或弱势群体提供及时的医疗资源利用的物质补偿，确保居民从医疗资源配置中受益。这在一定程度上缓和了由收入差异带来的医疗资源利用不均等的现象，缩小了不同人群之间医疗服务利用的差距，有利于实现不同收入群体在医疗资源利用方面的资源再分配。

党的十九大强调使市场在资源配置中起决定作用，更好地发挥政府的作用，优化资源配置等一系列内容。医疗服务利用与福利分配的根本目的，是保障具有相同医疗需求但收入水平不同的群体在患病时，有机会享受到同等的医疗卫生资源以及获得均等的医疗救治机会，基本医疗保障均等化的最终目的在于医疗利用的结果均等。实现医疗资源有效配置和高效利用是医疗服务开展的重要基础，是推动我国城乡基本医疗保障服务均等化实现的重要环节。

2. 财务分担机制影响医疗服务利用

财务分担机制是政府用来分担居民在利用医疗资源时产生的财务负担的方式之一。在医疗卫生服务利用过程中，政府通过医疗保障对居民在医疗卫生利用时产生的财务负担进行补助，从而降低居民因患病所承担的费用负担。财务分担机制是否有效运转，直接影响居民对于医疗卫生资源的利用。此外，卫生资源配置的公平性是实现卫生资源利用、卫生服务提供、卫生资金筹集以及居民健康权利公平性的重要前提和基础，卫生资源配置的公平性有利于实现有限的医疗资源投入到弱势群体与需要的人群中，确保基本卫生服务资源利用的可及性和公平性①。在医疗资源使用过程中做到卫生资源配置和卫生服务利用的公平才能保证医疗保障基金分配的结果公平。福利分配的最终目的在于保障有相同医疗卫生需要的不同群体能够有机会享有同等质量和数量的医疗卫生资源，并在患病时获得均等地享有医疗卫生服务的机会，在机会均等的前提下去追求分配的结果公平②。党的十九大强调建立现代财政制度，并建立全面规范透明、标准科学、约束有力的预算制度，均衡协调中央和地方的财政关系③。这些发展理念都体现了科学有效的财务分担机制对于实现我国医疗卫生事业改革的重要作用。

根据这一价值判断，本书遵从这样一个研究思路：以分配过程的视角从卫生资源配置和卫生服务利用两方面来讨论统筹我国城乡医疗保障制度将如何有效地作用于我国城乡居民对医疗卫生资源的分配和利用，从而进一步考量统筹我国城乡医疗保障制度对参保者的福利分配效应。

二、收入分配机理

党的十九大强调要合理调节我国居民的收入分配，坚持按劳分配原则，同时完善按生产要素分配的体制机制，促进我国居民的收入分配更加合理有序④。

收入分配是政府对于国民经济收入进行初次分配的重要手段，城乡居民的收入分配差异对于城乡居民医疗卫生服务利用效应具有一定的影响。党的十九大提出要履行好政府再分配调节职能，加快推进我国基本公共服务均等化，缩小收入分配差距⑤。本书在收入分配机理的基础上，侧重于

---

① 田新. 农村医疗机构卫生资源配备和利用效率的实证研究[D].西安：西北大学，2015.
② 牛建林，齐亚强. 中国医疗保险的地区差异及其对就医行为的影响[J]. 社会学评论，2016，4 (6)：43 – 58.
③ 习近平. 决胜全面建成小康社会　夺取新时代中国特色社会主义伟大胜利——在中国共产党第十九次全国代表大会上的报告[N].人民日报，2017 – 10 – 28.
④ 习近平. 决胜全面建成小康社会　夺取新时代中国特色社会主义伟大胜利——在中国共产党第十九次全国代表大会上的报告[N].人民日报，2017 – 10 – 28.
⑤ 习近平. 决胜全面建成小康社会　夺取新时代中国特色社会主义伟大胜利——在中国共产党第十九次全国代表大会上的报告[N].人民日报，2017 – 10 – 28.

探讨健康人群对于患病人群和高收入人群对于低收入人群的收入再分配对城乡居民基本医疗保障服务福利分配效应的影响。

1. 健康人群向患病人群的收入再分配

收入再分配是在公平优先的前提下为了调节初次分配的不均衡，通过税收和社会福利政策等措施去调节不同收入人群的收入分配，从而实现社会公平的一种途径。

我国的医疗保险制度通过政府筹集资金从而保证社会各个收入水平的人群都能享受我国的基本医疗卫生服务，进而提高全民的健康水平。调整健康人群向患病人群的收入再分配机制，是我国医疗保险收入再分配的调节方式之一，这种方式实质上是包括商业保险在内的所有医疗保险运行的制度基础[①]。

健康人群向患病人群的收入再分配，是指通过共同缴纳社会医疗保险费用，形成社会医疗保险基金，健康人群因其健康状况并未使用保险基金，而患病人群因其健康状况不得不使用医疗保险基金为自己缴纳医疗费用。在这一过程中，健康人群就在收入再分配中将社会医疗保险基金更多的使患病人群受益，从而实现患病人群的健康，使社会总体健康水平得到提高。

2. 高收入人群向低收入人群的收入再分配

我国的医疗保险制度本质是一种收入再分配机制，这种制度通过医疗保险的制度设计实现不同收入水平人群享受社会福利的均等化状态，最终缩小贫富差距，实现社会公平。

我国医疗保险制度对收入再分配进行调节的另一种途径是通过调节高收入人群向低收入人群的收入再分配，这是保障低收入人群和弱势群体公平享受医疗卫生服务的关键机制[②]。

高收入人群向低收入人群的收入再分配是指在医疗保险费用的征收环节，通过制度调整，增加高收入者对医疗保险筹资的贡献，从而分担低收入者无力缴纳医疗保险基金的状况。在医疗保险基金的支付环节，降低低

---

① 赵斌，麻晓卯. 我国社会医疗保险"逆向转移"现象研究[J]. 中国卫生经济，2012，31（2）：5-7.

② 陈文艺. "新农合"对农村居民的收入再分配效应研究[D]. 湘潭：湘潭大学，2014.

收入者的医疗保险费用自付比例，减少自付比例对于低收入者消费医疗卫生服务的影响，从而使低收入者获得更多的社会福利，最终实现提高社会整体健康水平的目标。

第五节　城乡基本医疗保障服务均等化
与福利分配效应的关系

目前，国内外学者已对城乡基本医疗保障服务均等化、福利分配效应等方面从理论探讨、实证分析、实现路径等多个角度开展研究，但所做的研究多关注于现实变化、解读与评价上，且实证数据相对滞后，不能很好地反映政策效应。因此，上文从福利经济学角度探讨了基本医疗保障服务均等化问题，明晰了基本医疗保障服务涉及范围，分析了其中的作用机理。为进一步丰富相关领域研究结果，本节试图从社会和个体两方面来探讨基本医疗保障服务均等化与福利分配效应之间的关系，亦为下文的实证研究奠定理论基础，指明分析方向。

一、基本医疗保障服务均等化的本质

根据上文可知，庇古的社会福利、补偿原则、社会福利函数理论是基本医疗保障服务均等化的理论基础。首先，庇古认为福利是由效用构成[①]，其假设人的本质是为了获得并满足效用最大化。为了追求最大的福利效应，庇古在其福利经济学研究中提出两大命题，庇古认为社会经济福利受到国民收入的影响。一方面，国民收入的总量越大，国民能够享受到的社会经济福利就越大。另一方面，国民收入的分配制度越合理，收入分配的均等化程度越高，国民享受到的社会经济福利就越大。其次，根据补偿原则和帕累托最优标准可知，在基本医疗保障服务均等化实施过程中，进行任何政策改变都会带来福利损失，但只要受益者补偿受损者后还有额外福利剩余，该政策就不失为正当或合理的，且社会福利得到了增加。再其次，由于基本医疗保障服务均等化是我国当下社会经济发展进程中重点关

---

① 效用是指个人需求得到满足的主观感受，或者说物品和服务能够满足个人需求的程度。

注问题，需明确指出"均等化"不再是传统意义上的结果公平，而是保障不同地域、不同收入状况的社会成员能够公平且可及地获得实际均等的基本医疗保障服务，这并非简单的平均化，也不是完全的无差异化，均等化的核心是机会均等①。最后，实现基本医疗保障服务均等化实质上就是实现医疗卫生服务资源配置的均等化，而资源配置的最终目的就是要追求将有效的资源得到最大化地利用②。

二、基本医疗保障服务福利分配效应的作用机理

实际上，基本医疗保障服务与福利分配效应之间存在着对应的关系。推进基本医疗保障服务的均等化实际上就是在充分实现基本医疗卫生资源配置的福利分配效应。政府将推进基本医疗保障服务、基础教育等公共服务领域的均等化作为政府转移支付的重要手段之一。促进基本医疗保障服务的均等化的过程就是将收入较高的群体所占有的医疗卫生资源转移给弱势群体或收入较低的人。根据边际效益的递减规律，穷人或弱势群体从医疗保障之中获得的边际效用往往大于富人所获得的边际效用，这种转移虽然牺牲了富人一部分微弱的效用，但实为增加了双方的"货币"边际效用，从整体来看，在一定程度上增进了社会经济福利，亦提高了福利分配效应。此外，根据规模效应和帕累托改进原理可知，当基本医疗保障服务均等化和医疗保障资源的总量达到一定规模后，将更多的人纳入基本医疗保障服务的范围，作为基本医疗保障服务的对象，并不会造成引起服务成本的增加，亦不会有损于其他人的福利，但是社会总体的福利水平却得到了提高与增加。所以是否实现我国基本医疗保障服务的均等化是决定福利分配效应大小的主要因素③。

社会福利函数理论提出"社会总福利是所有社会成员个人福利的汇总或集合"，但不同禀赋的个体在享有同等福利项目时产生的福利效应可能

---

① 徐菁忆，郑奇锋. 以机会均等代替简单的平均化和无差异化——基于吉登斯"第三条道路"福利观的思考[J]. 人民论坛，2013（8）：156 - 157.

② 周结友，肖剑. 论基本公共体育服务均等化的福利经济学基础[J]. 吉林体育学院学报，2013，29（5）：42 - 47.

③ 郭晗，任保平. 基本公共服务均等化视角下的中国经济增长质量研究[J]. 产经评论，2011（4）：95 - 103.

不同（Amartya，2002）[1]。高收入群体和低收入群体的经济能力的差异导致了低收入者实际的卫生服务利用率低于高收入者，这就会导致弱势群体或收入较低的人获得高质量的医疗服务的机会，且其对于医疗服务的需求呈现反向变化的趋势。（斯坦因，2002）[2]。在这种情况下，不同阶层、群体从基本医疗保障服务制度中获益的多寡，便成为决定福利分配效应的关键。从促进社会公平与正义的视角出发，基本医疗保障制度能够使低收入群体享受到更高水平的医疗保障，获得更多的医疗保险补偿。这符合我国社会主义保障制度的价值取向，同时符合当前我国深化医药卫生体制改革的基本原则。因此，对于不同的收入群体和不同健康状况的参保群体的实际受益情况进行评估，有助于我国当前政策制定者制定出更加完善合理的医疗保障政策。

三、基本医疗保障服务福利分配效应的差异

根据上文阐述的基本医疗保障服务福利分配作用机理可知：一方面，通过卫生资源配置和卫生服务利用两方面来讨论统筹我国城乡医疗保障制度将会如何影响我国医疗资源的配置与利用，从而进一步评估统筹我国城乡医疗保障制度对参保者的福利分配效应。另一方面，在医疗保险费用的征收环节，通过制度调整，调节高收入人群向低收入人群的收入再分配来评估个体福利效用差异。

（1）对于高收入或健康程度较高的人群而言，从收入分配效应来看，高收入或健康的群体缴纳社会医疗保险费用，分担了一部分低收入者无力缴纳医疗保险基金的状况，导致高收入（健康）人群的福利可能受到损失。但已有研究发现高收入群体仍然比低收入群体从医保的补偿中受益更多，这与不同收入水平的人群选择不同质量的医疗服务有关系，例如高收入群体更加倾向于选择高质量的医疗卫生服务[3]。王弟海等（2008）从公共服务"生产性"角度分析，也指出基本医疗条件的改善会因为健康人力

---

① Amartya. Why health equity? [J]. Health Economics, 2002, 11 (8)：659 – 666.

② 斯坦因·U. 拉尔森. 社会科学理论与方法[M]. 上海人民出版社，2002.

③ 李佳佳，顾海，徐凌忠. 统筹城乡医疗保障制度的福利分配效应——来自江苏省的实地调查数据[J]. 经济与管理研究，2013（3）：46 – 53.

资本的积累而对产出起到推动作用，从而提高经济福利①。

（2）对于低收入或患病人群而言，基本医疗保障服务均等化不但可以保障低收入人群或弱势群体获得公平且及时的医疗卫生服务，并且能够引导他们建立起正确的健康观念，从而使其收入分配、资源分配效应得到提高。该结论也在朱玲（2004）、胡金伟（2007）、潭晓婷和钟甫宁（2010）等人的研究中得到证实，我国医疗保险基金在城乡居民患病时能够使收入较低的人获得更多补偿，收入较低的群体从中受益，有利于缩小贫富差距，产生积极的福利分配作用②。但也有部分学者认为穷人的医疗倾向小于富人，而富人有更多的机会获得政府对医疗保障的公共支出，此时，低收入人群的医疗服务利用效应减少（高梦涛等，2005；周钦等，2016）③④。

可见，基本医疗保障服务均等化对不同人群的分配效应存在差异，一部分是由于年龄、健康等客观因素导致的；另一部分是由于收入、受教育水平等社会因素导致的。这同时也是本书研究的重点问题，即我国基本医疗保障服务制度的制度设计致力于"均等化"目标，是否真正实现了不同收入水平群体受益的均等。如果没有实现这一目标，相对于高收入群体，低收入群体是否受益更多？

反之，我们思考福利分配效应对基本医疗保障服务均等化实施的作用，正如克雷顿·奥尔德弗提出的ERG理论，该理论认为人们只有在保证了最基本的衣、食、住等方面的生存公平才能进一步地保障在公共教育、卫生、文化、设施、生态、环境、安全等方面的发展公平。因此，在下文实证过程中，我们需判断社会福利效用增大能否对推进基本医疗保障服务均等化产生更大的动力。

最后，根据福利刚性的特征，我国现阶段如若只追求福利最大化目标，会增加政府财政负担，使支出超出经济的承受能力，从而造成社会发展陷入停滞。此外，如果只追求福利最大化目标则不能充分考虑个体需求

① 王弟海，龚六堂，李宏毅.健康人力资本、健康投资和经济增长——以中国跨省数据为例[J].管理世界，2008（3）：27-39.
② 谭晓婷，钟甫宁.新型农村合作医疗不同补偿模式的收入分配效应——基于江苏、安徽两省30县1500个农户的实证分析[J].中国农村经济，2010（3）：87-96.
③ 高梦涛，姚洋.健康风险冲击对农户收入的影响[J].经济研究，2005（12）：156-157.
④ 周钦，田森，潘杰.均等下的不公——城镇居民基本医疗保险受益公平性的理论与实证研究[J].经济研究，2016（6）：172-185.

差异，居民需要承担过多的成本压力。因此，国家在对基本医疗保障服务均等化现状分析、国际借鉴及政策制定时，必须控制适度的均等化水平，避免主观上过度盲目地追求较高的社会福利水平和标准。在推进基本医疗保障服务均等化的过程中，要实行政府作为主导，同时积极地发动社会力量，结合社会与个人作为支持的三方相互联动的保障机制。

第三章　我国城乡基本医疗保障服务均等化的演进与现状

第一节　我国城乡基本医疗保障服务均等化的演进历程

新中国成立以来，我国一直致力于公共卫生服务体系建设，基本医疗保障服务均等化在改革中也取得了很大的进展，为满足人民群众的基本卫生服务需求、保障人民群众健康和促进社会主义现代化建设做出了巨大贡献。本章节根据研究需要，将新中国成立以来的医疗体制改革历程以及基本医疗保障服务均等化的政策演进历程分为四个阶段。

第一阶段：1949—1977 年。这一阶段是我国基本医疗保障制度的探索和起步阶段。新中国成立初期，国家百废待兴，国民健康水平极低，由于国家基本医疗水平低下、卫生资源极度匮乏，急慢性传染病、寄生虫病以及一些地方病严重威胁着人民群众的生命与健康。虽然党和政府一直以来都十分重视人民群众的健康状况，把卫生工作放在国家工作的重要位置，但是由于我国在这一时期处于社会主义道路的探索时期，在政策的制定和实施方面经验不足，再加上信息闭塞、经济技术落后，导致卫生工作的开展艰难而缓慢。

1950 年 8 月，卫生部在第一届全国卫生会议上将"面向工农兵""预防为主""团结中西医"确定为指导新中国卫生工作建设的三大方针，使全国各类卫生工作者之间、中西医之间、公私营卫生机构之间有了更进一步的联系，为新中国的卫生事业发展开辟了新道路。之后，我国在国际政治、经济环境较为恶劣的条件下迅速完成了第一次卫生革命，通过在全国范围内开展重大疾病的防治工作，成功控制了传染病、寄生虫病和地方病的流行，改善了国内卫生状况落后的局面。同时，政府实施的一系列卫生政策提高了基本药物和基本医疗服务的可及性，改善了基本公共卫生条件，也完善了许多基本卫生指标和健康指标[①]。

这一阶段，我国逐步建立并实施了公费医疗、劳动保险医疗（以下简称劳保医疗）和农村合作医疗三种制度。其中公费医疗和劳保医疗制度的实施在提高国民健康素质、缓解居民医疗压力、维护社会稳定等方面取得了显著效果，但也存在着明显的弊端，如国家财政负担加重、医疗资源浪费严重以及医疗卫生服务覆盖面窄等等[②]。为使医疗保障制度适应社会发展需要，国家多次提出对公费医疗和劳保医疗制度进行调整和改革。1957年10月，党的八届三中全会在北京召开，此次会议上党坚持实事求是的思想路线，正式在文件中阐述我国医疗保障制度存在的问题，并提出了改革的明确意见。周总理在会议上作的《关于劳动工资和劳保福利问题的报告》指出："从几年来的情况看，劳动保险制度的建立基本是正确的。但是，制度还很不完善，某些劳保待遇有不切合实际和不够合理的地方。由于制度不合理，管理不善，公费医疗中的浪费是极其严重的。"为了改变这种不合理的状况并克服浪费现象，周总理在报告中明确了今后医疗卫生工作的开展方向，其中包括城乡兼顾、扩大门诊、扩大预防、降低医疗机构的设备标准、适当降低药品价格以及改革医疗制度等。此外，该报告还指出要鼓励在农村发展农民自己或农民与集体共建的"合作医疗"，统筹兼顾全国人民生活，适当安排城乡关系[③]。

新中国成立初期，为了促进经济社会的快速发展，改变我国贫穷落后的社会现状，我国在借鉴苏联工业化经验的基础上实施了优先发展重工业的战略，该战略的实施使我国的卫生资源过度集中于城市，农村人口难以享受基本的医疗卫生保障。在这一背景下，我国开始了对农村合作医疗制度的探索。1965年，卫生部遵照毛主席"把卫生工作重点放到农村"的指示，于9月3日提交了《关于把卫生工作重点放到农村的报告》，该报告

---

① 张寓景，汤明新，孙逊，等. 基本卫生服务均等化政策研究[J]. 卫生软科学，2009，23（4）：434-437.

② 林梅红. 中国基本医疗服务均等化问题研究[D]. 北京：首都师范大学，2011.

③ 中共中央文献研究室. 建国以来重要文献选编. 第十册[M]. 中央文献出版社，1994.

认清了组织长期忽视农村卫生工作的错误，深刻剖析了产生这一错误的原因，并针对该错误提出了"实行卫生工作革命化""组织城市医药卫生人员到农村去，为农民服务""大力为农村培养医药卫生人员""整顿农村卫生组织"等九项具体措施①。中共中央于 9 月 21 日批转了该报告，再一次强调把卫生工作的重点放在农村，组织城市卫生人员去到农村为农民服务，培养农村卫生人员，建立和健全农村基层卫生组织，逐步解决农村医药卫生问题。同时大力改革城市医疗卫生工作，把城市卫生工作的革命化和建设农村卫生工作结合起来，使这两方面的工作相互促进②。党中央这一正确举措极大地推动了农村合作医疗事业的发展，截至 1965 年底，全国已有十多个省、自治区、直辖市的部分市县实行了农村合作医疗制度，并使农村合作医疗走向普及化。此外，党中央在该报告中再次强调改革公费医疗制度，整顿劳保医疗制度，以改善城乡基本医疗保障服务的不均等问题。

第二阶段：1978—2002 年。随着改革开放和社会主义市场经济的发展以及国有企业改革的不断深化，建立在计划经济体制之下的医疗保障制度越来越难以适应我国的发展形势，公费医疗保障制度和劳保医疗保障制度已无力满足市场经济条件下职工的基本医疗保障需求，农村合作医疗也随着农村承包责任制的推行失去了存在的基础，从而产生区域和城乡医疗卫生事业发展不平衡的局面，导致区域卫生资源配置不合理、卫生资源短缺与浪费并存等问题广泛存在③。因此，对医疗卫生体制进行改革成为新形势下的必然选择。1978 年 12 月，党的十一届三中全会决定将全党工作重点转移到社会主义现代化建设上来，卫生部门根据党的建设方针，开始加强对医疗卫生事业的管理。1980 年 8 月，国务院批准的卫生部《关于允许个体开业行医问题的请示报告》中提出通过允许医生个体开业行医来补充国家卫生力量的不足，这不仅符合我国现阶段经济状况，也体现出卫生政策逐渐向卫生服务市场化改革方向发展的趋势④。国务院于 1985 年 4 月批

① 姚力."把医疗卫生工作的重点放到农村去"——毛泽东"六·二六"指示的历史考察[J].当代中国史研究，2007，14（3）：99-104.
② 中共中央文献研究室.建国以来重要文献选编.第二十册[M].中央文献出版社，1998.
③ 郝义彬，裴青燕，鲁锋，等."十二五"末期我国医疗卫生资源配置的公平性及效率研究[J].中国卫生资源，2017，20（6）：511-515.
④ 卫生部.卫生部关于允许个体开业行医问题的请示报告[J].中华人民共和国国务院公报，1980（16）.

转卫生部《关于卫生工作改革若干政策问题的报告》（国发〔1985〕62号），旨在进一步开创卫生工作新局面，建设具有中国特色的卫生事业。为使我国卫生事业的发展速度与我国经济建设和人民群众的医疗需要相适应，该报告提出："中央和地方应当逐步增加卫生经费和投资；同时，必须进行改革，放宽政策，简政放权，多方集资，开阔发展卫生事业的路子，把卫生工作搞活。"这一报告作为卫生工作改革中重要的指导性文件，为我国医药卫生体制改革的全面开展、城乡卫生工作的顺利进行提供了重要的政策保障。

1989年，卫生部发布了《关于扩大医疗卫生服务有关问题的意见》（国发〔1989〕10号），进一步提出通过市场机制来增强我国医疗卫生事业发展的生机与活力。该意见主要包括积极推行各种形式的承包责任制，开展有偿业余服务，调整医疗卫生服务收费标准，实行"以副补主""以工助医"等内容，对深化卫生工作改革，充分发挥医疗卫生人员的积极性和技术、设备潜力，扩大医疗卫生服务以及加快卫生事业的发展有重要的推动作用[1]。但是，该意见的实施也影响了医疗机构公益性的发挥，使医疗卫生资源配置不合理问题越来越突出，造成老百姓"看病难、看病贵"的问题日渐凸显。

为了解决这些社会矛盾，我国开始对社会医疗保险制度进行新一轮的探索。1992年，深圳率先开展了职工医疗保险制度改革，从此中国城镇劳保医疗制度开始向社会医疗保险迈进。1993年11月，党的十四届三中全会通过《中共中央关于建立社会主义市场经济体制若干问题的决定》（中发〔1993〕13号），提出城镇职工养老和医疗保险金由单位和个人共同负担，实行社会统筹和个人账户相结合的社会医疗保险模式[2]。随后，国务院于1994年在江苏镇江、江西九江开展医疗保险试点（以下简称"两江"试点），旨在为全国范围内推广社会统筹和个人账户相结合的社会医疗保险模式积累经验。"两江"试点作为我国医疗保险改革和发展的开端，为我国医疗体制改革的顺利进行奠定了良好的基础。1996年12月，中共中央、国务院召开了新中国成立以来第一次全国卫生工作会议，旨在为下一

---

① 《中国卫生年鉴》委员会. 中国卫生年鉴.1990［M］.人民卫生出版社，1990.
② 邵维正. 中国共产党历次全国代表大会研究［M］.东方出版中心，2007.

阶段卫生改革工作的顺利开展指明方向。1997年1月，《中共中央、国务院关于卫生改革与发展的决定》（中发〔1997〕3号）明确提出了在医疗领域要改革城镇职工医疗保险制度、改革卫生管理体制、积极发展社区卫生服务以及改革卫生机构运行机制的决策思路，要求重视医疗保障、医疗卫生服务和药品流通三大体制的统筹协调，强调优先发展和保证基本医疗卫生服务，体现社会公平公正，努力做到让医改成果惠及每个人①。该决定同时确定了"以农村为重点，预防为主，中西医并重，依靠科技和教育，动员全社会参与，为人民健康服务，为社会主义现代化建设服务"的新时期卫生工作方针。1998年，国务院发布《国务院关于建立城镇职工基本医疗保险制度的决定》（国发〔1998〕44号），该决定部署了全国城镇职工医疗保险制度改革工作，确定了改革的任务和原则，覆盖范围和缴费办法，提倡建立基本医疗保险统筹基金和个人账户，健全基本医疗保险基金的管理和监督机制，加强医疗服务管理，妥善解决有关人员的医疗待遇以及加强组织领导，这一决定标志着我国职工医疗保险制度改革进入一个新的历史阶段②。

为贯彻落实《中共中央、国务院关于卫生改革与发展的决定》和《国务院关于建立城镇职工基本医疗保险制度的决定》，国务院办公厅于2000年2月转发国务院体改办、卫生部等8部委《关于城镇医药卫生体制改革的指导意见》（国办发〔2000〕16号），决定在建立城镇职工基本医疗保险制度的同时，进行城镇医药卫生体制改革，希望通过市场机制优化卫生资源配置，提高医疗服务质量，抑制医药费用过快增长③。到2002年底，适应社会主义市场经济体制的职工基本医疗保障制度已初步建立，与基本医疗保险制度相配套的各项医疗保障制度也开始积极探索和建立：一是基本医疗保险制度的政策体系初步建立，覆盖范围稳步扩大；二是公务员医疗补助、大额医疗费用补助、企业补充医疗保险和商业医疗保险正在建立和发展。这些政策的出台和实施对实现基本医疗卫生服务的均等和公平有重要的推动作用。

第三阶段：2003—2008年。随着医药卫生领域市场化进程的不断推

---

① 中共中央文献研究室．十四大以来重要文献选编．下[M]．中央文献出版社，1999.
② 中共中央文献研究室．十五大以来重要文献选编．上[M]．中央文献出版社，2000.
③ 中共中央文献研究室．十五大以来重要文献选编．中[M]．中央文献出版社，2001.

进，政府卫生投入绝对额逐年增多，但是政府投入占卫生总费用的比重却在下降。政府的投入不足，再加上卫生政策失当，导致百姓"看病难、看病贵"的问题日益严峻，政府及社会各界对过去二十多年的市场化改革功过的讨论也日益激烈①。此外，2003 年"非典（SARS）"事件对我国现行的医疗卫生体制造成了巨大冲击，促使我国深刻认识到加强基本公共卫生服务的重要性和紧迫性。随后，各级政府加大卫生投入，公共卫生、农村医疗卫生和城市社区卫生得到快速发展，新型农村合作医疗和城镇居民基本医疗保险取得了突破性进展，为下一阶段深化医药卫生体制改革打下了良好基础。

2003 年 1 月，国务院办公厅转发了卫生部、财政部和农业部《关于建立新型农村合作医疗制度的意见》（国办发〔2003〕3 号），医疗卫生决策的重点又重新转向农村医疗保障②。2006 年 10 月，中共十六届六中全会审议通过的《中共中央关于构建社会主义和谐社会若干重大问题的决定》（中发〔2006〕19 号）提出要"加强医疗卫生服务，提高人民健康水平"，强调坚持公共医疗卫生的公益性质，深化医疗卫生体制改革，强化政府责任，严格监督管理，建设覆盖城乡居民的基本卫生保健制度，为群众提供安全、有效、方便、价廉的公共卫生和基本医疗卫生服务。此外，该决定指出要"实施区域卫生发展规划，整合城乡医疗卫生资源，加强农村医疗卫生人才培养"③。2007 年 5 月，卫生部根据《中共中央关于构建社会主义和谐社会若干重大问题的决定》和《中华人民共和国国民经济和社会发展第十一个五年规划纲要》，制定了《卫生事业发展"十一五"规划纲要》（国发〔2007〕16 号），明确提出要"缩小城乡之间、区域之间、人群之间卫生服务差距，努力实现人人公平享有基本卫生保健目标"④。2007 年 7 月，国务院启动城镇居民基本医疗保险试点工作，将医疗保险覆盖范围由从业人员扩大到学生、儿童、老人等城镇非从业人员。与此同时，新型农村合作医疗制度也从局部试点向全面推开，我国的补充医疗保险、医

---

① 钟裕民.1949 年以来中国医改决策的基本历程及其评价[J].天府新论，2011（4）：96－100.
② 中共中央文献研究室.十六大以来重要文献选编.上[M].中央文献出版社，2004.
③ 中共中央文献研究室.十六大以来重要文献选编.上[M].中央文献出版社，2004.
④ 中共中央文献研究室.十六大以来重要文献选编.下[M].中央文献出版社，2008.

疗福利、医疗救助以及商业医疗保险等也得到了不同程度的发展。至此，我国已初步形成覆盖城乡的多层次医疗保障体系，这不仅有利于扩大医保覆盖范围，满足弱势群体或低收入人群的医疗保健需要，还增强了居民抵御疾病经济风险的能力。2007年10月党的十七大召开，大会报告把基本公共服务均等化放在重要位置，指出"基本医疗卫生服务作为基本公共服务的内容之一，其均等化的实现是贯彻落实科学发展观的内在要求，也是推进以民生为重点的社会建设的基础性工作"。2008年初，国务院副总理吴仪在全国卫生工作会议上强调，必须把发展农村卫生和社区卫生作为长期的战略重点，努力实现基本医疗保障服务均等化。2008年10月，国家发展和改革委员会发布了《关于深化医药卫生体制改革的意见（征求意见稿）》，充分强调认识深化医药卫生体制改革的重要性、紧迫性和艰巨性，并将"建立覆盖城乡居民的基本医疗卫生制度，为群众提供安全、有效、方便、价廉的医疗卫生服务"确定为深化医药卫生体制改革的总体目标。

第四阶段：2009年至今。随着2009年新医改方案的出台和实施，我国在卫生领域的改革不断取得突破性进展和一系列辉煌成就，但同时仍存在城乡和区域医疗卫生事业发展不平衡，资源配置不合理，公共卫生和农村、社区医疗卫生工作比较薄弱等问题。为巩固现有成果，加快取得更大的改革成效，国家在这一阶段出台了一系列巩固和补充深化医药体制改革的方案和政策。

2009年1月，国务院总理温家宝主持召开国务院常务会议，审议并原则上通过《中共中央、国务院关于深化医药卫生体制改革的意见》（中发〔2009〕6号）和《2009—2011年深化医药卫生体制改革实施方案》，标志着新一轮的医改方案正式出台[①]。新医改方案在强调重点抓住五项改革的同时，提出"基本公共卫生服务覆盖城乡居民、增加国家重大公共卫生服务项目、加强公共卫生服务能力建设、保障公共卫生服务所需经费"四项要求以促进基本公共卫生服务均等化。新医改方案的强力实施对建设中国特色医药卫生体制，提高全民健康水平，实现人人享有基本医疗卫生服务的目标有重大意义。

---

① 《中共中央、国务院关于深化医药卫生体制改革的意见》编写组．中共中央、国务院关于深化医药卫生体制改革的意见[M]．中国方正出版社，2009．

为强化新医改政策，国家发改委于 2009 年 7 月出台了《关于促进基本公共卫生服务逐步均等化的意见》（卫妇社发〔2009〕70 号），该意见提出"到 2011 年，国家基本公共卫生服务项目得到普及，城乡和地区间公共卫生服务差距明显缩小，到 2020 年，基本公共卫生服务逐步均等化的机制基本完善，重大疾病和主要健康危险因素得到有效控制，城乡居民健康水平得到进一步提高"的基本公共卫生服务均等化目标①。2010 年，国家发布的《关于制定国民经济和社会发展第十二个五年规划建议的说明》中明确指出"要按照广覆盖、保基本、多层次、可持续的基本方针，加快推进覆盖城乡居民的社会保障体系建设"，这标志着在城乡覆盖范围和提高保障水平方面又迈出了实质性的步伐②。此外，2012 年 3 月印发的《"十二五"期间深化医药卫生体制改革规划暨实施方案》（国发〔2012〕11号）作为 2012—2015 年深化医药卫生体制改革的指导性文件，明确了医药卫生体制改革的阶段目标、改革重点和主要任务，并将提高我国基本医疗卫生服务均等化水平摆在重要位置③。

2012 年 11 月，党的十八大再次明确提出把"人人享有基本医疗卫生服务"作为医疗卫生服务发展的目标。同年《中国医疗卫生事业》白皮书提出了健康的发展目标，争取到 2020 年建立健全覆盖城乡居民的医疗卫生制度，实现人人享有基本医疗卫生服务④。为适应新形势新任务，2016 年8 月，全国卫生与健康大会在北京召开，习近平总书记在大会上指出人民健康既是民生问题，也是社会政治问题，要求正确把握推进健康中国建设的重大问题。同时，大会明确了新时期我国卫生与健康工作新方针，即"以基层为重点，以改革创新为动力，预防为主，中西医并重，将健康融入所有政策，人民共建共享"⑤。2016 年 10 月，中共中央、国务院根据党

---

① 卫生部财政部国家人口和计划生育委员会.关于促进基本公共卫生服务逐步均等化的意见[J].中国社区医学，2009（3）：38 - 40.
② 温家宝.关于制定国民经济和社会发展第十二个五年规划建议的说明（2010 年 10 月 15日）[J].求是，2010（21）：14 - 23.
③ 中华人民共和国国务院."十二五"期间深化医药卫生体制改革规划暨实施方案[J].中国卫生信息管理杂志，2012（2）：5 - 13.
④ 中华人民共和国卫生部.《中国的医疗卫生事业》白皮书[J].中国实用乡村医生杂志，2013，20（4）：1 - 5.
⑤ 中共中央文献研究室.十八大以来重要文献选编.下[M].中央文献出版社，2018.

的十八届五中全会战略部署制定了《"健康中国 2030"规划纲要》①，该纲要指出，推进健康中国建设要"以农村和基层为重点，推动健康领域基本公共服务均等化，维护基本医疗卫生服务的公益性，逐步缩小城乡、地区、人群间基本健康服务和健康水平的差异，实现全民健康覆盖，促进社会公平"。在推进基本公共卫生服务均等化方面，该纲要强调："继续实施完善国家基本公共卫生服务项目和重大公共卫生服务项目，加强疾病经济负担研究，适时调整项目经费标准，不断丰富和拓展服务内容，提高服务质量，使城乡居民享有均等化的基本公共卫生服务，做好流动人口基本公共卫生计生服务均等化工作。"为进一步推进健康中国建设，国务院根据《中华人民共和国国民经济和社会发展第十三个五年规划纲要》和《"健康中国 2030"规划纲要》编制了《"十三五"卫生与健康规划》（国发〔2016〕77 号），并于 2016 年 12 月印发实施。该规划肯定了我国"十二五"时期卫生事业取得的成就，同时阐述了我国"十三五"时期面临的机遇和挑战，并提出"到 2020 年，覆盖城乡居民的基本医疗卫生制度基本建立，实现人人享有基本医疗卫生服务，人均预期寿命在 2015 年基础上提高 1 岁"的发展目标。2017 年 10 月，党的十九大明确指出"要完善国民健康政策，为人民群众提供全方位全周期健康服务""深化医药卫生体制改革，全面建立中国特色基本医疗卫生制度、医疗保障制度和优质高效的医疗卫生服务体系，健全现代医院管理制度""加强基层医疗卫生服务体系和全科医生队伍建设"，为进一步推进我国城乡基本医疗保障服务均等化指明了方向。

第二节 我国城乡基本医疗保障服务均等化取得的成就

自 2009 年新医改实施以来，我国医疗卫生体制改革取得了巨大成就。特别是党的十八大以来，医疗卫生体制改革逐步深化，在重点领域和关键环节取得重大进展，人民群众身体健康状况达到了中高等收入国家的要求，且国内医疗卫生服务效果和质量以及百姓满意率大幅度提升，这为实现全面建

---

① 中国共产党中央委员会，中华人民共和国国务院."健康中国 2030"规划纲要[J].中国实用乡村医生杂志，2017，24（7）.

成小康社会和"人人享有基本医疗卫生服务"的目标打下了坚实的基础。

一、基本医疗保障服务均等化水平稳步提高

中共中央、国务院一直将医改工作摆在国家建设的重要位置，力求加快建立中国特色基本医疗卫生制度。"十二五"以来，基层医疗卫生机构综合改革持续推进，推行基层首诊和签约服务，促进基层医疗卫生服务模式转变。各地持续巩固完善基本药物制度和基层运行新机制，加强基层医疗卫生队伍建设，不断改善基本公共卫生服务的均等化水平，使我国2016年基本公共卫生服务项目人均经费提升至45元。与此同时，我国还致力于强化基层医疗卫生服务体系建设工作，提高医疗卫生服务的可及性，大幅度提高达到规定建设标准的县级医院、乡镇卫生院和村卫生室的比例。

1. 分级诊疗制度建设全面推进

分级诊疗制度建设是完善我国基本医疗卫生制度的必然要求，也是缓解群众看病就医压力的治本之策，是实现大卫生、大健康观念，提供"以人为本"的综合卫生服务的制度保障。分级诊疗制度建设的全面推进，进一步促进了医疗卫生服务供给侧的优化，推进了医疗卫生服务模式的转型升级。

2016年8月召开的全国卫生与健康大会上，分级诊疗制度作为推进医改的全局性工作，被定位为五项基本医疗卫生制度之首。在国务院办公厅发布《关于推进分级诊疗制度建设的指导意见》（国办发〔2015〕70号）的基础上，国家卫生计生委和国家中医药管理局联合下发了《关于推进分级诊疗试点工作的通知》（国卫医发〔2016〕45号），分级诊疗试点从2015年的100个公立医院国家联系试点城市和4个综合医改试点省份扩增至全国31个省（自治区、直辖市）的4个直辖市和266个地级市，改革试点全面推开，制度建设强度不断提高[①]。所有地区应主动研究"基层首诊，双向转诊，急慢分治，上下联动"的分级诊疗适宜路径，有序推进各项制度建设，稳抓改革进度，基本按照"十三五"时期制度建设两步走的目标——"两年逐步完善，初见成效；五年全面提升，成熟定型"稳步推进。

---

① 中国医学科学院中国医改发展报告编写委员会. 中国医改发展报告（2016）[M].中国协和医科大学出版社，2017.

2. 基层医疗卫生服务能力不断提升

《关于推进分级诊疗试点工作的通知》中明确指出，进一步提升基层医疗卫生服务能力是医疗改革的重点工作之一。目前，基层医疗卫生综合改革继续围绕"保基本、强基层、建机制"的要求，在基层医疗卫生机构财政补偿制度、人事制度和收入分配制度等运行框架基本形成的基础上，持续支持基层医疗卫生服务体系建设，促进基层医疗卫生服务能力的提升。

基层医疗卫生服务能力的提升主要表现在以下三个方面：

一是基层医疗卫生机构的补偿机制进一步健全。首先，基层医疗卫生机构的人员经费补助由 2014 年的 569.95 亿元增长至 2015 年的 871.98 亿元，增长近 53.0%；基建项目和设备购置项目补助资金也由 2014 年的 64.31 亿元增长至 2015 年的 70.27 亿元，基本满足了基层医疗卫生机构正常运转的需要①。2016 年，国家将中央专项资金投入到社区服务中心、乡镇卫生院、村卫生室建设中，加大了基层医疗卫生机构建设的投入，同时继续安排资金支持"农村订单定向免费医学生""乡镇卫生院招聘执业医师""万名医师支援农村"等各类基层医疗卫生人员培训等项目，基层医疗卫生机构人才队伍建设得到了进一步强化。其次，继续保持多渠道补偿基层医疗卫生机构，使其收入结构得到进一步优化。财政补助收入和上级补助收入在基层医疗卫生机构总收入的占比由 2014 年的 41.3% 提高至 2015 年的 44.7%；2015 年医保结算资金占基层医疗卫生机构的收入比例达 68.1%，较 2014 年提高近 1 个百分点；药品收入占医疗收入的 54.5%，医保（含新农合）基金对基层医疗卫生机构的支撑作用日益明显②。

二是基层医疗卫生机构服务数量保持稳定。从基层医疗卫生机构服务数量来看，2016 年我国基层医疗卫生机构诊疗人次数为 43.47 亿，较 2015 年增加了 0.3 亿人次。表 3 - 1 显示了我国社区卫生服务中心（站）和卫生院 2009—2016 年的诊疗人次数，两类主要基层医疗卫生机构的诊疗人次数总体呈上升趋势。

---

① 国家卫生和计划生育委员会财务司.2014 年全国卫生计生财务年报资料[M].国家卫生和计划生育委员会财务司，2015.

② 国家卫生和计划生育委员会财务司.2015 年全国卫生计生财务年报资料[M].国家卫生和计划生育委员会财务司，2016.

表 3 – 1   2009—2016 年基层医疗卫生机构诊疗人次数   （亿人次）

机构	2009 年	2010 年	2011 年	2012 年	2013 年	2014 年	2015 年	2016 年
卫生院	9.2	9.0	8.8	9.8	10.2	10.4	10.6	10.9
社区卫生服务中心（站）	3.8	4.8	5.5	6.0	6.6	6.9	7.1	7.2

数据来源：2010—2013 年中国卫生统计年鉴，2014—2016 年中国卫生和计划生育统计年鉴。

三是基层医疗卫生机构服务能力有所提升。由表 3 – 2 可知，相较于 2015 年，2016 年中医类医疗机构门诊量占门诊总量的比重和提供中医药服务的基层医疗卫生机构（包括社区卫生服务站、乡镇卫生院及村卫生室）占比均有所上升。

表 3 – 2   2015—2016 年我国基层医疗卫生机构中医药服务能力情况

指标	2015 年	2016 年
中医类医疗机构门诊量占门诊总量的比重（%）	15.6	15.8
提供中医药服务的基层医疗卫生机构占比（%）		
社区卫生服务站	80.9	83.3
乡镇卫生院	93.0	94.3
村卫生室	60.1	62.8

数据来源：国务院医改办，2015、2016 年度医改工作进展监测数据。

乡镇卫生院是承接县级和乡村之间卫生服务的重要纽带。2016 年，国家卫生计生委继续以"建设群众满意的乡镇卫生院"活动为抓手，规范开展常见病、多发病诊疗活动，强化基本医疗服务功能，着力提升急诊抢救、二级以下常规手术、正常分娩、高危孕产妇筛查等医疗服务能力。加强全科医学科室建设，引导通过全科医生规范化培训或参加全科医生转岗培训合格的医务人员加注全科医学专业，提高由全科医生、护士、公共卫生人员等组成的全科医生团队的服务能力，同时鼓励乡镇卫生院结合实际，加强特色科室建设。通过审查、核实、抽查等环节，国家卫生计生委为 3370 家乡镇卫生院颁发了"2015—2016 年度群众最满意的乡镇卫生院"称号，这对全国范围内积极筹建优秀乡镇卫生院起到了引导和鼓励的作用[1]。

----

[1]　国家卫生和计划生育委员会财务司. 2016 年全国卫生计生财务年报资料[M].国家卫生和计划生育委员会财务司，2017.

3. 城乡居民基本医疗保险制度整合进一步推进

我国 2011 年就已经将全民医保部署到位，并因此获得了"中国速度"的盛誉。目前为止，我国有超过 13 亿人参加了基本医保，其覆盖率达到了95% 以上；2016 年城乡居民医保财政补助标准达到人均 420 元，比 2010年（120 元）增长了 2.5 倍；城乡居民大病保险全面推进，保障水平大幅提升①。这些成果标志着具有中国特色的基本医疗卫生制度结构基本构建完成。

2016 年 1 月出台的《国务院关于整合城乡居民基本医疗保险制度的意见》提出将城镇居民医疗保险同新型农村合作医疗保险进行整合，这对于改革和完善我国基本医保制度建设，实现人人公平享有基本医疗保障具有重大意义。随着该意见的出台，各地开始积极整合两种基本医保制度，截止到 2017 年 1 月，河北、江西、北京等十七个省市区已经完成了新型农村合作医疗制度与城镇居民基本医保制度的结合。我国推行的城乡医保整合方案指出"要主动整合卫生计生部门担负的新农合管理职能与人社部担负的城镇居民医保管理职能，人社部将具备整合后的职能管理权限"。此模式使传统的医保城乡分割机制和障碍得以消除，解决了城乡医保部门分离问题，利用人社部对统一后的城乡群众基本医保制度进行管理，推动了我国全民基本医保制度及全社会保险制度统一管理发展目标的实现。

公平公正是实现城乡医保制度结合的重点，要想保证城乡医保结合后具有公平性，就必须确定并实现覆盖范围、保障待遇、定点管理、筹资政策、医保目录、基金管理的高效整合与统一，这样做有助于改善城乡居民医保制度结构保障体系的公平性、管理服务工作的规范性，提高医院医疗资源的运用效率。整合国内的城乡医保制度主要是为人民提供更多实惠，强化居民医保制度自身的公平性。通过分析国内已经落实城乡医保整合的试点区域可知："六个统一"理念贯彻程度较高，农村地区的医疗保障及服务水平得到明显改善，城乡医保制度结合取得了良好效果。

我国积极推行新型农村合作医疗、城镇居民基本医疗保险制度合二为

---

① 新华社．中共中央办公厅、国务院办公厅转发《国务院深化医药卫生体制改革领导小组关于进一步推广　深化医药卫生体制改革经验的若干意见》［EB/OL］．中国政府网，2016 – 11 – 08；［2018 – 03 – 06］．http：//www.gov.cn/zhengce/2016 – 11/08/content_ 5130271.htm.

一的政策，旨在打造科学的城乡结合医保体制。在坚守"促进社会主义正义、增进人民福祉"要点的同时，制度的统一也成了《深化医药卫生体制改革意见》中"到2020年，基本建立覆盖城乡居民的基本医疗卫生制度"这一目标的核心环节；由于国内医改正处于重点开展医保、医药、医疗三医联动的改革环境中，城乡医保工作的有效开展对医改中医保基础作用的发挥具有积极影响，对确保国内医疗改革顺利进行具有重要作用。

4. 基本药物制度进一步巩固完善

巩固完善基本药物制度是实现"人人享有基本医疗卫生服务"的重要基础，对促进药品公平可及、提高药品质量与促进合理用药具有重要意义。国务院办公厅于2016年4月发布的《关于印发深化医药卫生体制改革2016年重点工作任务的通知》（国办发〔2016〕26号）对巩固基本药物制度提出了明确要求[1]：对基础性的药物价格、目录、配备使用、制作方法、生产过程、配送形式等研究提供统一的政策支持，并支持地方优先探索相关内容。做好儿童的基本用药试剂种类、规格的科研分析，做好基本药物临床运用与处方集培训，提高对贫困区域药物服务的支持强度。做好仿制药量与疗效统一性评价推广，完善基本药物种类检验抽查。完善国家基本药物品种不良反应监督测量，第一时间将药品安全性信息公布于众，做好药物的专项检查等工作，一经发现违法违规生产、经营药物的行为，即刻开展立案调查。提高艾滋病类特殊药物免费使用量，完善老年人基本用药保障工作[2]。

2017年4月8日起，全国所有公立医院全部取消药品（不含中药饮片）加成，所有药品实行零差率销售，这一举措进一步推动公立医院回归公益性。我国正在改革完善药品生产流通的使用政策，旨在降低药品虚高价格，科学控制医疗费用不合理增长。该政策的实施使政府办医疗机构的医疗费用增幅从2010年的21%下降到2017年的10%左右。此外，改革后药物价格平均降低了三成以上，短缺药品供应保障体制逐步完善。

现如今，由政府督办的乡镇卫生院以及将近9成的村卫生室都具备了

① 国务院办公厅.深化医药卫生体制改革2016年重点工作任务[J].中华人民共和国国务院公报，2016（14）：33-38.
② 中国医学科学院中国医改发展报告编写委员会.中国医改发展报告（2016）[M].中国协和医科大学出版社，2017.

基本药物,并采取了零差率销售模式。基本医疗卫生机构的软硬件建设得到了显著优化,乡村卫生院医生薪资待遇不断改善,而中央政府自 2014 年起就把"人均公共卫生服务补助资金新增部分"提供给了乡镇村医生。

随着医改纵深发展,目前我国在所有政府办基层医疗卫生机构实施基本药物制度,完善基本药物目录,有力地保障了基本药物的公平可及。据山东、湖北和四川等省的监测数据显示,基本药物制度使得药品价格得到较好控制,合理用药水平提高,中成药和民族药能更多地被收录到基药目录,药品不良反应监测覆盖范围越来越广,药品不良反应监测网络不断完善①。此外,国家大力开展仿制药质量和疗效一致性评价工作,对于降低医疗支出、保障群众用药的安全性和有效性、提高药品可及性具有重要意义②。

5. 基层医疗卫生人才队伍建设不断加强

截至 2016 年底,全国卫生计生人才总量达到 1117.3 万人,比 2015 年度增加 47.9 万人。其中,卫生技术人员达到 845.4 万人,每千人口执业(助理)医师 2.31 人、注册护士 2.54 人。基层卫生计生人员数量持续增加,从 2015 年的 360.3 万人增加到 2016 年的 368.3 万人,增长了 2.22%(见表 3 - 3)③。基层卫生人才总量增加,基层卫生人才结构和分布进一步优化,人才管理的制度机制不断创新,人才协调发展的政策持续完善。

表 3 - 3　　　　　　　　　2015—2016 年我国卫生计生人员数量　　　　　　　　(万人)

项 目	2015 年	2016 年	增量
卫生计生人才	1069.4	1117.3	47.9
基层医疗卫生机构人员	360.3	368.3	8.0
社区卫生机构人员	50.5	52.2	1.7
卫生院人员	127.8	132.1	4.3
全科医生	18.9	20.9	2.0

数据来源:2016、2017 年中国卫生和计划生育统计年鉴。

---

① 张新平,蔡菲,赵圣文,等.我国药品供应保障制度的现状、问题及对策[J].中国医院管理,2016,36(11):11 - 14.

② 国家卫生和计划生育委员会.药政司召开药品耗材供应保障工作座谈会 [EB/OL].中国政府网,2016 - 12 - 20;[2018 - 03 - 06]. http://www.nhfpc.gov.cn/yaozs/s7652/201612/b03fb92d32dd4780867a9dabc0bb3551.shtml.

③ 国家卫生和计划生育委员会.2017 中国卫生和计划生育统计年鉴[M].中国协和医科大学出版社,2017.

一是基层卫生人才总量不断增加。2016 年全国基层医疗卫生机构共有卫生人员 368.3 万人，比上年增加了 8.0 万人。其中，执业（助理）医师 114.5 万人，比上年增加 4.3 万人；注册护士 69.6 万人，比上年增加 4.9 万人（见表 3 - 4）；社区卫生机构人员 52.2 万人，比上年增加 1.7 万人；乡镇和街道卫生院人员 132.1 万人，比上年增加 4.3 万人。

表 3 - 4　2015—2016 年我国基层医疗卫生机构人员数量　　　（万人）

项　目	2015 年	2016 年	增量
基层医疗机构人员	360.3	368.3	8.0
其中：执业（助理）医师	110.2	114.5	4.3
注册护士	64.7	69.6	4.9

数据来源：2016、2017 年中国卫生和计划生育统计年鉴。

二是乡村医生队伍建设进一步加强。国务院办公厅发布《关于进一步加强乡村医生队伍建设的实施意见》（国办发〔2015〕13 号），提出设立乡村全科执业助理医师资格考试，加大对乡村医生的补助力度。表 3 - 5 显示，相较于 2015 年，2016 年在村卫生室执业（助理）医师数、乡村一体化覆盖率以及建立乡村医生退出机制的县（市、区）数都有不同程度的增加。

表 3 - 5　　　　　　　　2015—2016 年我国村卫生室建设情况

指标	2015 年	2016 年
村卫生室执业（助理）医师数/万人	31.0	32.0
乡镇卫生院乡村一体化管理覆盖率（%）	69.4	71.7
村卫生室乡村一体化管理覆盖率（%）	75.9	76.5
建立乡村医生退出机制的县（市、区）数/个	1593	2097

数据来源：国务院医改办，2015、2016 年度医改工作进展监测数据。

三是基层全科医生配备比例提高。继续开展全科医生转岗培训、全科方向的住院医师规范化培训，投入中央专项资金新招录 5580 名免费医学生。据国家卫生计生委统计，截至 2016 年全科医生全国共有 20.9 万人，比上年增加 2.0 万人，每万人全科医生数达到 1.51 人。其中，社区卫生服务机构全科医生占执业（助理）医师的比例达到 41.7%，每个社区卫生服务机构的全科医生数达到 2.28 人，每个乡镇卫生院拥有全科医生 2.52 人。

四是专业公共卫生队伍建设不断加强。2015 年末，全国专业公共卫生机构人员数量比上年增加 4.7 万人，每万人公共卫生机构人员数达 6.39 人。此外，通过开展全国基层卫生岗位练兵和技能竞赛活动，促使基层医疗卫生技术人员熟练掌握常见病、多发病和诊断明确的慢性病的基本理论、基本知识和基本技能，进一步提高基本医疗和基本公共卫生服务管理水平，全面提升基层卫生人员综合素质，提升胜任分级诊疗和基层首诊综合服务的能力①。

6. 基本公共卫生服务均等化制度不断完善

国家基本公共卫生服务项目是发挥基层防治结合功能的重要举措，是保障城乡居民健康的第一道防线②。2016年11月，世界卫生组织和中国国家卫生计生委联合主办第九届全球健康促进大会，强调了健康促进在改善健康及健康公平方面的重要性，并将"健康促进"作为国家所有可持续发展目标实现的关键策略③。2016年10月，中共中央国务院印发的《"健康中国2030"规划纲要》明确指出基本公共卫生服务项目的发展目标，即：强化覆盖全民的公共卫生服务，适时调整项目经费标准，不断丰富和拓展服务内容，改善服务品质，让城乡群众接受的基本公共卫生服务具备均等化特点。

2016年国家继续深化开展基本公共卫生服务项目，在"提质扩面"的基础上，强化基本公共卫生服务项目的有效落实，以重点人群和贫困人口为重点服务对象，推进"健康管理"理念下的"防治结合"服务模式，做好精细化管理项目工作，进一步提高基本公共卫生服务均等化水平及服务质量④。

政府财政不断加大对国家基本公共卫生服务项目的支持力度。2016年，人均基本公共卫生服务经费补助标准由2015年的每年40元提高至45元，基本公共卫生服务年投入额超过600亿元⑤。2017年全国财政医疗卫

---

① 国家卫生计生委. 关于公布全国基层卫生岗位练兵和技能竞赛获奖单位和个人的通知［EB/OL］. 中国政府网，2017－02－15；［2018－03－06］. http：//www. moh. gov. cn/jws/s3581r/201702/77188e7a5c9e419c91cd65c0763796a0. shtml.

② 国家卫生计生委. 2017年全国基层卫生工作会议在北京召开［EB/OL］. 中国政府网，2017－01－10；［2018－03－06］. http：//www. gov. cn/xinwen/2017－01/10/content_ 5158622. htm.

③ 国家卫生计生委. 第九届全球健康促进大会发布《2030可持续发展中的健康促进上海宣言》［J］. 中国卫生法制，2017（1）：37－37.

④ 中国医学科学院中国医改发展报告编写委员会. 中国医改发展报告（2016）［M］. 中国协和医科大学出版社，2017.

⑤ 国家卫生计生委. 关于做好2016年国家基本公共卫生服务项目工作的通知［EB/OL］. 中国政府网，2016－06－28；［2018－03－06］. http：//www. nhfpc. gov. cn/jws/s3577/201606/f29a4659c7f4455ca6f62f8d14eb4b02. shtml.

生支出预算 14044 亿元，是 2008 年新医改启动前的 4.4 倍，比 2016 年同口径支出增长 5.1%，比同期全国财政支出预算增幅高出 1.9 个百分点，医疗卫生支出占全国财政支出的比重提高到了 7.2%。其中，中央财政医疗卫生支出预算安排 3982 亿元，是 2008 年的新医改启动前的 4.7 倍，比 2016 年同口径支出增长 7.7%，比同期中央财政支出预算增幅高出 1.6 个百分点。新医改以来，新农合和城镇居民医保财政补助标准逐年递增，从 2008 年的每人每年 80 元，提高到 2016 年的 420 元。同时，政府进一步强化资金管理，中央建立月报制度，地方按要求报告资金到位情况，并将人均卫生经费达到 45 元作为《2016 年政府工作报告》的量化指标。地方积极配套项目经费，其中，2016 年北京市、上海市和山东省人均基本公共卫生服务项目经费分别已达 86.1 元、68 元和 52 元[①]。

国家基本公共卫生服务量稳步增加。2016 年，国家基本公共卫生服务项目扩增到 12 大类 46 项，同时进一步细化了服务内容，将贫困人口纳入重点服务对象，并加强了对高血压、糖尿病和严重精神障碍患者的管理，受益人群覆盖面和服务层次进一步扩大和加深，服务质量持续提高。根据国家卫生计生委 2016 年全国法定传染病疫情概况报告，预防接种工作成效显著，作为预防接种工作晴雨表的麻疹发病率从 2008 年的 9.95/10 万降低到 2016 年的 1.81/10 万。截至 2016 年 9 月，高血压规范管理人数达 7856.8 万人，糖尿病规范管理人数为 2343.8 万人，严重精神障碍管理人数为 4443.8 万人[②]。基本公共卫生服务均等化程度不断提高，东、中、西部地区居民基本公共卫生服务差距逐步缩小。

二、医疗保障服务体系不断完善

1. 医疗卫生资源配置持续优化

我国的医疗卫生机构数从 2010 年的 93.69 万所增加至 2016 年的 98.34 万所；医疗卫生机构床位数从 2010 年 478.68 万张增加至 2016 年 741.05 万张，年均增幅达 7.56%；医疗卫生人员数从 2010 年 820.75 万人增加至

---

① 夏雪.卫生部召开国家基本公共卫生服务项目推进会[J].医学与社会，2011（10）：41 - 41.

② 国家卫生计生委.2016 年第四季度医改监测快报结果.

2016 年 1117.29 万人，年均增幅达 5.28%；卫生技术人员数从 2010 年 587.62 万人增加至 2016 年 845.44 万人，年均增幅达 6.25%。这些数据表明我国已初步完成了覆盖城乡范围的基层医疗卫生服务体系的建立，有效地改善了医疗卫生服务设施环境，提高了医疗卫生服务的可及性①。

2. 卫生人才队伍建设不断推进

卫生人才是提升基层医疗卫生服务能力的关键。截至 2016 年底，全国共有 6.1 万名医生注册多点执业，其中到社会办医机构执业的医生占 43.4%，到基层医疗卫生机构执业的占 66.3%；全国全科医生转岗培训 5000 余人。部分三级医院增设全科科室，提供全科服务。试点地区探索建立医师多点执业保障机制，优质医疗资源稳步下沉。例如，北京市政府给予到基层医疗机构坐诊的大医院医生每个工作日补贴不低于 200 元；甘肃省将劳务补偿与年度考核相挂钩，在新农合基金按其实际工作量以及职称等级支付 10~30 元门诊诊疗费、300-1000 元手术指导费的标准上，根据考核结果进行增补或扣减；江西新余市对下派医学专家由政府财政部门每人每天给予 400 元补助；吉林、江苏、福建等省份借助医联体建设，建立医联体内部上级医院医生定期至基层服务的工作机制。

3. 社会办医发展规模逐步增大

新医改以来，社会办医在医疗卫生服务体系建设中的地位越来越重要，国家出台的一系列卫生政策持续为社会办医注入活力，使其得到了快速发展。统计数据显示，近年来，我国民营医院的数量及所占比重逐年增加，2010 年我国民营医院达 7000 多家，2016 年增至 1.64 万家，总体数量增幅达 132.48%；民营医院数占医院总数的比重由 2010 年的 33.79% 上升至 2016 年的 56.39%。此外，在国家相关政策的激励与扶持下，非公立医疗机构的医疗服务能力和医务人员数量也呈逐年递增趋势。

4. 医疗卫生服务与技术管理质量显著提高

2010—2013 年，国家建立了 90 多个临床重点专科，并在此期间进行了抗菌药物临床应用专项整治活动。截止到 2017 年，国内应用抗菌药物治

---

① 国家卫生和计划生育委员会.2017 中国卫生和计划生育统计年鉴[M].中国协和医科大学出版社，2017.

疗的住院患者数量减少到了 36.8%，相较于 2010 年应用抗菌药物治疗的住院患者数量减少了 30.5%。试点地区依托医联体建设，加大区域卫生资源共享力度，整合区域内医疗资源，推动医疗资源集约化配置。

5. 医疗卫生服务效率进一步提高

2010 年至 2016 年，我国医疗卫生机构总诊疗人次数由 58.38 亿增至 79.32 亿，年均增幅为 5.24%；医疗卫生机构入院人次由 1.42 亿人次增至 2.27 亿人次，年均增幅达 8.13%；居民平均就诊次数由 4.4 人次增至 5.8 人次；居民年住院率由 10.6% 增至 16.5%。这些数据表明近年来我国居民医疗卫生服务利用水平增加，服务公平性增强，服务需求满足程度有所提高[①]。

6. 医疗卫生信息化发展速度进一步加快

目前，国内 14 个省、107 个地市已完成了省或地市级卫生信息平台的构建，居民健康卡在 29 个试点省份得以推广，这有效地改善了区域内医疗卫生系统互联互通程度。有超过两千家医疗机构实施了远程医疗，电子病历体制在二级以上医疗机构得以有效推广、落实；电子病历实时共享、医院里检验检查结果调阅共享、网络预约机制在三级医院内得以大范围推广运用。

7. 医疗科技创新成果不断涌现

我国近年来在传染病预防与治疗、新药创新制作的方面获得了巨大的成果，全世界第一种胃癌晚期治疗药物阿帕替尼及相关仿制药物经过审核后，被批准入市流通。防治甲型 H1N1 流感类科技成果得到了中国科技进步一等奖。国内著名的科学家屠呦呦斩获 2015 年诺贝尔生理学或医学奖，成为诺贝尔奖中的第一个中国籍科学家。

8. 医疗纠纷预防和处理长效机制不断完善

相关单位严格遵守法律，开展治理工作，对涉医犯罪、"医闹"等行为进行严厉打击，并将"医闹"纳入刑法修正案第九条，有效降低了涉医违法犯罪案件、医疗纠纷案件总量。医疗机构通过建立医疗风险分担机

---

① 国家卫生和计划生育委员会. 2017 中国卫生和计划生育统计年鉴[M]. 中国协和医科大学出版社，2017.

制，提高了患者、医疗机构及医务人员防御医疗风险的能力，维护了医患双方合法权益，改善了医疗机构和医生执业环境，从而推进医患关系朝文明和谐的方向发展①。另外，国家致力于将职业精神教育推广到所有医疗卫生机构内，不仅可以改善医疗工作者的服务态度，提高医疗服务整体质量，还有利于医患、护患和谐关系的构建与宣传。

三、医疗保障体制改革深入推进

1. 公立医院综合改革全面推开

2016 年，我国综合医改试点已增加至 11 个省份，推进综合改革的试点医院所属城市已经达到 200 多个，综合医改已经在县级公立医院得到全面落实，确定了 4 个县级公立医院综合改革示范，加强改革的分类指导，改革示范县的样本效应日益显现②。在进行政府保障、管理、领导、监督责任的落实中，坚持消除以药补医、激发医护员工兴趣、实现制度创新三项内容，积极寻找、构建全新的现代化医院管理体制，加快传统管理与运行方式在医院中的改革，部分地区在公立医院改革方面取得重要突破，公立医院改革路径日益清晰。此外，改革内容还包括推进医疗服务价格改革，逐步理顺医疗服务比价关系；破除以药补医机制，持续优化公立医院收入结构。这些政策有利于抑制医药费用过快增长，缓解居民就医负担。

2. 分级诊疗试点成效初步显现

2016 年，国家在 4 个直辖市和 266 个地级市启动分级诊疗试点，推广上海"1 + 1 + 1"家庭医生（团队）签约服务机制、福建厦门"三师共管"健康管理模式，壮大家庭医生资源，健全分工协作机制，加强对医联体等不同种类分级诊断、治疗方式的研究，对签约服务领域的激励保障制度进行优化。目前已有超过 2 成的家庭医生完成签约，且完成了将近 4 成的重点人群覆盖目标，远超预期标准。

3. 基本医疗保障水平稳步提升

仅 2016 年我国就投入了 1.32 万亿元用于医疗卫生工作，同比 2015 年

---

① 杨俊. 建合理保险机制 不做"冤大头"[J].中国医院院长，2016（5）：84 – 85.

② 中国医学科学院中国医改发展报告编写委员会. 中国医改发展报告（2016）[M].北京：中国协和医科大学出版社，2017.

增加了 10 个百分点，为 2008 年的 4.1 倍，政府医疗卫生支出占财政支出的比重提高到 7.0%，卫生总费用中的个人自付比例降低到 30% 以下①，为深化医改提供了良好的财力保障。2016 年我国城乡居民人均财政补助标准提高至 420 元，新添大病保险 10 元，门诊与住院费用在新政策内的报销比率为 50% 与 75% 上下，有效缓解了人民群众的看病就医压力。对于城乡居民医保制度问题的处理上，所有地区都根据统一覆盖规模、政策、医保目录、基金管理、定点管理、保障待遇的"六统一"要求出台了整合城乡居民基本医疗保险制度的政策。逐步实现了省内基本医保异地就医直接结算，开展了跨区域不同地点看病结算试点。大力开展支付模式的改革，7700 多家医疗机构实施了临床路径管理，新添了 500 余个临床路径，临床路径总数达到 1010 个，基本覆盖了常见病和多发病。

4. 药品供应保障制度改革不断深化

积极推广、运用"公立医院药品集中带量采购"体制，将药品购销两票制落实到综合医改试点当中。积极开展各级别药品价码谈判活动，拦腰斩断药品价格，其中 29 个省份已经运行了药品挂网采购模式。对短缺药品预警及保障、供应能力实施了强化，使短缺、低价药定点生产种类新增 9个，保证了儿童药品的及时、充足供给。

5. 社会办医环境不断改善

传统的营利性医疗机构由设置审批调整成后置审批，2016 年，我国医院总量的 56.39% 由民营医院占据，其中新建的民营医院超过 2000 家。修订医疗机构管理条例和医师执业注册管理办法，探索区域注册，推动医生有序流动。截至 2016 年底，全国共有 6.1 万名医生注册多点执业，其中到社会办医疗机构执业的医生占 43.4%，到基层医疗卫生机构执业的医生占 66.3%。

四、城乡居民健康差异进一步缩小

由中国医学科学院权威制定和发布的《中国医改发展报告（2009—

---

① 中国医学科学院中国医改发展报告编写委员会. 中国医改发展报告（2016）[M]. 北京：中国协和医科大学出版社，2017.

2014)》指出，自2009年新医改实施以来，中国医疗卫生事业取得了重大进展，群众身体健康状况不断向好，城乡群众身体健康指数越发接近标准指数，有效缓解了群众"看病难、看病贵"的问题，增强了居民抵御疾病风险能力[1]。

据2017年中国统计年鉴显示，自新医改以来，农村居民健康水平不断提高，城乡居民的健康差距呈逐步缩小的态势。在孕产妇死亡率方面，城市与农村的差距由2009年的7.4/10万缩小至2016年的0.5/10万；在婴儿死亡率方面，城市与农村的差距由2009年的10.8‰缩小至2016年的4.8‰；在5岁以下儿童死亡率方面，城市与农村的差距由2009的13.5‰缩小至2016年的7.2‰[2]。

城乡群众健康指标不断优化。我国城乡群众核心健康标准整体上超过了中高等收入国家平均指标，该结果表示我国通过很少的时间与投入就获取了超出预期的健康成果，为全面建成小康社会奠定了重要基础。我国城乡居民预期寿命标准与婴儿死亡率已由2010年的74.8岁和13.1‰变成了2016年的76.3岁和8.1‰，孕产妇死亡率从30.0/10万下降至2016年19.9/10万[3]。卫生总费用持续上升，我国城乡居民个人卫生支出比例持续下降。2016年卫生总费用占GDP比重达6.23%，较2010年（4.84%）增加了1.39个百分点。城乡居民个人卫生支出占卫生总费用比例持续下降，从2010年的35.29%下降至2016年的28.78%，已经达到WHO推崇的中低收入国家人民个人支出比例低于3成的全面健康覆盖指标[4]。

我国城乡居民抵御疾病风险的能力有所增强。全球覆盖面积最广的全民基本医保网络由中国在最短时间内组成，使"全民病有所医"得以实现。调查显示，2016年，基本医疗保险的覆盖率超过95%，城乡参与民众有13亿之多。城镇职工基本医疗保险基金的征缴比例稳定在8%以上，部分地区征缴比例达10%以上；城乡居民基本医疗保险（城镇居民基本医疗保险、新型农村合作医疗）人均筹资水平达570元左右，其中政府人均补

---

① 白剑锋.《中国医改发展报告（2009—2014）》显示城乡居民健康差距缩小[N].人民日报，2015-09-25.

② 中华人民共和国国家统计局.中国统计年鉴（2017）[M].中国统计出版社，2017.

③ 国家卫生与计划生育委员会.2017中国卫生和计划生育统计年鉴[M].中国协和医科大学出版社，2017.

④ 数据来源：《亚太地区卫生筹资战略（2010—2015）》。

助标准达 420 元，城镇居民个人缴费人均不低于 150 元①，新农合个人缴费全国平均达到 150 元左右②。2016 年城乡居民医保政策范围内门诊和住院费用报销比例分别稳定在 50% 和 75% 左右。

中国式的医疗改革方案取得的阶段性胜利获得了国际社会的一致好评，整体上说明了中国医改是基于居民实际需求为优先着力点的发展方式，它明确了政府部门在保障人民福利中所需要承担的责任，推动了中国卫生体系的可持续健康发展与改革。

第三节　我国城乡基本医疗保障服务均
等化存在的问题及原因

一、我国城乡基本医疗保障服务均等化存在的问题

基本医疗保障服务事业的发展与完善对于保障公民平等地享有最基本的医疗卫生权利具有重大意义，我国的基本医疗保障服务历经了 40 年的探索与实践，发展效果显著并取得了巨大的成就，但我国城乡基本医疗保障服务均等化进程中仍存在着诸多问题③。

1. 城乡医疗卫生服务资源配置不均等

城乡医疗卫生服务资源配置不均等主要体现在以下三个方面：一是城乡医疗卫生人力资源配置不均。该现状主要表现为城市卫生人员数量庞大且质量较高，而农村卫生人员较为匮乏且整体素质较低，这就造成了城乡医疗服务质量出现显著差距。二是城乡医疗卫生财力资源配置不均。城乡之间较大的经济差距，导致城乡之间医疗财政投入差距较大，尽管我国城

---

① 中华人民共和国人力资源社会保障部. 人力资源社会保障部财政部关于做好 2016 年城镇居民基本医疗保险工作的通知 [EB/OL]. 中国人社网, 2016 – 04 – 29; [2018 – 03 – 06]. http://www.mohrss.gov.cn/SYrlzyhshbzb/shehuibaozhang/zcwj/yiliao/201605/t20160506_ 239541.html.

② 中华人民共和国财政部. 关于做好 2016 年新型农村合作医疗工作的通知 [EB/OL]. 中华人民共和国财政部, 2016 – 04 – 29; [2018 – 03 – 06]. http://www.mof.gov.cn/zhengwuxinxi/zhengcefabu/201605/t20160506_ 1978682.htm.

③ 韩芳. 我国城乡基本医疗卫生服务均等化问题研究[J]. 财政监督, 2017 (13): 82 – 88.

乡卫生费用每年都有较大增长，城乡之间医疗卫生费用的实际差距仍然逐步加大。三是城乡医疗卫生物力资源配置不均。由于卫生资金相对匮乏，农村在医疗机构床位数、医疗机构设备配备数等方面远低于城市。

2. 我国基本医疗卫生财政支出不足

政府卫生支出占 GDP 的比重可以说明一个国家（或地区）在一定时期内用于卫生医疗服务所消耗的公共资源与该国（或地区）社会经济产出间的关系，它是衡量一个国家（或地区）卫生事业发展水平的重要标准之一。当前，发展中国家的政府卫生支出占 GDP 的比重为 2%~6%，发达国家为 6%~8%，而我国 2016 年政府医疗卫生支出仅为 GDP 的 1.87%，由此可以看出我国政府有待进一步加强对医疗卫生服务的财政支持力度。此外，基本医疗卫生支出主要由政府支出、社会支出和个人支出三部分构成，随着我国政府不断增加对基本医疗卫生费用的支出，政府卫生支出占卫生总费用的比重也逐年增加。即便如此，相较于发达国家，我国政府支出占卫生总费用的比重仍然较小，远不能满足不断增加的社会需求，提高政府卫生支出比重迫在眉睫。

3. 政府在基本医疗卫生服务供给中的定位不明确

作为一项"公平性"特质明显的准公共服务，基本医疗卫生服务的供给需要由政府和市场共同发挥作用。由于市场在基本医疗卫生服务供给中更多的是强调"效率"而非"公平"，因此单纯地依靠市场供给会造成卫生服务的分配不平等，破坏卫生服务总供给与总需求之间的平衡，从而影响卫生事业的有序发展，加剧社会发展不稳定性。如果仅由政府提供基本医疗卫生服务也同样不可取，因为政府无法满足巨大的基本医疗卫生服务需求。现如今，由于政府在基本医疗卫生服务供给中的定位不明确，没有充分发挥其主导作用，导致政府不能充分履行相应的职责，医疗卫生市场缺乏相应的引导机制，造成医疗卫生市场混乱。

4. 我国的基本医疗卫生服务体制不健全

目前我国医疗卫生领域依旧存在较大的体制缺陷，主要体现在以下三个方面：一是医疗卫生资源分配不均，医疗服务的公平性较差，从而引发公众满意度下降、群体间关系失衡等社会问题；二是现有的医疗服务体系无法满足居民的健康需求，出现医疗费用持续增长、药品价格混乱以及

"看病难、看病贵"等问题；三是医疗卫生服务相关监督、问责机制不够完善，从而产生医疗服务质量下降、医患信息不对称、医疗腐败等问题。

5. 城乡居民参与意识差异较大

统筹城乡发展的重点是解决好城乡之间发展不平衡不充分的矛盾，满足城乡居民对公共福利产品日益增长的需求。然而，作为医疗保障服务的需方，城乡居民在享有医疗保障服务过程中，参与意识和参与程度存在较大差异。究其原因，一方面，城乡居民受教育程度存在差异。农村居民较城市居民而言，受教育程度较低，获取和接收信息的途径较少，加之缺乏完备的医疗卫生条件，导致其健康观念薄弱，往往在自感身体不适时才会参与其中，维护自身健康权利的意识较差。而城市居民较易获得优质的医疗服务，接收健康信息的途径较广，健康意识较强。另一方面，农民利益受沟通渠道的影响。在我国，农村居民话语权较弱，其利益诉求时常受到忽视。当其利益受到损害时，受维权和沟通渠道的限制，常常无法得到快速解决。我国利益表达渠道在形式上日趋丰富，但适用于农村居民的形式仍然较少。

二、我国城乡基本医疗保障服务非均等化的原因分析

我国城乡基本医疗保障服务的不均等是多种因素共同作用的结果，究其根本原因主要有以下五个方面：

1. 东中西部发展不平衡造成区域基本医疗保障服务非均等

在我国，东、中、西部区域发展不均衡是长期存在的一个问题，这种不均衡直接造成了区域基本医疗保障服务的不均等。近年来，我国政府一直致力于加强对各地区特别是中、西部欠发达地区的卫生资源扶持，在原有基础上进一步加大对基本医疗保障服务的投入力度。尽管如此，我国区域基本医疗保障服务不均等现象依然严重，并且有日益扩大的趋势。

区域基本医疗保障服务的均等与否主要和三个方面有关：一是区域的经济发展水平，它不仅直接影响着该区域基本医疗保障服务的均等化，同时也影响着该区域提供基本医疗保障服务的能力水平，经济发展水平较高的地区，其基本医疗保障服务的均等化水平和提供服务的能力一般也比较高；二是地区的财政收入能力，它决定着基本医疗保障服务提供产品和服

务的能力，区域财政收入能力的不同直接造成卫生资源、特别是基础公共卫生资源配置的差异，从而影响结果的均等；三是基本医疗保障服务的成本，当区域财政投入大致相当时，如果政府只能提供较少或质量不高的基本医疗保障服务，则表明该区域基本医疗保障服务的成本偏高，从而产生区域间基本医疗保障服务的非均等化现象。

经济发展是提供基本医疗保障服务的物质基础，我国东、中、西部区域经济发展水平的巨大差异造成了区域间基本医疗保障服务的不均等，这一差异主要与改革开放以来的发展政策有关。改革开放后，我国实行了优先发展东部地区，再由东部地区带动中、西部地区的发展的战略，这种战略并没有缩小区域之间的经济发展差距，反而使区域间的发展差距越来越大。尽管近年来我国一直推行促进欠发达地区发展的区域政策，如积极推进西部大开发、促进中部崛起等，但东部地区经济发展仍然占据明显优势，并且优势还在扩大。

2. 城乡二元结构造成城乡基本医疗保障服务非均等

我国城乡二元结构的形成与国家实行计划经济体制和发展战略密切相关。20世纪50年代，为了促进经济社会的快速发展，改变我国贫穷落后的社会现状，我国实施了优先发展重工业的战略。为此，国家实施了工农业产品不等价交换、农业合作化、统购统销和要素流动控制等一系列的城乡关系政策与制度，这些制度的实质是以牺牲农业和农村的发展来保障工业化的顺利进行①。随后，国家出台了一系列相关的政策和法规，人为地从劳动就业、社会保障、生活资料供应等方面将城市和农村人口分进行了区分和管制，工农、城乡之间禁止自由流通，形成了具有中国特色的城乡二元结构。

城乡二元结构对我国的医疗保障制度有着重大影响，它使卫生资源配置向城市倾斜，造成城乡居民享受基本医疗保障服务的差距越来越大。特别是二元户籍制度的实施严重阻碍了我国城乡基本医疗保障服务均等化的实现，造成医保制度的二元化。首先，大部分城市和农村依然各自实行不同的医保制度，且农村医保在覆盖率、筹资标准、报销范围和政府补贴等方面与城市医保仍有极大差距。其次，二元化的医保制度存在很多问题，比如在监管不力、信息不透明的情况下极易出现覆盖对象交叉或空缺，产

---

① 白永秀. 城乡二元结构的中国视角：形成、拓展、路径[J].学术月刊，2012（5）：67 - 76.

生重复参保或无法参保的现象，不利于"人人享有基本医疗卫生服务"的实现①。最后，二元化的医保制度制约了城乡居民，特别是农村居民的自由选择，大部分农村居民无法获得与城市居民同等的社保、医疗待遇。

3. 农村基层政权提供基本医疗保障服务的能力弱化

基层政权虽然在国家政权中属于最低级别，但是它可以将国家和人民群众紧密联结起来，发挥其重要的组织与协调职能②。我国的基层政权是指设在最低一级行政区域内的国家政权，其中农村基层政权是指乡、民族乡、镇一级政权③。近些年来，同城市相比，农村基层政权的弱化现象明显，主要表现在以下四个方面：一是财政保障能力弱化，许多乡镇的财政运转非常困难，有限的资金来源制约了农村卫生事业的发展；二是治理能力弱化，由于农村基层政权治理在村级出现断层，乡镇政府形同虚设，使农村基层政权公信力不断降低，农村的发展面临很多无法化解的矛盾；三是农村基层政权的控制力弱化，农村经济制度的改革及社会环境的变迁弱化了基层政权在农村社会治理中的控制力，社会动员能力弱化，政府的号召力在不断降低；四是提供基本公共服务的能力弱化，由于财政困难，农村基层政权在提供医疗保障、医疗救助、公共卫生服务等基本公共服务方面的能力不足。虽然近年来国家在农村推行了一系列卫生扶持政策，使农村卫生事业得到了快速发展，农村居民的健康意识也得到了显著提高，但是总体来说农村的基本医疗保障服务水平仍受到制约。

农村基层政权提供基本医疗保障服务能力弱化主要体现在医疗卫生领域财权与事权不相称。在实际工作中，各级政府的医疗卫生事权和财权的划分不相称主要表现在医疗卫生的事权从中央向地方层层下移，而医疗卫生的财权大部分还是由中央掌控，从而导致地方政府很难明确自己的供给责任，对卫生资源的配置能力弱化，社会福利水平难以提升，进而影响基本医疗保障服务的发展和均等化水平。按照医疗卫生领域的职责划分情况，各级政府仅负责对本级辖区范围内医疗机构的投入，因此，农村地区的医疗卫生服务体系能否高效运作主要取决于农村基层政府的执政理念以

① 王超君. 我国城乡基本医疗卫生服务均等化研究[D]. 杭州：浙江财经学院，2012.
② 郭厚禄. 我国基本公共服务均等化研究[D]. 北京：中共中央党校，2009.
③ 杜双燕. 社会治理视角下对农村基层政权弱化的思考[J]. 中共珠海市委党校珠海市行政学院学报，2014（3）：40-45.

及上级政府的扶持力度。当一个地区的经济发展水平较低时，农村基层政府很难获得足够的财力支持，在资金匮乏的情况下，政府对农村医疗卫生事业的投入比重会降低，从而使卫生服务支出的重担落在农村居民或农村医疗机构身上，这将导致卫生服务的质量下降、范围缩小，从而加剧城乡间基本医疗保障服务的非均等化。

4. 市场失灵造成城乡基本医疗保障服务非均等

改革开放以来，我国医疗体制改革开始沿市场化方向发展，导致医疗卫生服务体系逐步走向市场化和商业化，医疗机构开始以追求高额经济利益为目标，逐渐忽视了其公益性的本质。虽然市场经济体制在一定程度上可以优化卫生资源配置，提高医疗卫生效益，但是过分依赖于市场则会造成医疗卫生市场失灵，出现卫生资源配置不公平、浪费严重等现象。在医疗卫生市场机制的运行中，有些情况会导致市场无法高效率地进行资源配置，从而造成市场失灵。

造成医疗卫生市场失灵的主要原因有以下三个方面：

第一，医患双方信息不对称。在医疗活动中，医患双方存在医疗信息和非医疗信息占有不平等现象，造成了医患之间的信息不对称。医疗信息不对称主要是指由于医生拥有专业的医学知识和技术，因此在诊疗过程中有权决定患者用何种方式进行治疗，反之由于患者不具备相关的知识和技能，因此在此过程中通常处于被动地位。非医疗信息不对称主要与医疗活动中的医德、患者个人健康状况以及双方获取的经济利益等方面有关，例如，在医疗活动中，医务人员作为医疗信息的优势方，掌握着医疗服务的主动权，再加上患者本身需求弹性系数较小且无法判断医生的诊疗方案是否合理，因此极有可能产生诱导需求，造成医疗服务市场价格远远高于平均价格。

第二，基本医疗卫生服务的外部性。外部性通常指一个人或一群人的行动和决策使另一个人或一群人利益受损（负外部性）或受益（正外部性）的情况。基本医疗卫生服务的外部性通常为负外部性，会对他人的健康和生命安全造成损害，从而导致社会利益的损失和社会成本的增加。例如，一个人患有传染病若不及时治疗，很可能使周围的人也感染该病，甚至引发该病的流行，不仅会对他人的健康产生威胁，也会对社会的稳定、医疗资源的利用造成影响。

第三，医疗市场的行政垄断现象突出。医疗市场具有严格的准入制度，这虽然有效遏制了"乱办医"现象，保证了医疗行为的相对安全，但是却容易形成医疗市场的垄断问题，特别是公立医院对市场的行政垄断。新医改以来，政府致力于推进公立医院改革试点，鼓励社会资本创办医疗机构，旨在加快多元办医格局的形成，但是在具体实践中，政府对公立医院管理体制、运行机制和监管机制的改革仍举步维艰，民营医疗机构的创办仍面临许多阻碍。

5. 医疗服务体系不健全造成城乡基本医疗保障服务非均等

第一，医疗卫生机构管理运行机制不顺畅。主要表现在两个方面：一是政府在医疗卫生机构中依然扮演着承办者、监督者和管理者的主要角色，"管办不分"体制导致政府在实际工作中难以与医院利益划清界限，无法切实维护患者权益，从而严重影响了医疗卫生服务的公平和公正；二是我国医疗卫生机构条块分割，多头管理，信息资源很难共享，从而造成医疗卫生资源的浪费。

第二，基层医疗卫生服务体系不完善。一是基层医疗卫生机构普遍存在着医疗卫生资源稀缺、卫生人员短缺和医疗服务能力严重不足的现状，且中西部地区和农村地区的公共卫生服务资源分布不平衡，城乡居民的医疗需求不能得到充分满足。二是"守门人"制度没有得到普及，加之基层医疗机构的医务人员层次不高、医疗设备缺乏，患者就诊时会优先选择大型医疗机构，从而导致基层医疗卫生机构的职能很难发挥。三是双向转诊制度不够成熟。目前我国部分城市已建立了双向转诊制度，但大多是以基层医疗卫生机构向上级医院转诊为主，由上往下的转诊模式实施不到位，从而加重了大型医疗机构的诊疗负担，同时导致基层医疗卫生机构的职能得不到充分发挥。

第四章　基本医疗保障服务均等化与福利分配效应实证研究设计

在城乡基本医疗保障服务均等化与福利分配效应研究中，需要对某些地区、某些现象做量化的解释性分析，在此基础上，本书通过实证研究以期达到对我国城乡基本医疗保障服务均等化及其福利分配效应问题的理性认识。

第一节　研究方法与代表地区选择

一、研究方法

1. 文献分析法

通过访问中国知网、Web of Science、Pubmed 等相关数据库，搜集整理与城乡基本医疗保障服务均等化和福利分配效应相关的文献资料，归纳总结国内外研究成果作为理论基础。同时结合实证分析的结果，对我国城乡基本医疗保障服务均等化与福利分配效应的现状进行概括总结与分析，发现存在的问题并提出可行性建议。

2. 对比分析法

通过比较我国及各代表地区基本医疗保障供需的城乡差异及不同模式福利分配效应及其作用机理，以城乡基本医疗保障服务均等化所蕴含的整体性、系统性思维来把握福利分配效应问题的整体性、系统性特征，以福利经济学的方法论来分析我国城乡基本医疗保障服务均等化建设的具体问题，力求进一步深化关于城乡基本医疗保障服务均等化问题的理论和应用研究。

3. 统计研究法

（1）泰尔指数。

从卫生资源配置角度，本书利用泰尔指数对其公平性进行测度。泰尔指数（Theil index，T）是泰尔（Theil，1967）从信息理论熵引出的测算收入公平性的工具[①]，通过考察人口与资源的占有是否匹配来评价资源分布是否公平，包括 Theil - T（以 GDP 比重加权）和 Theil - L（以人口比重加权）两个指标[②]，Theil - T 对上层收入水平变化敏感，Theil - L 则相反。因此，本书结合 Theil - L 与 Theil - T 两种方法对全国不同经济水平地区的卫生资源配置和卫生服务供给公平性进行评价。泰尔指数计算公式如下：

$$T = \sum_{i=1}^{N} P_i \log \frac{P_i}{Y_i} \tag{4.1}$$

式中，P_i 为某地区人口占总人口的比重，Y_i 为某地区所拥有的卫生资源量占卫生资源总量的比重。当 $T = 0$ 时，卫生资源配置绝对公平；T 的绝对值越大，卫生资源配置处于越不公平状态[③]。由于 T 只具有相对意义，开展对数运算中取不同的底数结果只差 1 个常数因子，因此，本书取 e 为底[④]。

同其他公平性评价方法比较，泰尔指数可以将总体的不公平性分解为组间差异和组内差异，被广泛用于评价卫生资源配置公平性[⑤]。则泰尔指数可分解为：

$$T_{组内} = \sum_{g=1}^{k} P_g T_g \tag{4.2}$$

---

① 林宏，陈广汉. 居民收入差距测量的方法和指标[J]. 统计与预测，2003（6）：30 - 34.

② 张英. 基于泰尔指数测度我国基本医疗服务均等化研究[D]. 南京：南京中医药大学，2015.

③ 温连奎，杨莉，孙黎. 我国政府卫生支出地区公平性研究[J]. 中国卫生政策研究，2016，9（7）：74 - 78.

④ 龚向光，胡善联. 各省（自治区）卫生资源配置标准的公平性研究[J]. 中国卫生经济，2005，24（5）：26 - 29.

⑤ 孙健，文秋林. 基于集中指数和泰尔指数的江苏省卫生资源配置公平性分析[J]. 现代医院管理，2016，14（5）：41 - 43.

$$T_{\text{组间}} = \sum_{g=1}^{k} \log \frac{P_g}{Y_g} \qquad (4.3)$$

$$T_{\text{总}} = T_{\text{组内}} + T_{\text{组间}} \qquad (4.4)$$

式中：$T_{\text{总}}$ 为总体差异；$T_{\text{组内}}$ 为组内差异；$T_{\text{组间}}$ 为组间差异；P_g 和 Y_g 表示相应的人口百分比和资源百分比；T_g 为各区域泰尔指数。

对总泰尔指数分解后，为了更好地反映出不同地区卫生资源配置的公平性，进一步计算各指标的组内和组间差异对总泰尔指数的贡献率，即：

$$组内差异贡献率 = \frac{T_{\text{组内}}}{T_{\text{总}}} \qquad (4.5)$$

$$组间差异贡献率 = \frac{T_{\text{组间}}}{T_{\text{总}}} \qquad (4.6)$$

（2）基尼系数。

本书亦通过基尼系数来评估我国及其各代表地区卫生资源配置的公平性。1922 年，意大利经济学家基尼（Corrado Gini，1884—1965）将基尼系数（Gini Coefficient，G）广泛应用到收入分配公平性研究中，并引入卫生经济学领域，用于测度资源配置公平性[1]。基尼系数取值在 [0，1] 之间，一般认为，基尼系数小于 0.2 则代表高度平均，[0.2，0.4）之间则表明较为平均，0.4 代表基本合理，(0.4，0.5] 之间代表评价对象间的差距较大，0.5 以上就是差距悬殊，达到 0.6 则处于高度不公平的危险状态。

本书在施卫国（1997）[2]、李谨邑（2005）[3]、李丽（2010）[4] 等学者的研究基础上，采用公式（4.7）计算卫生资源配置公平程度：

$$G = \sum_{i=1}^{n} W_i Y_i + 2 \sum_{i=1}^{n} W_i (1 - V_i) - 1 \qquad (4.7)$$

式中：G 表示基尼系数；W_i 表示某地区人口占总人口的比重；Y_i 表示某地区卫生资源占比；$V_i = Y_1 + Y_2 + \cdots + Y_i$ 表示某地区人均卫生资源升序排序后 Y_i 从 1 到 i 的累计数。

① 万崇华. 卫生资源配置与区域卫生规划的理论与实践[M]. 科学出版社，2013.

② 施卫国. 一种简易的基尼系数计算方法[J]. 江苏统计，1997（2）：16 –18.

③ 李谨邑，章烈辉，孙奕. Gini 系数的 SAS 编程计算[J]. 中国卫生统计，2005，22（2）：108 –109.

④ 李丽，王传斌. 安徽省卫生资源配置的公平性分析[J]. 中国卫生统计，2010，27（5）：535 –536.

（3）集中指数及其分解。

从卫生资源利用角度，本书通过集中指数及其分解法测量我国及各代表地区医疗服务利用公平性。集中指数法是世界银行推荐的用于测量不同社会经济条件下健康和卫生服务利用公平性的方法[1]，其取值范围是[-1，1]。若集中指数为0，说明资源配置处于绝对公平状态；集中指数的绝对值越大，说明资源配置越处于不公平状态；集中指数的绝对值为1时，说明资源配置处于绝对不公平的状态；集中指数为（0，1]时，代表资源配置更多倾向于发达地区，为[-1，0）时，代表资源配置更多倾向于落后地区[2]。公式如下：

$$C = \frac{2}{\mu} \text{cov}(h, r) \tag{4.8}$$

其中，r 为经济水平排序，h 为卫生资源量排序，μ 为卫生资源量均值。

集中指数分解法可以将卫生资源量的集中指数分解为各影响因素对不公平的贡献，分解公式如下：

$$C = \sum_k (\beta_k \bar{x}/\mu) C_k + GC_\varepsilon/\mu \tag{4.9}$$

式中，μ 是 y 的均数，C_k 是变量 X_k 的集中指数，GC_ε 是误差项 ε 的集中指数[3]。

由于影响卫生服务利用的因素很多，集中指数分解法可以将相关指标的集中指数进行分解，从而得出各变量对卫生服务利用不公平的贡献程度。本书将影响因素分为"需要变量"和"非需要变量"两类[4]，每个"需要"变量和"非需要"变量的集中指数与其加权的乘积为对卫生服务不公平性的贡献。

---

① 付先知，刘昭阳，徐飞，等. 基于集中指数评价中国卫生资源配置的公平性[J]. 卫生经济研究，2018，5（373）：28 - 31.

② 沈迟，陶星星，董琬月，等. 利用集中指数评价西安市卫生资源配置公平性[J]. 中国卫生政策研究，2015，8（1）：69 - 74.

③ Wagstaff A, Van Dooralaer E, Watanabe N. On decomposing the causes of health sector inequalities, with an application to malnutrition inequalities in Vietnam [J]. Journal of E - conometrics, 2003, 112（1）：219 - 227.

④ 王爱芹，孟明珠，孔丽娜，等. 我国卫生服务利用省际公平性研究，[J]. 中国卫生统计，2015，32（05）：815 - 817.

4. 实证研究法

（1）全局主成分分析法。

在文献分析法、对比分析法和统计分析法基础上，本书采用实证研究方法进一步揭示我国各区域基本医疗卫生服务的发展水平及均等化程度。

主成分分析法是一种多元统计分析方法，采用线性变换在尽可能保留原变量信息的前提下提取少数几个主成分，通过"降维"反映原变量大部分信息。由于不同时期的数据表具有完全不同的主超平面，而主成分分析法并未考虑数据时间序列问题，因此无法对时间序列数据进行纵向刻画。在主成分分析方法基础上创新提出全局主成分分析法（Generalized Principal Component Analysis，GPCA），其有效地解决了上述问题。GPCA 在经济领域运用广泛，从全局角度对按时序排列的立体数据表进行分析，得到一个统一的简化子空间，进而获得科学的结果。假设有 n 个样本，p 个指标，时间的跨度为 T，时序立体数据表 K 为：

$$K = \{X_t \in R^{n \times p}, t = 1, 2 \cdots, T\}$$

若以 $X_1 X_2 \cdots X_p$ 为变量的指标，在 T 时刻数据表中 X^t 为

$$\begin{bmatrix} X_{11}^t & X_{12}^t & \cdots & X_{1p}^t \\ X_{21}^t & X_{22}^t & \cdots & X_{2p}^t \\ \vdots & \vdots & \cdots & \vdots \\ X_{n1}^t & X_{n2}^t & \cdots & X_{np}^t \end{bmatrix} = \begin{bmatrix} e_1^t \\ e_2^t \\ \vdots \\ e_n^t \end{bmatrix} t = 1, 2, \cdots T$$

对以上数据进行的综合分析即为全局主成分分析。其具体计算步骤如下所示：

①定义全局数据表：将 T 张数据按时间序列排成 $nT^* p$ 矩阵：

$$X = (X^1, X^2, \cdots, X^T) nT^* P = (X_{ij}) nT^* P$$

②数据标准化；

③建立相关系数矩阵 R；

④求协方差矩阵特征根 $\lambda 1 \geqslant \lambda 2 \geqslant \cdots \lambda p \geqslant 0$，特征向量 u_{1i}，u_{2i}，$\cdots$，u_{pi}；

⑤根据累积方差贡献率（$\geqslant 85\%$）确定主成分个数；

⑥开展综合评价：以提取的每个主成分的特征值占提取的所有主成分特征值之和的比重作为主成分得分的权重来计算综合得分。

$$F = \frac{\lambda_p}{\sum\limits_{i=1}^{p} \lambda_i} F_1 + \frac{\lambda_p}{\sum\limits_{i=1}^{p} \lambda_i} F_2 + \cdots + \frac{\lambda_p}{\sum\limits_{i=1}^{p} \lambda_i} F_P \qquad (4.10)$$

（2）面板数据模型。

面板数据模型可以研究三大基本医疗保险的支出水平对全国城乡收入差距的影响。已知面板数据（*panel data*）由横向截面数据（N 位个体）和纵向时间序列数据（T 个时期）组成[①]。

$$Yit \quad i = 1, 2, \cdots, N; \ t = 1, 2, \cdots, T$$

i 为不同个体，t 为不同时间点。

面板数据 T 较小，N 较大，称为短面板（short panel）；若 T 较大，N 较小，则称为长面板（long panel）。本书对 2009—2015 年我国 31 个省、自治区、直辖市进行研究，为短面板。本书运用面板数据进行研究具有以下的优势：

①样本容量大，截面和时间两个维度可以提高估计的精确度；

②获得更多动态信息，克服了单一维度数据的不足，扩大了信息量；

③可以解决遗漏变量问题。

面板数据模型分为混合回归模型、固定效应模型和随机效应模型三类。

面板数据基本模型：

$$y_{it} = a_i + \sum_{k=1}^{k} X_{itk}\beta_k + u_{it} \qquad (4.11)$$

其中，α_i 为截距项，$i = 1, 2, \cdots, N$（N 为个体数），$t = 1, 2, \cdots, T$（T 个时期），k 解释变量个数，u_{it} 是随机误差项。

①混合回归模型（Pooled Regression Model, PRM）

PR 假设所有个体都不存在差异，进行普通最小二乘法（ordinary least square, OLS）回归。

$$y_{it} = a + \sum_{k=1}^{k} X_{itk}\beta_k + u_{it} \qquad (4.12)$$

---

① 冯国双，于石成，胡跃华. 面板数据模型在手足口病和气温关系研究中的应用[J]. 中国预防医学杂志，2013，14（12）：910 - 913.

②固定效应模型（Fixed Effects Model，FEM）

FE 假定不同个体拥有相同的斜率，只是截距项（分解为 $\alpha + \alpha_i$）不同，通过在模型中添加虚拟变量进行回归分析。

$$y_{it} = \alpha + \alpha_i + \sum_{k=1}^{k} X_{itk}\beta_k + u_{it} \qquad (4.13)$$

③随机效应模型（Random Effects Model，REM）

RE 将截距项分解为 $\alpha + \nu_i$ 反映了个体的随机影响，是独立于解释变量的具有特定概率分布的随机变量。

$$y_{it} = \alpha + \sum_{k=1}^{k} X_{itk}\beta_k + \nu_i + u_{it} \qquad (4.14)$$

本书使用面板数据模型探讨卫生服务供给均等化影响因素及全国层面基本医疗保险基金支出对城乡居民收入分配差异的影响因素。通过 Hausman 检验确定使用固定效应模型。

（3）Logistic 回归分析。

本书对居民能否得到医疗保险补贴的影响因素进行研究分析，因变量"居民是否得到医疗补贴"是一个非连续型的二分类变量，所以本书采用 Logistic 回归模型，回归模型如下所示：

$$\ln\left(\frac{P}{1-P}\right) = \beta_0 + \beta_1 X_1 + \beta_2 X_2 + \cdots + \beta_n X_n + \mu \qquad (4.15)$$

模型中 P 代表居民"有"医疗补贴的概率，$1-P$ 代表居民"没有"医疗补贴的概率，β 为回归系数，β_0 常数项系数，β_1 至 β_n 为对应变量的系数，X 为解释变量，n 为解释变量的数量，μ 为随机误差项。本书选取年龄、性别、个人健康自评、教育程度、家庭年收入、对医保了解程度、地区虚拟变量为自变量[①]。根据上述 Logistic 模型，可以预测在不同的自变量情况下居民有医保的概率。

（4）MT 指数。

本书采用基尼系数和 MT 指数对农村居民收入再分配效应进行探讨。对缴纳医保费用后、发生医疗费用后、医保补偿后、医保缴费及医保补偿后农村居民收入的基尼系数变化情况进行对比，从而得出新农合对农村居

---

① 曹阳，宋文，文秋香. 城镇居民医疗保险收入再分配效应研究——基于江苏省的实证调查分析[J]. 中国药房，2014，12（25）：1070 – 1073.

民的收入再分配效应。使用的计算公式具体如下所示：

$$G = 1 - \sum_{i=1}^{n} 2B_i = 1 - \sum_{i=1}^{n} P_i(2Q_i - W_i)$$

$$Q_i = \sum_{k=1}^{i} W_k$$

本书对研究对象以户为单位计算其基尼系数 G，先将所有样本户以人均家庭收入由低到高进行排序，P_i 代表第 i 户人家的人口数占总体人口数的比例，Q_i、W_i 则分别代表第 i 户人家的收入占总体收入的比例和累积百分比。

通过基尼系数的变化可以得出对应的 MT 指数：

$$MT = G_1 - G` \tag{4.16}$$

在公式（4.16）中，G_1 代表家庭初始收入的基尼系数，$G`$ 则代表了缴纳医保费用后、发生医疗费用后、医保补偿后、医保缴费及医保补偿后农村居民收入的基尼系数（分别用 G_2、G_3、G_4、G_5 代表）。当 MT 指数大于零时则说明新农合医保的这些阶段降低了农村居民的家庭收入的不公平性，反之则说明加剧了农村居民的家庭收入不平等程度。

二、代表地区选择

我国的基本医疗保障体系由职工医保、新农合和居民医保三个制度构成。该基本医疗保障体系对不同人群起到了一定的保障作用[1]，对于"看病贵、看病难"的现象有了一定的缓解。但随着社会经济水平、城镇化的快速发展，这种以户籍、职业作为划分标准的城乡二元医疗保险制度的弊端日益显现并出现了一系列的譬如重复参保、医疗保险待遇不公平、医疗保险资源分布不均衡等问题。在此背景下，"探索建立城乡一体化的基本医疗保障管理制度"的理念在 2009 年的"新医改"中被提出；实践层面上，选择海南、宁夏、天津、重庆 4 个省级行政区，江苏、广东等省的 40 个地级城市和 103 个县（市、区）等作为试点地区开展实施。

2012 年，《"十二五"期间深化医药卫生体制改革规划暨实施方案》出台，其中提出要"加快建立统筹城乡的基本医保管理体制，探索整合职

---

[1] 李佳佳，顾海，徐凌忠. 统筹城乡医疗保障制度的福利分配效应[J]. 公共经济与管理，2013，3（4）：46－53.

工医保、城镇居民医保和新农合制度管理职能和经办资源。有条件的地区探索建立城乡统筹的居民医疗保险制度"，该方案标志着我国在医疗保险方面开始探索向"二元制"乃至"一元制"的道路前进。同年 11 月，党的十八大明确提出要"整合城乡居民医疗保险制度"①，这标志着我国医疗保险制度即将由城乡二元结构向统筹城乡发展转变。截至 2013 年 12 月底，全国共有 8 个省级行政区或单位（天津、浙江、山东、广东、重庆、青海、宁夏、新疆生产建设兵团）44 个地市以及 108 个县（市、区）实现了医保城乡统筹或明确了整合政策②。2016 年，《关于整合城乡居民基本医疗保险制度的意见》（国发〔2016〕3 号）中针对城乡居民基本医保政策的整合提出了"六个统一"的要求，同时要求各省（区、市）在 6 月底前对城乡居民基本医保的整合作出明确的规划和部署，12 月底前出台详细的实施方案。2017 年 10 月，党的十九大召开，习近平总书记在大会报告中提出要加强社会保障体系建设，按照兜底线、织密网、建机制的要求，全面建成多层次的社会保障体系；要全面开展全民参保计划，完善城乡居民医疗保险制度和大病保险制度。

鉴于城镇居民医保和新农合的差异，各地在整合制度设计时，主要的制度整合模式分为三类：一制一档、一制两档和一制多档。一个城市选择怎样的分档整合模式，受到三类因素的影响：一是城乡之间的人口和经济差距；二是两类医保现有的待遇差距；三是地方的个人经济能力和财政承受能力。本书选择经济水平发达的深圳、率先进行统筹城乡医疗保障制度的重庆、刚实施医保统筹的河南三地作为代表地区，来讨论我国城乡居民医疗保险整合进展的情况。

深圳：深圳市 1989 年被确定为社会医疗保险制度改革的试点地区，正式拉开了社会医疗保险制度改革的帷幕。1991 年全国第一家医疗保险管理局由深圳市政府建立，为深圳市的医疗保险改革奠定了坚实的基础。2003 年深圳市政府通过了《深圳市城镇职工社会医疗办法》（深府〔2003〕125 号），城镇职工基本医疗保险自 2003 年 7 月 1 日起正式实施。深圳市作为改革开放的前沿城市，工业水平发达，吸引了全国各地的务工人员涌入，

① 刘立峰. 山东省统筹医疗保险制度研究[D].济南：山东财经大学，2014.
② 朱恒鹏. 中国城乡居民基本医疗保险制度整合研究[M].中国社会科学出版社，2017.

其中大部分是农村人口。这些务工人员的医疗保障问题受到社会各界的广泛关注，1982 年龙岗区布吉镇的一家工厂开创了务工人员医疗保险的先河，深圳市政府借鉴布吉镇工厂的经验，于 1996 年建立了供务工人员参加的医疗保险制度，2006 年 6 月，《深圳市劳务工医疗保险暂行办法》（深府〔2006〕80 号）正式实施。2007 年以前，未成年人的社会医疗保障问题在我国的医疗保险体系中处于空白状态，深圳市于 2007 年 9 月 1 日在全国范围内率先推行少儿医疗保险政策，这标志着深圳市迈入了"全民医保"阶段。深圳市比较特殊，由于 2004 年已经实现无农村，所以并没有建立新农合制度。2014 年，《深圳市社会医疗保险办法》（深府〔2013〕256 号）正式实施，其中提到，政府建立基本医疗保险和地方补充医疗保险，基本医疗保险根据缴费及对应待遇分设一档、二档、三档三种形式。用人单位和职工应当共同缴纳社会医疗保险费。用人单位应当为本市户籍职工参加基本医疗保险一档，为非本市户籍职工在基本医疗保险一档、二档、三档中选择一种形式参加①。深圳市在全国范围内率先走入了参保全覆盖的轨道②。深圳市经济水平发达，城镇化水平高，历经二十多年，深圳医保改革走过了意义深远的历史道路，有着丰富的医保改革实践经验，本书选用深圳代表经济水平发达的地区，来探讨我国基本医疗保险统筹情况。

重庆：重庆作为我国人口最多的直辖市，城乡二元结构矛盾突出，一直将兼顾效率与公平的基本医保制度作为努力的方向③。重庆市职工医保、新农合等基本医疗保险制度自 2000 年以来相继建立，使相关群体得到了相应的医疗补贴。2007 年，重庆市建立了覆盖城乡居民的医疗保障制度；同年 9 月，《关于开展城乡居民合作医疗保险试点的指导意见》（渝府发〔2007〕113 号）中提到在重庆市开展试点工作。2009 年，《关于调整我市城乡居民合作医疗保险管理体制的意见》（渝府发〔2009〕93 号）中将试点地区和未试点地区的医疗保险统一为"城乡居民合作医疗保险"，由人力资源社会保障部门负责管理。2010 年重庆全市建立了覆盖城乡居民的合

---

① 深圳市社会保险基金管理局．深圳市社会医疗保险办法［Z］. 2013 - 9 - 29.

② 叶丽梅．从深圳经验探索适合中国的社会医疗保障营运模式［D］. 武汉：华中师范大学，2014.

③ 周平．重庆市城乡医保整合促进公平的成效及思考［J］. 中国医疗保险，2017（4）：27 - 30.

作医疗保险体系，其主要特点是"一个平台、两个标准"，在2007年成为全国统筹城乡综合配套改革试验区时，重庆市并没有建立单一的城镇居民基本医疗保险制度，而是以新农合为平台，将城镇居民基本医疗保险制度与新农合制度融合，建立了城乡居民合作医疗保险制度①。同时实行统一的筹资标准，分为一档和二档。一档个人缴费从2007年的10元增加到2018年的180元；二档个人缴费从2007年120元增加到2018年的450元②，城乡居民可以根据自己的情况选择缴费档次。重庆市在城乡一体化医疗保障制度建设上进行了大胆的探索，在推动本市工作的同时为我国统筹城乡医疗保障的发展提供了可行的路径。本书选择重庆，旨在通过分析重庆案例探讨城乡一体医疗保障制度建设中的经验和实现途径。

河南：河南是全国第一人口大省，据河南省人民政府报告，2016年末全省总人口10788.14万人，其中城镇常住人口4623.22万人，城镇化率48.5%。2016年，河南省人民政府办公厅为了更好地开展城乡居民基本医疗保险制度整合的工作，发布了《关于整合城乡居民基本医疗保险制度的实施意见》（豫政办〔2016〕173号），其指出2016年10月底前，省人力资源社会保障部门牵头制定出台城乡居民医保的具体实施办法；2016年年底前，完成相关机构以及信息系统的对接工作；2017年河南省实行统一的城乡居民医疗保险制度，并交由人力资源社会保障部门承担管理。2017年7月，河南省人社厅、财政厅、地税局联合发布通知，结合本省城乡居民医保整合后政策落实和基金运行情况，全面调整2017年城乡居民基本医疗保险各项政策。新政策规定，2017年河南省城乡居民医保个人缴费标准为人均180元；财政对城乡居民医保的补助标准达到每人每年450元③。本书选用河南来代表即将实施城乡统筹的地区，同重庆、深圳做对比，可以较好地反映出在此过程中存在的一些问题和状况，为政府部门制定有效的政策提供科学的理论依据。

---

① 向春玲. 建立城乡一体的医疗保障体系——重庆市城乡一体医疗保障制度建设调查[J]. 中共中央党校学报，2009，13（2）：100-104.

② 刘允海，刘颖珊，胡迪. 一项决策万众福祉——重庆市城乡居民医保整合见闻[J]. 中国医疗保险，37-40.

③ 王红. 河南城乡居民医保补助标准提高[N]. 郑州日报，2017-7-17（1）.

第二节　数据来源与质量控制

一、数据来源

本书宏观数据主要通过访问中华人民共和国国家统计局、中华人民共和国国家卫生和计划生育委员会、各代表地区的统计信息网等，收集文献统计资料，从公开的数据中选取"十二五"期间所需的数据进行研究。

国家层面的数据来源于 2012—2016 年的《中国统计年鉴》《中国卫生统计年鉴》《中国卫生和计划生育统计年鉴》；深圳、重庆以及河南等地区数据来源于 2012—2016 年的《深圳市统计年鉴》《重庆市统计年鉴》《河南省统计年鉴》。微观层面的数据来源于 2015 年的中国健康和营养调查数据（CHNS）以及 2016 年在河南省开展的人种志调查数据。

二、质量控制

本书在最初选择研究方法、研究指标时，均经过课题组充分地讨论，最终借鉴国外公平性测量指标，如：泰尔指数、基尼系数、集中指数及其分解，并建全局主成分分析模型、面板数据模型、MT 指数和 Logistic 回归模型，在认真研究其理论的基础上，结合我国具体的实际情况展开深入探讨。

此外，数据来源于我国官方公开的数据、中国健康和营养调查数据及实地调查数据，数据收集过程进行严格的质量控制，可以保证数据的真实、可靠性。数据从最初的搜集、录入、整理到最后的研究分析，都进行了多次核查，尤其是在数据处理过程中，有专人负责检查、验证，以保证准确无误。

第三节　实证研究设计

本书的实证研究主要从第五章基本医疗卫生服务均等化和第六章基本

医疗保障服务的福利分配效应两个部分入手，通过对这两个方面的分析研究，对我国城乡基本医疗保障服务深入了解，从而为保障和改善民生、促进社会公平正义提出更好的对策建议。

第五章主要内容为基本医疗卫生服务均等化研究。第一节是我国基本医疗卫生服务均等化的综合评价，首先列出分析框架；然后构建全局主成分分析模型，对数据进行处理、分析；最后对我国基本医疗卫生服务均等化给出一个综合评价。第二节是我国基本医疗卫生服务供给均等化评价，首先在理论层面上对供给均等化进行界定；其次在实证研究方面，选用泰尔指数和基尼系数对我国东、中、西部地区的软件资源（政府卫生支出、卫生技术人员）、硬件资源（卫生机构、床位）进行分析，分析其供给水平变化趋势，东、中、西部地区供给均等化程度，进一步揭示区域基本医疗服务供给现状；最后构建固定效应面板回归模型，得出医疗服务供给影响因素的效应。

在第六章基本医疗保障服务的福利分配效应中，其福利分配效应分为医疗服务利用效应和收入分配效应。首先，从医疗服务利用效应角度研究卫生资源配置状况及医疗服务利用公平性，选取泰尔指数、基尼系数从人力（卫生技术人员）、物力（卫生机构、床位）、财力（医疗卫生与计划生育支出）三个维度来分析全国及各代表地区（深圳、重庆、河南）卫生资源配置的公平性，选取集中指数及其分解法从诊疗人次和出院人数两个方面来分析全国及各代表地区（同上）医疗服务利用的公平性，本书需要整理处理后的数据，从横向进行统计描述，从纵向进行趋势分析，并对城乡间以及不同区域的情况进行分析等。其次，在分析收入分配效应时，宏观层面上，本书基于省级面板回归模型研究全国31个省三大基本医疗保险的支出水平对全国城乡收入差距的影响；微观层面上，本书对2015年的中国健康和营养调查数据（CHNS）进行处理，并使用MT指数分析新农合对我国农村居民收入分配的影响。同时，本书对河南郑州、洛阳、许昌等城乡抽样地区进行了调查，运用Logistic回归模型验证城镇居民基本医疗保险对城镇居民家庭收入分配效应的影响。

为进一步明晰本书第五章、第六章实证部分主要内容，特构建以下实证研究框架，如图4-1所示：

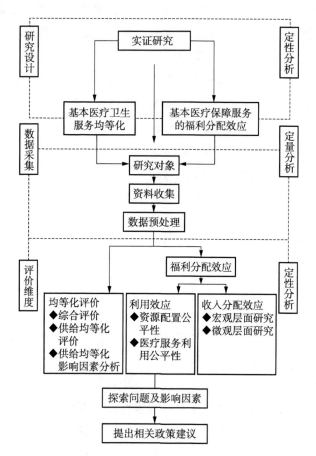

图 4 - 1 实证分析研究框架

第五章　我国基本医疗卫生服务均等化的量化分析

第一节　我国基本医疗卫生服务均等化的综合评价

一、分析框架

本书基于《中国卫生和计划生育统计年鉴》，将我国除港、澳、台外的行政区域划分为东、中、西部①，并分别从全国及其东、中、西部 4 个区域对我国基本医疗卫生服务均等化进行量化分析。

1. 区域基本医疗卫生服务均等化综合评价方法

首先，本书运用全局主成分分析法对我国除港、澳、台外的 31 个省、自治区、直辖市的基本医疗卫生服务水平进行测评，获得综合得分。其次，根据区域划分标准，进一步计算全国及其东、中、西部 4 个区域内各省份基本医疗卫生服务综合得分的均值、标准差、极差等指标，从而反映区域基本医疗卫生服务的发展水平及均等化程度。

2. 区域基本医疗卫生服务供给均等化评价

本书通过统计描述、基尼系数和泰尔指数等方法对政府卫生支出、医

---

① 将我国除港、澳、台以外的行政区域划分为东部、中部、西部三个地区始于 1986 年，由全国人大六届四次会议通过的"七五"计划正式公布。目前，西部地区包括 12 个省级行政区：四川、重庆、贵州、云南、西藏、陕西、甘肃、青海、宁夏、新疆、广西、内蒙古；中部地区有 8 个省级行政区：山西、吉林、黑龙江、安徽、江西、河南、湖北、湖南；东部地区包括北京、天津、河北、辽宁、上海、江苏、浙江、福建、山东、广东和海南等 11 个省（市）。

疗卫生机构、医疗卫生机构床位和卫生技术人员等基本医疗卫生服务供给指标进行测算，揭示在基本医疗卫生服务中起基础且关键作用的服务供给水平及其均等化程度。

二、构建全局主成分分析模型

1. 构建指标体系

（1）Roemer 模型。

近 20 年来，绩效评价被广泛应用于卫生测评之中。其中 Roemer 提出卫生系统通过筹集资源与提供服务来满足健康需求（见图 5-1）[①]。

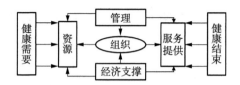

图 5-1 Roemer 模型

（2）卫生系统模型。

世界卫生组织（WHO）在 2000 年世界卫生报告中首次提出，卫生系统要实现促进健康、加强人民所期望的反应能力以及筹资公平等目标[②]。卫生系统通过筹资、配置资源等措施进而提供服务，保障群体健康（见图5-2）。

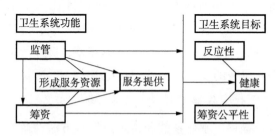

图 5-2 卫生系统模型（WHO，2000）

---

① 刘宝，胡善联，徐海霞，等. 基本公共卫生服务均等化指标体系研究[J]. 中国卫生政策研究，2009，2（6）：13-17.

② 胡善联. 评价卫生系统绩效的新框架——介绍 2000 年世界卫生报告[J]. 卫生经济研究，2000（7）：5-7.

（3）结构—过程—结果理论。

Donabedian A（1969）提出结构—过程—结果（Structure - process - outcome，SPO）理论，从全新视角开展医疗评价[1]，其认为结构质量直接影响医疗系统的运行，过程涉及服务提供与消费，结果主要指患者健康的改变[2][3][4]。

（4）综合评价指标选取。

我国部分学者主要从投入、产出、结果三个方面展开基本医疗卫生服务均等化测评（见表5-1）。例如，孙德超（2013）[5]、高萍（2015）[6]等从投入、产出、结果三个维度构建指标体系进行评价，其中，投入包含人均政府卫生支出与资源等；产出包含平均诊疗人次和病床使用率等服务利用指标；结果包含孕产妇死亡率和围产儿死亡率等指标。张文礼等（2013）[7]选取医疗卫生支出、医疗卫生资源和居民健康水平三个一级指标，以及医疗卫生支出占财政支出比重、每万人口卫生机构、每千人口床位、孕产妇死亡率、孕产妇系统管理率和3岁以下儿童系统管理率等12项二级指标组成的指标体系开展评价。陈翔等（2014）[8]从资源分布、筹资水平和服务提供等三个角度实施评价。可以看出，基本医疗卫生服务均等化是投入、产出、结果三个方面的全面均等，从单一视角出发难以较为充分地反映均等化过程。

---

① Donabedian A. Quality of care: problems of measurement. II. Some issues in evaluating the quality of nursing care [J]. American journal of public health and the nation's health, 1969, 59 (10): 1833 - 1836.

② 崔金锐，陈英. Donabedian 结构—过程—结果模式在护理敏感性质量指标构建中的应用进展[J]. 护理研究, 2015, 29 (3): 769 - 772.

③ Donabedian A. Quality assurance, Structure, process and outcome [J]. Nursing standard: official newspaper of the Royal College of Nursing, 1992, 7 (11): 4 - 5.

④ Donabedian A. The role of outcomes in quality assessment and assurance [J]. QRB - Quality Review Bulletin, 1992, 18 (11): 356 - 360.

⑤ 孙德超. 地区医疗卫生服务均等化评价指标体系的构建[J]. 中国行政管理, 2013 (9): 47 - 50.

⑥ 高萍. 区域基本医疗卫生服务均等化现状、成因及对策——基于全国各省面板数据的分析[J]. 宏观经济研究, 2015 (4): 90 - 97, 152.

⑦ 张文礼，侯蕊. 甘青宁地区基本医疗卫生服务均等化的实证分析[J]. 西北师大学报（社会科学版），2013, 50 (4): 111 - 116.

⑧ 陈翔，吴桂珠，庄重军. 海南省基本医疗卫生服务均等化分析[J]. 中国卫生政策研究, 2014, 7 (4): 67 - 72.

在 Roemer 模型、卫生系统模型（WHO，2000）以及借鉴前人研究的基础上，本书基于结构—过程—结果理论，从投入、产出、结果三个维度出发，选取由服务供给、服务利用、服务效果 3 项二级指标以及 11 项三级指标组成的指标体系对区域基本医疗卫生服务均等化进行评价（见表 5 - 2）。其中，服务供给是实现基本医疗卫生服务均等化的前提与重要载体,[1] 它包含政府卫生筹资、卫生资源配置等指标;[2] 服务利用是均等化发展的重要过程，它包含居民平均就诊数、孕产妇与 3 岁以下儿童系统管理率等指标，体现了资源投入效果;[3] 服务效果是基本医疗卫生服务均等化发展的最终追求，本书选取孕产妇死亡率与围产儿死亡率[4]作为反映基本医疗卫生服务效果的指标。

表 5 - 1　　　　　　　　基本医疗卫生服务均等化评价指标体系汇总

一级指标	二级指标	来源文献	
投入类指标	人均政府卫生支出	阳鹤立（2012）	赵红（2012）
	政府卫生支出占财政支出比例	孙德超（2013）	葛凌霄（2010）
	每千人口医疗卫生机构数	张文礼等（2013）	刘浩然（2016）
	每千人口医疗卫生机构床位数	高萍（2015）	汤少梁（2016）
	每千人口卫生技术人员数	叶俊（2016）	
	每千人口执业医师数		
	每千人口注册护士数		

---

[1]　陈莹，孙荣. 财力均等化与基本公共服务均等化关系研究［J］. 同济大学学报（社会科学版），2017，28（2）：117 - 124.

[2]　温俊娜，杨永宏，姜艳，等. 基于基尼系数和差别指数的宁夏地区卫生资源配置公平性分析［J］. 中国卫生经济，2016，35（4）：61 - 64.

[3]　长期以来，包括二、三级医院在内的我国各级医疗机构均承担了大量的基本医疗卫生服务。本应以提供基本医疗卫生服务为主要功能的基层医疗卫生机构由于设备落后、人才短缺、分级诊疗制度缺失、大医院的虹吸效应以及居民就医偏好大医院等原因导致其服务能力不高、门诊量低、功能无法充分发挥。因此，选取居民平均就诊次数来反映基本医疗服务利用情况具有一定的代表性。孕产妇与儿童作为基本公共卫生的重点服务人群，选取两者的系统管理率来反映基本公共卫生服务的利用情况具有一定的代表性。

[4]　2017 年 1 月，国务院印发的《"十三五"推进基本公共服务均等化规划》对基本医疗卫生领域提出了 2020 年孕产妇死亡率降至 18/10 万的目标，反映了健康水平提升是卫生服务体系的出发点与落脚点。

续表

一级指标	二级指标	来源文献	
产出类指标	居民平均就诊次数	曹阳（2016）	陶群山（2016）
	病床使用率	谭琼（2013）	刘浩然（2016）
	孕产妇系统管理率	陈翔（2014）	张文礼（2013）
	3岁以下儿童系统管理率	罗蕾（2015）	王晓洁（2015）
	出院患者平均住院日	蔡春芳（2014）	
	医疗卫生机构入院人数		
结果类指标	人均期望寿命	阳鹤立（2012）	张文礼（2013）
	围产儿死亡率	赵红（2012）	高萍（2015）
	孕产妇死亡率	张文礼等（2013）	蔡春芳（2014）
	婴儿死亡率	刘浩然（2016）	汤少梁（2016）
	人口死亡率	杨韵夏（2014）	
	儿童保健覆盖率		

表 5-2　　　　　我国区域基本医疗卫生服务均等化评价指标体系

一级	二级	三级	变量	单位
投入	服务供给	人均医疗卫生与计划生育支出	X_1	元
		医疗卫生与计划生育支出占地方一般公共预算支出比重	X_2	%
		医疗卫生与计划生育支出占GDP比重	X_3	%
		每万人口医疗卫生机构数	X_4	个
		每千人口医疗卫生机构床位数	X_5	张
		每千人口卫生技术人员数	X_6	人
产出	服务利用	居民平均就诊次数	X_7	次
		孕产妇系统管理率	X_8	%
		3岁以下儿童系统管理率	X_9	%
结果	服务效果	孕产妇死亡率	X_{10}	1/10万
		围产儿死亡率	X_{11}	‰

2. 数据标准化处理

首先，本书录入我国31个省、自治区、直辖市2009—2015年的数据，形成7×31×11立体数据表。其次，运用全局主成分分析法（GPCA）测算31个省级行政区划单位的基本医疗卫生服务发展水平，获得综合得分。最后，计算全国及其东、中、西部4个区域及内部各省份综合得分的均值、标准差、极差等指标，并据此来反映基本医疗卫生服务发展水平及其均等化程度。

此外，本书对孕产妇死亡率、围产儿死亡率两项逆向指标取其倒数（1/X）进行指标正向化。在此基础上利用 SPSS 22.0 对数据进行 Z – score 标准化（标准差标准化），即原始变量与其均值之差再除以其标准差，使数据呈现标准正态分布，消除变量在数量级或量纲上的影响。

3. 建立相关系数矩阵

如表 5 – 3 所示，各项指标相关系数矩阵显示变量间具有较强相关，信息存在重叠，因此必须整合信息。

表 5 – 3　　　　　　　　基本医疗卫生服务均等化的相关系数矩阵

变量	ZX_1	ZX_2	ZX_3	ZX_4	ZX_5	ZX_6	ZX_7	ZX_8	ZX_9	ZX_{10}	ZX_{11}
ZX_1	1.000	-0.090	0.521	0.217	0.470	0.471	0.386	0.028	0.162	0.003	0.149
ZX_2	-0.090	1.000	0.011	-0.064	-0.049	-0.166	-0.004	0.172	0.100	-0.089	0.209
ZX_3	0.521	0.011	1.000	0.664	-0.084	-0.253	-0.324	-0.473	-0.423	-0.383	-0.389
ZX_4	0.217	-0.064	0.664	1.000	-0.139	-0.319	-0.464	-0.379	-0.309	-0.381	-0.463
ZX_5	0.470	-0.049	-0.084	-0.139	1.000	0.705	0.337	0.394	0.517	0.134	0.304
ZX_6	0.471	-0.166	-0.253	-0.319	0.705	1.000	0.658	0.347	0.430	0.198	0.377
ZX_7	0.386	-0.004	-0.324	-0.464	0.337	0.658	1.000	0.327	0.426	0.445	0.664
ZX_8	0.028	0.172	-0.473	-0.379	0.394	0.347	0.327	1.000	0.853	0.264	0.274
ZX_9	0.162	0.100	-0.423	-0.309	0.517	0.430	0.426	0.853	1.000	0.349	0.392
ZX_{10}	0.003	-0.089	-0.383	-0.381	0.134	0.198	0.445	0.264	0.349	1.000	0.530
ZX_{11}	0.149	0.209	-0.389	-0.463	0.304	0.377	0.664	0.274	0.392	0.530	1.000

4. KMO 和 Bartlett 的球形检验

本书通过 KMO 和 Bartlett 的球形检验数据验证是否符合全局主成分分析法的使用条件，结果如表 5 – 4 所示：KMO（0.693 > 0.5）表明指标间存在较强线性相关；Bartlett 的球形检验（P < 0.001）拒绝了相关系数矩阵是单位阵的零假设。因此本书数据可以运用全局主成分分析法。

表5-4　基本医疗卫生服务均等化的 KMO 和 Bartlet 的 t 球形检验结果

统计量	值
KMO 取样适切性量数	0.693
Bartlett 的球形检验	
近似卡方	1510.908
自由度	55
显著性	<0.001

5. 提取主成分

全局主成分分析法必须根据累积方差贡献率（≥85%）确定主成分个数，从而开展综合评价。由表5-5、表5-6和图5-3可知，前5个主成分方差累计贡献率为86.401%，因此将其确定为主成分。公因子方差几乎均为0.8以上，表明提取的公因子对各变量的解释能力较强，因此，本书通过全局主成分分析法对我国基本医疗卫生服务均等化水平进行综合评估具有更强的说服力。

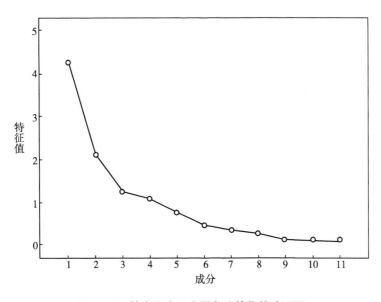

图5-3　基本医疗卫生服务均等化的碎石图

表 5 – 5   解释的总方差

组件	初始特征值			提取载荷平方和		
	总计	方差百分比	累积（%）	总计	方差百分比	累积（%）
1	4.266	38.778	38.778	4.266	38.778	38.778
2	2.105	19.133	57.911	2.105	19.133	57.911
3	1.268	11.530	69.440	1.268	11.530	69.440
4	1.101	10.005	79.446	1.101	10.005	79.446
5	0.765	6.955	86.401	0.765	6.955	86.401
6	0.486	4.418	90.819			
7	0.365	3.320	94.139			
8	0.293	2.667	96.805			
9	0.133	1.212	98.017			
10	0.114	1.034	99.052			
11	0.104	0.948	100.000			

表 5 – 6   公因子方差

变量	初始值	提取
ZX_1	1.000	0.893
ZX_2	1.000	0.949
ZX_3	1.000	0.902
ZX_4	1.000	0.783
ZX_5	1.000	0.753
ZX_6	1.000	0.892
ZX_7	1.000	0.813
ZX_8	1.000	0.903
ZX_9	1.000	0.921
ZX_{10}	1.000	0.880
ZX_{11}	1.000	0.815

6. 建立主成分表达式

由于成分矩阵不能直接作为主成分的系数矩阵，需要将其每一列数据除以相应主成分特征值的平方根，从而获得相应主成分系数（见表 5 – 7 和表 5 – 8）。

表 5 - 7　　　　　　　　　　　　　　　成分矩阵

变量	成分				
	1	2	3	4	5
ZX_1	0.222	0.892	-0.068	0.180	0.100
ZX_2	0.049	-0.2004	0.466	0.806	-0.196
ZX_3	-0.599	0.667	0.024	0.265	0.166
ZX_4	-0.639	0.472	0.197	0.032	0.334
ZX_5	0.609	0.530	0.225	-0.171	-0.147
ZX_6	0.722	0.457	-0.108	-0.206	-0.327
ZX_7	0.781	0.176	-0.354	0.199	-0.085
ZX_8	0.703	-0.137	0.585	-0.129	0.176
ZX_9	0.775	0.012	0.486	-0.105	0.271
ZX_{10}	0.575	-0.227	-0.394	0.079	0.580
ZX_{11}	0.720	-0.083	-0.293	0.450	0.034

表 5 - 8　　　　　　　　　　　　　　　特征向量矩阵

变量	特征向量				
	F_1	F_2	F_3	F_4	F_5
ZX_1	0.108	0.615	-0.060	0.172	0.114
ZX_2	0.024	-0.140	0.414	0.768	-0.225
ZX_3	-0.290	0.460	0.021	0.252	0.190
ZX_4	-0.310	0.325	0.175	0.031	0.382
ZX_5	0.295	0.365	0.200	-0.163	-0.168
ZX_6	0.350	0.315	-0.096	-0.196	-0.374
ZX_7	0.378	0.121	-0.314	0.189	-0.098
ZX_8	0.341	-0.095	0.520	-0.123	0.201
ZX_9	0.375	0.008	0.431	-0.100	0.310
ZX_{10}	0.279	-0.156	-0.350	0.075	0.663
ZX_{11}	0.348	-0.057	-0.260	0.429	0.039

根据表 5 - 8 可知主成分表达式如下所示：

$F_1 = 0.108ZX_1 + 0.024ZX_2 - 0.290ZX_3 - 0.310ZX_4 + 0.295ZX_5 + 0.350ZX_6 + 0.378ZX_7 + 0.341ZX_8 + 0.375ZX_9 + 0.279ZX_{10} + 0.348ZX_{11}$

$F_2 = 0.615ZX_1 - 0.140ZX_2 + 0.460ZX_3 + 0.325ZX_4 + 0.365ZX_5 + 0.315ZX_6 + 0.121ZX_7 - 0.095ZX_8 + 0.008ZX_9 - 0.156ZX_{10} - 0.057ZX_{11}$

$$F_3 = -0.060ZX_1 + 0.414ZX_2 + 0.021ZX_3 + 0.175ZX_4 + 0.200ZX_5 - 0.096ZX_6 - 0.314ZX_7 + 0.520ZX_8 + 0.431ZX_9 - 0.350ZX_{10} - 0.260ZX_{11}$$

$$F_4 = 0.172ZX_1 + 0.768ZX_2 + 0.252ZX_3 + 0.031ZX_4 - 0.163ZX_5 - 0.196ZX_6 + 0.189ZX_7 - 0.123ZX_8 - 0.100ZX_9 + 0.075ZX_{10} + 0.429ZX_{11}$$

$$F_5 = 0.114ZX_1 - 0.225ZX_2 + 0.190ZX_3 + 0.382ZX_4 - 0.168ZX_5 - 0.374ZX_6 - 0.098ZX_7 + 0.201ZX_8 + 0.310ZX_9 + 0.663ZX_{10} + 0.039ZX_{11}$$

三、我国区域基本医疗卫生服务量化结果分析

1. 区域基本医疗卫生服务水平不断提升

如表 5 - 9 所示，我国整体基本医疗卫生服务综合得分均值由 2009 年的 - 0.939 上升至 2015 年的 0.893；东部区域 11 个省份的基本医疗卫生服务综合得分均值由 2009 年的 - 0.284 上升至 2015 年的 1.239；中部区域 8 个省份的基本医疗卫生服务综合得分均值由 2009 年的 - 1.370 上升至 2015 年的 0.618；西部区域 12 个省份的基本医疗卫生服务综合得分均值由 2009 年的 - 1.253 上升至 2015 年的 0.760。图 5 - 4 清楚地反映出全国及其东、中、西部区域的基本医疗卫生服务综合得分均值均呈上升趋势，表明各区域基本医疗卫生服务水平不断提升。

该结果说明新医改以来，我国政府在强化主导责任的基础上，通过以完善医药卫生体系与体制机制、加快人才培养、保障卫生投入，特别是针对落后地区的财政支持等为抓手[①]，有效地促进了各区域基本医疗卫生服务水平的提升。

表 5 - 9　　　　2009—2015 年区域基本医疗卫生服务综合得分均值

区域	2009 年	2010 年	2011 年	2012 年	2013 年	2014 年	2015 年
全国	- 0.939	- 0.606	- 0.255	- 0.002	0.307	0.602	0.893
东部	- 0.284	0.070	0.390	0.508	0.826	1.016	1.239
中部	- 1.370	- 1.056	- 0.683	- 0.321	- 0.029	0.317	0.618
西部	- 1.253	- 0.926	- 0.562	- 0.258	0.056	0.412	0.760

---

① 张仲芳. 基于省际面板数据的政府卫生支出的健康绩效研究[J]. 统计与决策, 2015 (12)：91 - 93.

2. 区域基本医疗卫生服务水平呈现空间分异特征

根据表5－9可知：2009—2015年，东部区域11个省份的基本医疗卫生服务综合得分均值分别为 －0.284、0.070、0.390、0.508、0.826、1.016和1.239；中部区域8个省份基本医疗卫生服务综合得分均值分别为 －1.370、－1.056、－0.683、－0.321、－0.029、0.317和0.618；西部区域12个省份基本医疗卫生服务综合得分均值分别为－1.253、－0.926、－0.562、－0.258、0.056、0.412和0.760。以上数据反映出我国东部区域的基本医疗卫生服务水平整体较高，属于第一梯队；西部属于第二梯队；中部整体水平最低，属于第三梯队。即各区域基本医疗卫生服务得分存在差距，表明区域基本医疗卫生服务水平呈现空间差异。

考虑到由于东部地区长期位于经济发展高地，在卫生资金投入、资源配置等方面优于中、西部区域，导致中、西部区域的基本医疗卫生服务水平与东部区域相比还存在一定的差距。因此，我们在推进基本医疗卫生服务均等化的过程中，应重点关注中、西部落后区域，加大其卫生投入、优化其资源配置，逐渐缩小区域差距，实现均衡发展。

3. 区域基本医疗卫生服务均等化程度不断改善

如表5－10所示，全国31个省份的基本医疗卫生服务综合得分的标准差分别由2009年的0.936降至2015年的0.561，极差由2009年的4.748降至2015年的2.723。东部11个省份的基本医疗卫生服务综合得分的标准差分别由2009年的1.137降至2015年的0.700，极差由2009年的4.370降至2015年的1.910。中部8个省份的基本医疗卫生服务综合得分的标准差分别由2009年的0.490降至2015年的0.307，极差由2009年的1.480降至2015年的0.910。西部12个省份的基本医疗卫生服务综合得分的标准差分别由2009年的0.625降至2015年的0.397，极差由2009年的2.269降至2015年的1.480。因此，全国及其东、中、西部区域内部省份基本医疗卫生服务综合得分的标准差、极差均不断缩小，表明均等化程度得到逐步改善。其中，中部区域的基本医疗卫生服务均等化程度最高，西部次之，东部最低。

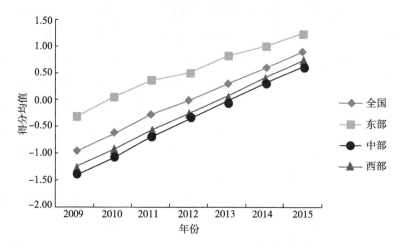

图 5 – 4　2009—2015 年区域基本医疗卫生服务水平

该现象可能是由于东部区域内基本医疗卫生服务水平发展不均衡，北京、上海等基本医疗卫生服务发展水平较高的地区与辽宁、海南等相对落后地区之间差距较大，而中、西部区域内各省份之间差异相对较小。本书与高萍（2015）① 研究结论一致。

表 5 – 10　　　　　　　2009—2015 年区域基本医疗卫生服务均等化程度

区域	变量	2009 年	2010 年	2011 年	2012 年	2013 年	2014 年	2015 年
全国	标准差（S）	0.936	0.980	0.972	0.749	0.727	0.629	0.561
	极差（R）	4.748	4.737	4.890	4.250	4.167	3.465	2.723
东部	标准差（S）	1.137	1.233	1.243	0.760	0.837	0.693	0.700
	极差（R）	4.370	4.450	4.170	2.230	2.670	1.950	1.910
中部	标准差（S）	0.490	0.570	0.554	0.389	0.272	0.291	0.307
	极差（R）	1.480	1.780	1.790	1.320	0.930	0.910	0.910
西部	标准差（S）	0.625	0.561	0.571	0.710	0.581	0.564	0.397
	极差（R）	2.269	2.149	2.210	2.769	2.280	2.211	1.480

---

　　① 高萍. 区域基本医疗卫生服务均等化现状、成因及对策——基于全国各省面板数据的分析[J]. 宏观经济研究，2015（4）：90 – 97 + 152.

第二节　我国区域基本医疗卫生服务供给均等化评价

一、供给均等化含义

供给均等化是指政府部门作为供给主体，以公平为原则，向广大公民提供大致相同的卫生资源，并不断缩小城乡、区域、群体间在供给数量、质量上的差异，使公民根据自身需求能够平等地享有卫生资源。实现基本医疗卫生服务均等化，为最终达到健康均等这一战略目标奠定基础。

上文通过构建全局主成分分析模型对我国不同区域基本医疗卫生服务进行综合评估，并从投入、产出、结果三个维度出发选取 11 项 3 级指标。可以看出基本医疗卫生服务均等化实质是指投入（服务供给）、产出（服务利用）、结果（服务效果）3 个维度的全面均等化。投入（服务供给）均等化是基本医疗服务供给均等化的前提和基础，本部分通过对政府卫生支出、医疗卫生机构、医疗卫生机构床位、卫生技术人员等供给指标进行描述，并运用基尼系数和泰尔指数进行测算，从而揭示出 2009—2015 年区域基本医疗卫生服务供给的发展水平及其均等化程度。

二、我国区域基本医疗卫生服务供给均等化评价

1. 政府卫生支出供给均等化评价

（1）政府卫生支出变化趋势。

根据表 5 - 11 所示，2009—2015 年，全国及其东、中、西部区域人均政府卫生支出均呈上升趋势，分别从 2009 年的 296.78、302.94、273.29 和 314.87 元升至 2015 年的 865.79、859.80、794.74 和 957.33 元，经进一步计算，分别增长了 191.73%、183.82%、190.80% 和 204.04%。其中，西部区域人均政府卫生支出一直位居第 1 位；东部区域与全国平均水平基本一致；中部区域最低（见图 5 - 5）。此外，具体比较 31 个省级行政区划单位人均政府卫生支出可知，2015 年东部地区的北京市人均政府卫生支出位居第一，而辽宁省人均卫生支出最低，进一步反映出我国人均政府

卫生支出区域差异明显。

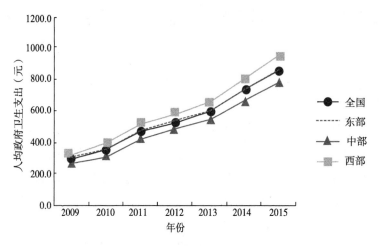

图 5 - 5　2009—2015 年全国及各区域人均政府卫生支出水平

表 5 - 11　　　　　　　2009—2015 年全国及各区域人均政府卫生支出　　　　　　　（元）

区域	2009 年	2010 年	2011 年	2012 年	2013 年	2014 年	2015 年
全国	296.78	354.66	474.34	532.00	605.33	740.32	865.79
东部	302.94	360.70	473.15	533.69	605.92	747.40	859.80
北京	895.84	952.24	1117.06	1237.42	1305.70	1497.63	1707.07
天津	441.50	539.29	668.33	749.46	875.83	1063.48	1260.67
河北	248.32	327.35	418.13	443.46	519.26	605.08	720.67
辽宁	376.23	345.97	415.40	456.12	522.78	623.12	643.39
上海	601.04	695.15	809.51	829.01	889.88	1091.30	1256.42
江苏	253.78	317.29	442.93	527.96	599.36	704.69	814.05
浙江	335.61	412.25	510.67	558.54	637.92	787.58	876.51
福建	254.75	318.39	428.23	496.24	594.14	767.58	914.80
山东	199.82	261.55	373.92	436.67	499.17	618.73	712.32
广东	249.60	291.20	412.90	476.82	534.87	725.06	846.49
海南	348.75	400.90	573.30	675.20	777.30	979.62	1103.84
中部	273.29	313.17	427.93	480.04	551.81	671.18	794.74
山西	296.82	318.57	444.22	499.44	555.49	668.70	793.40
吉林	391.82	403.81	523.28	583.04	659.73	750.15	892.78
黑龙江	354.16	352.64	445.43	452.08	496.74	613.91	718.73

续表

区域	2009 年	2010 年	2011 年	2012 年	2013 年	2014 年	2015 年
安徽	270.33	309.27	464.53	533.38	600.02	698.67	790.42
江西	271.98	336.20	437.39	486.57	579.68	745.16	873.46
河南	235.21	287.29	385.03	452.88	523.17	638.99	757.11
湖北	243.43	312.73	429.49	463.73	555.41	690.03	880.54
湖南	248.51	274.64	389.29	443.10	511.87	626.99	727.90
西部	314.87	394.08	530.45	590.07	666.75	809.86	957.33
内蒙古	418.75	488.31	663.21	714.54	784.87	909.30	1024.08
广西	239.18	358.98	501.36	540.73	605.23	747.43	862.95
重庆	268.38	328.88	492.29	568.52	666.84	823.60	1040.86
四川	267.68	327.34	463.30	525.32	600.96	717.57	836.69
贵州	290.75	367.00	499.45	577.05	653.04	864.45	1022.24
云南	330.97	399.21	511.73	572.96	641.34	747.58	891.35
西藏	746.58	1067.22	1163.86	1174.18	1291.18	1536.48	1938.45
陕西	337.63	419.44	527.95	592.33	683.16	830.33	973.85
甘肃	345.90	392.19	558.38	575.00	642.33	788.07	962.09
青海	582.86	691.07	834.96	1048.73	1187.97	1374.44	1689.75
宁夏	366.55	537.47	642.58	712.16	821.93	985.95	1109.63
新疆	393.48	473.96	599.58	653.36	710.64	880.42	1034.06

（2）政府卫生支出均等化分析。

根据表 5-12 和图 5-6 所示，2009—2015 年，全国及其东、中、西部区域政府卫生支出基尼系数值均呈下降趋势，分别从 2009 年的 0.1458、0.1920、0.0832 和 0.1126 降至 2015 年的 0.0953、0.1169、0.0428 和0.0669，表明政府卫生支出的非均等化状态正在逐步改善。其中，中部区域的均等化程度最高，西部次之，东部最低。

表 5-12　　　　2009—2015 年全国国及各区域政府卫生支出基尼系数

区域	2009 年	2010 年	2011 年	2012 年	2013 年	2014 年	2015 年
全国	0.1458	0.1293	0.1071	0.1003	0.0936	0.0913	0.0953
东部	0.1920	0.1643	0.1281	0.1229	0.1144	0.1135	0.1169
中部	0.0832	0.0565	0.0484	0.0431	0.0426	0.0368	0.0428
西部	0.1126	0.0973	0.0705	0.0639	0.0608	0.0230	0.0669

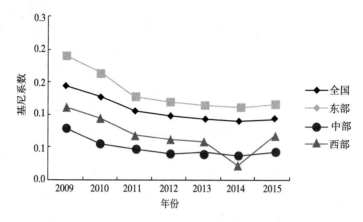

图 5 - 6　2009—2015 年全国政府卫生支出基尼系数

本书通过泰尔指数来评估全国及其东、中、西部地区政府卫生支出的公平性，泰尔指数结果如表 5 - 13 所示，东部区域政府卫生支出的均等化程度最低，中部最高，与基尼系数分析结果一致。2009—2015 年，政府卫生支出的泰尔指数组内贡献率均达到 80% 以上，表明区域内差异是影响其均等化的主要因素。

表 5 - 13　　　　　2009—2015 年全国及区域政府卫生支出泰尔指数

年份	全国	东部	中部	西部	分解		贡献率（%）	
					组内	组间	组内	组间
2009	0.0397	0.0691	0.0123	0.0220	0.0381	0.0016	95.9698	4.0302
2010	0.0325	0.0529	0.0053	0.0185	0.0285	0.0040	87.6923	12.3077
2011	0.0225	0.0362	0.0039	0.0107	0.0191	0.0034	84.8889	15.1111
2012	0.0202	0.0324	0.0033	0.0098	0.0171	0.0031	84.6535	15.3465
2013	0.0174	0.0276	0.0030	0.0090	0.0148	0.0026	85.0575	14.9425
2014	0.0160	0.0251	0.0021	0.0086	0.0134	0.0026	83.7500	16.2500
2015	0.0169	0.0258	0.0030	0.0099	0.0143	0.0025	84.6154	14.7929

2. 医疗卫生机构供给均等化评价

（1）医疗卫生机构变化趋势。

根据表 5 - 14 所示，2009—2015 年，全国及其东、中、西部区域每万人口医疗卫生机构分别从 6.92 个、6.19 个、7.18 个和 7.70 个升至 7.17

个、6.25 个、7.34 个和 8.40 个。在每万人口医疗卫生机构拥有量方面，西部区域最高，中部次之，东部最低。2015 年，西部地区的西藏每万人口医疗卫生机构拥有量高达 21.03 个，显著高于全国平均水平，而东部地区的上海每万人口医疗卫生机构拥有量只有 2.08 个，反映出我国在医疗卫生机构配置上需考虑人口因素。

表 5 – 14　　　　2009—2015 年全国及各区域每万人口医疗卫生机构数　　　　（个）

区域	2009 年	2010 年	2011 年	2012 年	2013 年	2014 年	2015 年
全国	6.92	7.02	7.12	7.05	7.19	7.20	7.17
东部	6.19	6.16	6.18	6.14	6.24	6.27	6.25
北京	5.23	4.80	4.70	4.65	4.58	4.48	4.50
天津	3.45	3.50	3.27	3.22	3.19	3.29	3.38
河北	11.51	11.32	11.07	10.86	10.70	10.68	10.59
辽宁	8.00	7.96	8.04	8.15	8.11	8.07	8.04
上海	2.02	2.04	2.02	2.04	2.04	2.05	2.08
江苏	3.91	3.93	4.01	3.92	3.90	4.02	4.00
浙江	5.60	5.50	5.59	5.53	5.47	5.51	5.62
福建	7.26	7.32	7.30	7.28	7.47	7.36	7.27
山东	6.75	6.98	7.08	7.11	7.75	7.87	7.85
广东	4.37	4.30	4.37	4.39	4.49	4.48	4.45
海南	5.39	5.39	5.49	5.81	5.60	5.62	5.54
中部	7.18	7.31	7.44	7.22	7.37	7.34	7.34
山西	11.65	11.50	11.23	11.13	11.10	11.18	11.19
吉林	6.77	7.06	7.20	7.17	7.24	7.23	7.49
黑龙江	5.70	5.76	5.67	5.52	5.57	5.54	5.44
安徽	4.04	3.86	3.83	3.89	4.09	4.08	4.05
江西	7.67	7.63	8.72	8.77	8.60	8.56	8.45
河南	7.98	8.05	8.11	7.36	7.59	7.54	7.53
湖北	5.73	5.98	6.19	6.10	6.14	6.20	6.18
湖南	8.62	9.03	9.04	8.83	9.30	9.14	9.24
西部	7.70	8.00	8.19	8.24	8.44	8.48	8.40
内蒙古	9.22	9.13	9.23	9.26	9.31	9.35	9.51
广西	6.66	7.10	7.33	7.29	7.19	7.29	7.18
重庆	5.77	6.06	6.05	6.10	6.37	6.27	6.57
四川	8.91	9.23	9.42	9.48	9.87	9.96	9.76
贵州	6.99	7.31	7.48	7.87	8.33	8.27	8.13

续表

区域	2009 年	2010 年	2011 年	2012 年	2013 年	2014 年	2015 年
云南	4.89	4.97	5.02	5.02	5.18	5.15	5.10
西藏	16.76	16.52	21.77	21.65	21.55	21.37	21.03
陕西	9.10	9.56	9.72	9.66	9.87	9.87	9.76
甘肃	9.90	10.42	10.39	10.24	10.34	10.77	10.69
青海	10.69	10.26	10.36	10.38	10.42	10.70	10.58
宁夏	6.64	6.52	6.46	6.40	6.47	6.43	6.42
新疆	6.60	7.32	7.88	8.21	8.24	8.21	7.97

（2）医疗卫生机构均等化分析。

根据表 5-15 所示，2009—2015 年全国及其东、中、西部区域医疗卫生机构基尼系数变化幅度不大，表明其均等化程度基本稳定。其中，西部区域医疗卫生机构均等化水平最高，中部次之，东部最低。

表 5-15   2009—2015 年全国及各区域医疗卫生机构基尼系数

区域	2009 年	2010 年	2011 年	2012 年	2013 年	2014 年	2015 年
全国	0.1852	0.1880	0.1879	0.1868	0.1859	0.1860	0.1845
东部	0.2204	0.2205	0.2160	0.2158	0.2155	0.2131	0.2113
中部	0.1521	0.1552	0.1531	0.1531	0.1520	0.1509	0.1528
西部	0.1275	0.1249	0.1284	0.1256	0.1251	0.1300	0.1270

根据表 5-16 所示，泰尔指数的变化趋势与上表中的基尼系数一致，表明区域医疗卫生机构供给均等化程度基本稳定。2009—2015 年，医疗卫生机构泰尔指数组内贡献率均达到 87% 以上，表明组内差异是影响其均等化的主要原因。

表 5-16   2009—2015 年全国及各区域医疗卫生机构泰尔指数

年份	全国	东部	中部	西部	分解		贡献率（%）	
					组内	组间	组内	组间
2009	0.0583	0.0816	0.0410	0.0286	0.0541	0.0043	92.7959	7.3756
2010	0.0611	0.0818	0.0435	0.0278	0.0551	0.0060	90.1800	9.8200
2011	0.0622	0.0794	0.0440	0.0308	0.0551	0.0071	88.5852	11.3790
2012	0.0614	0.0789	0.0418	0.0302	0.0540	0.0073	87.9479	11.8893
2013	0.0617	0.0803	0.0399	0.0299	0.0540	0.0077	87.5203	12.4635
2014	0.0613	0.0788	0.0395	0.0314	0.0536	0.0077	87.4388	12.5873
2015	0.0605	0.0771	0.0409	0.0302	0.0530	0.0075	87.6489	12.3355

3. 医疗卫生机构床位供给均等化评价

（1）医疗卫生机构床位变化趋势。

根据表 5 – 17 所示，2009—2015 年，全国及其东、中、西部区域每千人口医疗卫生机构床位均呈上升趋势，分别从 3.33 张、3.39 张、3.30 张和 3.29 张升至 5.12 张、4.85 张、5.19 张和 5.44 张。

表 5 – 17　　　2009—2015 年全国及各区域每千人口医疗卫生机构床位　　　（张）

区域	2009 年	2010 年	2011 年	2012 年	2013 年	2014 年	2015 年
全国	3.33	3.59	3.85	4.25	4.56	4.85	5.12
东部	3.39	3.59	3.82	4.16	4.41	4.62	4.85
北京	4.84	4.73	4.69	4.84	4.92	5.10	5.14
天津	3.77	3.76	3.65	3.79	3.92	4.01	4.12
河北	3.31	3.47	3.68	3.90	4.14	4.37	4.61
辽宁	4.41	4.67	4.92	5.26	5.51	5.82	6.09
上海	4.51	4.56	4.56	4.61	4.73	4.84	5.08
江苏	3.21	3.43	3.75	4.21	4.64	4.93	5.19
浙江	3.23	3.38	3.57	3.89	4.18	4.46	4.92
福建	2.84	3.06	3.34	3.72	4.14	4.33	4.51
山东	3.66	3.99	4.32	4.89	5.03	5.11	5.27
广东	2.68	2.87	3.09	3.35	3.55	3.78	4.02
海南	2.72	2.99	3.24	3.42	3.59	3.82	4.25
中部	3.30	3.56	3.81	4.21	4.54	4.88	5.19
山西	4.22	4.36	4.37	4.58	4.76	4.86	5.00
吉林	3.95	4.19	4.41	4.64	4.84	5.12	5.25
黑龙江	3.83	4.17	4.31	4.65	4.93	5.25	5.58
安徽	2.85	3.16	3.42	3.71	3.91	4.14	4.35
江西	2.60	2.79	3.02	3.64	3.85	4.11	4.33
河南	3.19	3.48	3.72	4.19	4.57	4.87	5.16
湖北	3.27	3.50	3.89	4.38	4.97	5.46	5.86
湖南	3.31	3.55	3.91	4.32	4.69	5.28	5.85
西部	3.29	3.62	3.94	4.42	4.83	5.16	5.44
内蒙古	3.56	3.78	4.05	4.45	4.81	5.15	5.33
广西	2.71	3.12	3.27	3.60	3.97	4.24	4.47

续表

区域	2009 年	2010 年	2011 年	2012 年	2013 年	2014 年	2015 年
重庆	3.24	3.59	3.96	4.44	4.96	5.37	5.85
四川	3.36	3.74	4.16	4.83	5.26	5.65	5.96
贵州	2.76	3.03	3.39	4.00	4.76	5.19	5.57
云南	3.07	3.41	3.75	4.18	4.48	4.77	5.01
西藏	2.87	2.94	3.16	2.72	3.53	3.75	4.33
陕西	3.61	3.81	4.11	4.51	4.92	5.28	5.59
甘肃	3.19	3.53	3.70	4.36	4.49	4.72	4.91
青海	3.45	3.63	4.07	4.54	5.11	5.66	5.87
宁夏	3.54	3.74	4.04	4.29	4.76	4.91	5.06
新疆	4.97	5.32	5.68	5.89	6.06	6.22	6.37

其中,西部区域增长速度最快。每千人口医疗卫生机构床位存在区域差异,2010 年以来,西部区域每千人口医疗卫生机构床位一直位居第 1 位,中部区域与全国平均水平基本一致,东部区域最低,如广东、天津等地。

(2)医疗卫生机构床位均等化分析。

根据表 5-18 所示,2009—2015 年,全国及其东、中、西部区域医疗卫生机构床位的基尼系数值呈下降趋势,表明其非均等化状况得到改善。其中,2009—2014 年中部区域均等化程度最高,西部次之,东部最低。

表 5-18 　　　　2009—2015 年全国及各区域医疗卫生机构床位基尼系数

区域	2009	2010	2011	2012	2013	2014	2015
全国	0.0854	0.0790	0.0739	0.0875	0.0674	0.0685	0.0693
东部	0.0949	0.0892	0.0828	0.0832	0.0766	0.0713	0.0665
中部	0.0746	0.0675	0.0586	0.0445	0.0466	0.0529	0.0609
西部	0.0765	0.0658	0.0675	0.0660	0.0589	0.0582	0.0577

表 5-19 　　　　2009—2015 年全国及各区域医疗卫生机构床位泰尔指数

年份	全国	东部	中部	西部	分解		贡献率（%）	
					组内	组间	组内	组间
2009	0.0119	0.0145	0.0092	0.0108	0.0118	0.0001	99.1597	0.8403
2010	0.0101	0.0126	0.0079	0.0087	0.0101	0.0000	99.7860	0.2140
2011	0.0087	0.0107	0.0059	0.0087	0.0086	0.0001	98.8506	1.1494

年份	全国	东部	中部	西部	分解		贡献率（%）	
					组内	组间	组内	组间
2012	0.0080	0.0108	0.0034	0.0078	0.0077	0.0003	96.2500	3.7500
2013	0.0074	0.0093	0.0040	0.0059	0.0067	0.0007	90.5405	9.4595
2014	0.0075	0.0082	0.0050	0.0056	0.0065	0.0010	86.6667	13.3333
2015	0.0076	0.0073	0.0063	0.0055	0.0065	0.0011	85.5263	14.4737

泰尔指数结果与基尼系数一致，表明区域医疗卫生机构床位非均等化程度得到改善。2009—2015 年，医疗卫生机构床位泰尔指数的组内贡献率均达到85%以上，表明不均等主要是组内差异造成的（见表5–19）。

4. 卫生技术人员供给均等化评估

（1）卫生技术人员变化趋势。

根据表5–20所示，2009—2015 年，全国及其东、中、西部区域每千人口卫生技术人员数均呈上升趋势，分别从4.18 人、4.52 人、4.06 人和3.81 人升至5.85 人、6.19 人、5.48 人和5.76 人，但仍存在明显的区域差异。东部区域每千人口卫生技术人员数始终位居第1 位，其中北京地区每千人口卫生技术人员数高达10.39 人，而中、西部区域则低于全国平均水平。

表5–20　　　　2009—2015 年全国及各区域每千人口卫生技术人员数　　　　（人）

区域	2009 年	2010 年	2011 年	2012 年	2013 年	2014 年	2015 年
全国	4.18	4.40	4.62	4.95	5.31	5.56	5.85
东部	4.52	4.73	4.98	5.33	5.71	5.92	6.19
北京	8.66	8.73	9.01	9.48	9.63	9.91	10.39
天津	5.53	5.42	5.41	5.45	5.51	5.60	5.87
河北	3.81	4.06	4.17	4.32	4.54	4.76	5.02
辽宁	5.22	5.30	5.38	5.62	5.80	5.84	6.03
上海	6.01	5.96	6.00	6.21	6.51	6.76	7.04
江苏	3.96	4.17	4.44	5.00	5.40	5.76	6.11
浙江	5.05	5.30	5.62	6.02	6.41	6.82	7.32
福建	3.57	3.87	4.27	4.70	5.23	5.43	5.55
山东	4.38	4.68	5.00	5.47	6.13	6.17	6.28
广东	4.16	4.36	4.62	4.89	5.20	5.44	5.70
海南	4.38	4.55	4.93	5.08	5.37	5.60	6.01

续表

区域	2009 年	2010 年	2011 年	2012 年	2013 年	2014 年	2015 年
中部	4.06	4.24	4.38	4.65	4.92	5.17	5.48
山西	5.44	5.42	5.33	5.53	5.60	5.74	5.84
吉林	4.84	5.04	5.06	5.24	5.30	5.50	5.77
黑龙江	4.58	5.01	5.09	5.25	5.41	5.54	5.65
安徽	3.40	3.55	3.65	3.94	4.20	4.41	4.57
江西	3.40	3.54	3.70	3.99	4.20	4.43	4.62
河南	3.79	3.96	4.22	4.56	4.98	5.24	5.48
湖北	4.32	4.47	4.66	5.00	5.33	5.77	6.29
湖南	3.96	4.10	4.28	4.47	4.83	5.07	5.76
西部	3.81	4.07	4.35	4.71	5.16	5.48	5.76
内蒙古	5.49	5.09	5.30	5.62	5.93	6.17	6.46
广西	3.56	4.11	4.39	4.72	5.10	5.44	5.73
重庆	3.50	3.85	4.12	4.47	4.79	5.16	5.53
四川	3.70	4.05	4.38	4.82	5.27	5.55	5.76
贵州	2.74	2.99	3.28	3.72	4.45	4.85	5.31
云南	2.96	3.11	3.26	3.58	4.12	4.43	4.81
西藏	3.42	3.36	3.55	3.03	3.73	4.05	4.43
陕西	4.61	4.86	5.27	5.76	6.35	6.69	7.00
甘肃	3.57	3.86	4.13	4.33	4.57	4.88	4.98
青海	4.31	4.42	4.84	5.11	5.61	5.82	6.02
宁夏	4.55	4.73	5.00	5.29	5.70	6.01	6.21
新疆	5.38	5.68	5.91	6.12	6.44	6.68	6.86

（2）卫生技术人员均等化分析。

2009—2015 年，全国及其东、中、西部区域卫生技术人员基尼系数值均呈下降趋势，分别从 2009 年的 0.1058、0.0990、0.0795 和 0.1122 降至 2015 年的 0.0733、0.0774、0.0553 和 0.0656，表明其均等化程度得到逐步改善。其中，中部区域卫生技术人员的均等化程度最高（见表 5-21）。根据泰尔指数结果可知，卫生技术人员的组内差异贡献率达 82% 以上，非均等化现状主要是由组内差异造成的（见表 5-22）。

表 5 – 21　　　　　　　　2009—2015 年区域卫生技术人员基尼系数

区域	2009 年	2010 年	2011 年	2012 年	2013 年	2014 年	2015 年
全国	0.1058	0.0956	0.0902	0.0865	0.0807	0.0758	0.0733
东部	0.0990	0.0890	0.0841	0.0813	0.0800	0.0772	0.0774
中部	0.0795	0.0779	0.0691	0.0615	0.0531	0.0524	0.0553
西部	0.1122	0.0992	0.0963	0.0919	0.0800	0.0729	0.0656

表 5 – 22　　　　　　　　2009—2015 年区域卫生技术人员泰尔指数

年份	全国	东部	中部	西部	分解		贡献率（%）	
					组内	组间	组内	组间
2009	0.0191	0.0185	0.0101	0.0208	0.0165	0.0026	86.3874	13.6126
2010	0.0160	0.0154	0.0096	0.0164	0.0138	0.0022	86.2500	13.7500
2011	0.0145	0.0139	0.0076	0.0156	0.0124	0.0021	85.5172	14.4828
2012	0.0132	0.0131	0.0060	0.0138	0.0110	0.0021	83.3333	15.9091
2013	0.0113	0.0122	0.0048	0.0100	0.0093	0.0021	82.3009	18.5841
2014	0.0102	0.0115	0.0046	0.0085	0.0085	0.0017	83.3333	16.6667
2015	0.0099	0.0117	0.0055	0.0070	0.0085	0.0014	85.8586	14.1414

5. 指标间的均等化程度比较

（1）全国范围。

根据表 5 – 23 和表 5 – 24 所示，从全国范围看，2009—2015 年，基本医疗卫生服务供给各项指标的基尼系数和泰尔指数均呈下降趋势，表明均等化程度不断提升。其中，医疗卫生机构分布的均等化程度最低，医疗卫生机构床位分布的均等化程度最高。

表 5 – 23　　　　　2009—2015 年全国基本医疗卫生服务供给基尼系数

变量	2009 年	2010 年	2011 年	2012 年	2013 年	2014 年	2015 年
政府卫生支出	0.1458	0.1293	0.1071	0.1003	0.0936	0.0913	0.0953
医疗卫生机构	0.1852	0.1880	0.1879	0.1868	0.1859	0.1860	0.1845
医疗卫生机构床位	0.0854	0.0790	0.0739	0.0875	0.0674	0.0685	0.0693
卫生技术人员	0.1058	0.0956	0.0902	0.0865	0.0807	0.0758	0.0733

表 5 – 24　　　　　2009—2015 年全国基本医疗卫生服务供给泰尔指数

变量	2009 年	2010 年	2011 年	2012 年	2013 年	2014 年	2015 年
政府卫生支出	0.0397	0.0325	0.0225	0.0202	0.0174	0.0160	0.0169
医疗卫生机构	0.0583	0.0611	0.0622	0.0614	0.0617	0.0613	0.0605
医疗卫生机构床位	0.0119	0.0101	0.0087	0.0080	0.0074	0.0075	0.0076
卫生技术人员	0.0191	0.0160	0.0145	0.0132	0.0113	0.0102	0.0099

（2）东部地区。

根据表 5 – 25 和表 5 – 26 可知，2009—2015 年医疗卫生机构分布的均等化程度最低，医疗卫生机构床位与卫生技术人员分布的均等化程度较高。

表 5 – 25　　　　　2009—2015 年东部基本医疗卫生服务供给基尼系数

变量	2009 年	2010 年	2011 年	2012 年	2013 年	2014 年	2015 年
政府卫生支出	0.1920	0.1643	0.1281	0.1229	0.1144	0.1135	0.1169
医疗卫生机构	0.2204	0.2205	0.2160	0.2158	0.2155	0.2131	0.2113
医疗卫生机构床位	0.0949	0.0892	0.0828	0.0832	0.0766	0.0713	0.0665
卫生技术人员	0.0990	0.0890	0.0841	0.0813	0.0800	0.0772	0.0774

表 5 – 26　　　　　2009—2015 年东部基本医疗卫生服务供给泰尔指数

变量	2009 年	2010 年	2011 年	2012 年	2013 年	2014 年	2015 年
政府卫生支出	0.0691	0.0529	0.0362	0.0324	0.0276	0.0251	0.0258
医疗卫生机构	0.0816	0.0818	0.0794	0.0789	0.0803	0.0788	0.0771
医疗卫生机构床位	0.0145	0.0126	0.0107	0.0108	0.0093	0.0082	0.0073
卫生技术人员	0.0185	0.0154	0.0139	0.0131	0.0122	0.0115	0.0117

（3）中部地区。

根据表表 5 – 27 和表 5 – 28 中的基尼系数和泰尔指数可知，2015 年我国中部地区医疗卫生机构的均等化程度最低，政府卫生支出的均等化程度较高。

表 5 – 27　　　　　2009—2015 年中部基本医疗卫生服务供给基尼系数

变量	2009 年	2010 年	2011 年	2012 年	2013 年	2014 年	2015 年
政府卫生支出	0.0832	0.0565	0.0484	0.0431	0.0426	0.0368	0.0428
医疗卫生机构	0.1521	0.1552	0.1531	0.1531	0.1520	0.1509	0.1528
医疗卫生机构床位	0.0746	0.0675	0.0586	0.0445	0.0466	0.0529	0.0609
卫生技术人员	0.0795	0.0779	0.0691	0.0615	0.0531	0.0524	0.0553

表 5 - 28　　　　　2009—2015 年中部基本医疗卫生服务供给泰尔指数

变量	2009 年	2010 年	2011 年	2012 年	2013 年	2014 年	2015 年
政府卫生支出	0.0123	0.0053	0.0039	0.0033	0.0030	0.0021	0.0030
医疗卫生机构	0.0410	0.0435	0.0440	0.0418	0.0399	0.0395	0.0409
医疗卫生机构床位	0.0092	0.0079	0.0059	0.0034	0.0040	0.0050	0.0063
卫生技术人员	0.0101	0.0096	0.0076	0.0060	0.0048	0.0046	0.0055

（4）西部地区。

根据表 5 - 29 和表 5 - 30 可知，2015 年我国西部地区中医疗卫生机构的均等化程度最低，医疗卫生机构床位、政府卫生支出的均等化程度较高。

表 5 - 29　　　　　2009—2015 年西部基本医疗卫生服务供给基尼系数

变量	2009 年	2010 年	2011 年	2012 年	2013 年	2014 年	2015 年
政府卫生支出	0.1126	0.0973	0.0705	0.0639	0.0608	0.0230	0.0669
医疗卫生机构	0.1275	0.1249	0.1284	0.1256	0.1251	0.1300	0.1270
医疗卫生机构床位	0.0765	0.0658	0.0675	0.0660	0.0589	0.0582	0.0577
卫生技术人员	0.1122	0.0992	0.0963	0.0919	0.0800	0.0729	0.0656

表 5 - 30　　　　　2009—2015 年西部基本医疗卫生服务供给泰尔指数

变量	2009 年	2010 年	2011 年	2012 年	2013 年	2014 年	2015 年
政府卫生支出	0.0220	0.0185	0.0107	0.0098	0.0090	0.0086	0.0099
医疗卫生机构	0.0286	0.0278	0.0308	0.0302	0.0299	0.0314	0.0302
医疗卫生机构床位	0.0108	0.0087	0.0087	0.0078	0.0059	0.0056	0.0055
卫生技术人员	0.0208	0.0164	0.0156	0.0138	0.0100	0.0085	0.0070

三、我国区域基本医疗卫生服务供给评价结果分析

1. 区域基本医疗卫生服务供给水平不断提升，但仍存在区域差异

2009 年以来，我国及其东、中、西部区域的基本医疗卫生服务供给水平均呈上升趋势，但区域差异依然存在。西部区域在政府卫生支出、医疗卫生机构、医疗卫生机构床位等方面居全国前列，中、东部区域相对较低。但在卫生技术人员供给方面东部地区居全国前列，中、西部地区均低于全国平均水平。

为实现人人享有基本医疗卫生服务的目标，政府加大了对卫生领域的投入，特别是对中、西部区域予以政策倾斜，中、西部区域在物力资源方面得到显著改善，但人力资源仍是其进一步发展的掣肘，这可能是由于人才培养是一个长期过程，短期内无法取得显著效果①。因此，在推进区域基本医疗卫生服务均等化的进程中应对症施治，重点关注各区域的薄弱环节，补齐短板，对中、西部区域在卫生人才引进、培养、使用等环节加大扶持力度②，缩小区域差异。

2. 区域基本医疗卫生服务供给均等化程度不断改善，但程度不一

根据上文图表可知，2009 年以来，全国及其东、中、西部区域基本医疗卫生服务供给的基尼系数与泰尔指数值均呈下降趋势，即非均等化程度均得到了逐步改善，但仍存在差异。从区域对比角度看，东部区域各项供给指标的基尼系数与泰尔指数值相对较高，其均等化程度最低，而中、西部区域均等化程度则相对较高。从供给指标对比角度看，医疗卫生机构的基尼系数与泰尔指数值均高于其他指标，表明其均等化程度最低，而医疗卫生机构床位、政府卫生支出的均等化程度相对较高。因此，我国政府应着力改善东部区域的基本医疗卫生服务供给均等化程度，实现区域内部省份间的均衡发展。

3. 区域内差异是影响基本医疗卫生服务供给均等化的主要因素

根据泰尔指数分解结果显示，2009—2015 年东、中、西部的区域内差异是影响基本医疗卫生服务供给不均等的主要原因。其中，东部区域内部不均等问题最为显著，而中部区域内部均等化程度最高。原因在于东部区域既存在诸如北京、上海等发达地区，也包括辽宁、海南等相对落后区域，省份之间差距较大。而中、西部区域各省份之间差异相对较小，导致了东部区域均等化程度最低的现状。在推进基本医疗卫生服务均等化的进程中，应重视区域内部差异，特别是东部区域内部均等化问题③，需统筹

---

① 温俊娜，杨永宏，姜艳，等．基于基尼系数和差别指数的宁夏地区卫生资源配置公平性分析[J]．中国卫生经济，2016，35（4）：61－64．
② 李长宁．我国卫生人员结构与规模供需策略研究[D]．济南：山东大学，2013．
③ 王宇．地区基本医疗卫生服务供给均等化的影响因素研究[D]．广州：暨南大学，2015．

兼顾区域内部相对落后省份的发展。本书结论与张楠等（2014）[①]、张芳玲（2012）[②] 等研究结论相一致。

四、影响基本医疗卫生服务均等化供给因素的实证分析

1. 理论假设

医疗卫生系统作为社会大系统的一个子系统，其运行必然受到其他子系统影响。例如，良好的经济发展可以为基本医疗卫生服务供给打下坚实的基础；集聚经济效应会对基本医疗卫生服务供给提出更高的要求；文化水平改变人群健康素养进而影响基本医疗卫生服务供给；人口密度通过影响卫生服务需求从而对基本医疗卫生服务供给产生间接影响。

2. 解释变量的选取

本节研究选取可以反映出地区经济水平、城镇化水平、文化水平和人口集聚状况的指标，即：人均 GDP、城镇化率、文盲人口占 15 岁及以上人口比重以及每平方千米人口，通过构建面板数据模型对基本医疗卫生服务供给的影响因素进行实证分析，为避免非线性和异方差对数据分析产生影响，实证过程中将所有数据均作对数处理，所得实证结果为推进基本医疗卫生服务均等化提供可靠的参考。

3. 面板数据模型的构建与分析

（1）政府卫生支出影响因素实证分析。

表 5 - 31 为政府卫生支出影响因素实证分析结果，模型（1）中运用了最小二乘法进行实证检验，由于我国各省经济发展、资源禀赋、人口分布等方面存在差异，因此为控制各省份的"省情"差异，避免遗漏变量，建立固定效应模型（2），数据回归过程中可能存在随机效应，因此建立随机效应模型（3）作为参考。

本书进一步对混合回归与固定效应模型适用性进行 F 检验，原假设为"H_0：all $ui = 0$"，模型选择混合回归模型。而 F 检验 P 值 <0.0001，拒绝

---

① 张楠，孙晓杰，李成，等. 基于泰尔指数的我国卫生资源配置公平性分析[J]. 中国卫生事业管理，2014（2）：88 - 91.

② 张芳玲. 我国卫生资源配置公平性与效率研究[D]. 重庆：重庆工商大学，2012.

原假设，固定效应模型优于混合回归模型。然而传统的豪斯曼检验假定，随机效应模型在 H_0 成立条件下效率更高，这意味着 ui 与 εi 是独立同分布的，若聚类稳健标准误与普通标准误之差较大则传统豪斯曼检验并不适用。因此，本书借鉴陈强（2014）研究成果，应用 xtoverid 命令进行过度识别检验（overidentification test），判断固定与随机效应模型适用问题。豪斯曼检验结果如表 5-32 所示，本书最终选择固定效应模型。

表5-31 政府卫生支出影响因素实证回归结果

系数	模型（1）OLS.	模型（2）FE	模型（3）RE
LNRjgdp	0.931473*** (7.5)	1.140075*** (10.55)	1.501261** (15.01)
LNCzhl	-0.394992 (-1.28)	1.146019* (2.62)	-0.244493 (-0.60)
LNWmrkbz	0.170855** (2.42)	0.144058*** (3.16)	0.196018*** (4.57)
LNRkmd	-0.118136** (-2.59)	1.399037*** (3.47)	-0.20655*** (-3.25)
常数项	-1.538824 (-1.39)	-17.798120*** (-7.46)	-7.70408*** (-10.73)
R^2	0.5375	0.9383	0.5107
样本量	217	217	217

注：*、**、***分别表示在10%、5%、1%的显著性水平上显著，其中系数值（）内为回归系数的t统计量。

表5-32 豪斯曼检验结果

Test of overidentifying restrictions: fixed vs random effects
Cross-section time-series model: xtreg re robust cluster (state)
Sargan-Hansen statistic 59.702 Chi-sq (4) P-value < 0.0001

根据表5-31模型（2）的实证结果，构建政府卫生支出固定效应模型，如下所示：

$$LNRjwszc_{it} = -17.798120 + 1.140075LNRjgdp_{it} + 1.146019 LNCzhl_{it} + 0.144058 LNWmrkbz_{it} + 1.399037 LNRkmd_{it}$$

LNRjwszc$_{it}$代表人均政府卫生支出，LNRjgdp$_{it}$代表人均 GDP，LNCzhl$_{it}$代表城镇化率，LNWmrkbz$_{it}$代表文盲人口占 15 岁及以上人口的比重，LNRkmd代表每平方千米人口数。固定效应模型实证结果显示：人均 GDP 在 1% 水平下显著，且当人均 GDP 提高 1 个百分点，人均政府卫生支出就会上升 1.14个百分点。城镇化率在 5% 水平下显著，当城镇化率提高 1 个百分点，人均政府卫生支出就会上升 1.15 个百分点。文盲人口比重在 1% 水平下显著，系数为 0.144058，与人均政府卫生支出正相关。每平方千米人口数在 1% 水平下显著，系数为 1.399037，表明人口密度与人均政府卫生支出正相关。

（2）医疗卫生机构影响因素实证分析地区。

表 5 - 33 中分别运用了最小二乘法（OLS）、固定效应模型（FE）、随机效应模型（RE）进行实证分析，以期得到影响医疗卫生机构的效应。为了判断模型准确性，本书同样会进行 F 检验，原假设为 "H$_0$：all ui = 0"，模型选择混合回归模型。而 F 检验 P 值 < 0.0001，拒绝原假设，固定效应模型优于混合回归模型。进一步根据豪斯曼检验结果，如表 5 - 34 所示，P 值为 0.0003，拒绝原假设，本书最终选择固定效应模型。

表 5 - 33　　　　　　　医疗卫生机构影响因素实证回归结果

系数	模型（1） OLS.	模型（2） FE	模型（3） RE
LNRjgdp	0.358542 *** (3.24)	0.134517 *** (2.79)	0.123397 ** (2.40)
LNCzhl	- 1.618916 *** (- 5.37)	- 0.120699 (0.71)	- 0.151352 (0.81)
LNWmrkbz	- 0.210398 * (- 2.02)	0.030156 * (1.86)	0.028945 * (1.82)
LNRkmd	- 0.116197 *** (- 2.76)	- 0.490718 ** (2.47)	- 0.21244 *** (- 4.36)
常数项	5.477639 *** (4.72)	3.534457 *** (3.69)	2.300691 *** (7.22)
R^2	0.6567	0.2678	0.4936
样本量	217	217	217

注：*、＊＊、＊＊＊分别表示在10%、5%、1%的显著性水平上显著，其中系数值（）内为回归系数的
t 统计量。

根据表 5-33 模型（2）的实证结果，构建医疗卫生机构固定效应模型，其表达式为：

$$LNMwrkyljg_{it} = 3.534457 + 0.134517LNRjgdp_{it} + 0.030156\ LNWmrkbz_{it} - 0.490718\ LNRkmd_{it}$$

如表 5-33 模型（2）所示，人均 GDP 在 1% 水平下显著，且人均 GDP 提高 1 个百分点，每万人口医疗卫生机构就会上升 0.13 个百分点。文盲人口比重在 10% 水平下显著，文盲人口比重上升 1 个百分点，每万人口医疗卫生机构数就会上升 0.03 个百分点，表明文化水平低的区域需要消耗更多的医疗卫生资源。每平方千米人口数在 5% 水平下显著且对医疗卫生机构起到负面作用，这与前文得出的西部、中部和东部区域每万人口医疗卫生机构依次降低的研究结论相一致（见表 5-34）。

表 5-34   豪斯曼检验结果

Test ofoveridentifying restrictions：fixed vs random effects
Cross - section time - series model：xtreg re robust cluster（state）
Sargan - Hansen statistic 20.977   Chi - sq（4）   P - value = 0.0003

（3）医疗卫生机构床位影响因素实证分析。

表 5-35 中分别运用了最小二乘法（OLS）、固定效应模型（FE）、随机效应模型（RE）进行实证分析，并进行 F 检验和豪斯曼检验，F 检验和豪斯曼检验的 P 值均 < 0.0001，拒绝原假设，本书最终选择固定效应模型。

根据表 5-35 模型（2）的实证结果，构建医疗卫生机构床位数固定效应模型，即：

$$LNMqrkcw_{it} = 3.977334 + 0.304151LNRjgdp_{it} + 2.093483\ LNCzhl_{it} + 0.054541LNWmrkbz_{it} - 2.658475LNRkmd_{it}$$

如表 5-35 模型（2）所示：人均 GDP 在 1% 水平下显著，且人均 GDP 提高 1 个百分点，每千人口医疗卫生机构床位就会上升 0.30 个百分点。城镇化率在 1% 水平下显著，城镇化率提高 1 个百分点，每千人口医疗卫生机构床位就会上升 2.10 个百分点。文盲人口比重在 5% 水平下显著，系数为 0.054541，表明文化水平低的区域需要消耗更多的医疗卫生资源。人口密度在 1% 水平下显著，系数为 - 2.658475，表明人口密度起到负面影响，这与前文得出的西部、中部和东部区域每千人口医疗卫生机构床位依次降低的研究结论相一致。

表 5 – 35   医疗卫生机构床位影响因素实证回归结果

系数	模型（1） OLS.	模型（2） FE	模型（3） RE
LNRjgdp	0. 293166 *** （3. 31）	0. 304151 *** （3. 62）	0. 374450 *** （3. 29）
LNCzhl	0. 093623 （0. 46）	2. 093483 *** （5. 92）	0. 893288 *** （2. 68）
LNWmrkbz	− 0. 047591 （ − 1. 05）	0. 054541 ** （2. 25）	0. 077368 ** （2. 23）
LNRkmd	− 0. 054297 ** （ − 2. 38）	− 2. 658475 *** （ − 5. 74）	− 0. 138211 *** （ − 2. 89）
常数项	− 1. 655111 *** （ − 2. 75）	3. 977334 * （1. 78）	− 5. 416186 *** （12. 42）
R^2	0. 4204	0. 8390	0. 3860
样本量	217	217	217

注：*、**、***分别表示在10%、5%、1%的显著性水平上显著，其中系数值（ ）内为回归系数的 t 统计量。

（4）卫生技术人员影响因素实证分析。

表 5 – 36 中分别运用了最小二乘法（OLS）、固定效应模型（FE）、随机效应模型（RE）进行实证分析，并进行 F 检验和豪斯曼检验，F 检验和豪斯曼检验的 P 值均 < 0. 0001，拒绝原假设，本书最终选择固定效应模型。

根据表 5 – 36 模型（2）的实证结果，构建卫生技术人员固定效应模型，即：

$$LNMqrkjsry_{it} = 0.644384 + 0.130817LNRjgdp_{it} + 1.979582\ LNCzhl_{it} + 0.070335LNWmrkbz_{it} - 1.570293LNRkmd_{it}$$

表 5 – 36　　　　　　　　　卫生技术人员影响因素实证回归结果

系数	模型 (1) OLS.	模型 (2) FE	模型 (3) RE
LNRjgdp	0. 278561 ***	0. 130817 *	0. 169385 **
	(4. 14)	(1. 97)	(2. 20)
LNCzhl	0. 572690 ***	1. 979582 ***	1. 351116 ***
	(3. 23)	(7. 71)	(5. 12)
LNWmrkbz	– 0. 027218	0. 070335 ***	0. 078804 ***
	(– 0. 65)	(3. 34)	(3. 31)
LNRkmd	– 0. 058361 ***	– 1. 570293 ***	– 0. 113765 ***
	(– 2. 97)	(– 7. 91)	(– 3. 25)
常数项	– 3. 219398 ***	0. 644384	– 5. 011893 ***
	(– 5. 31)	(0. 53)	(– 11. 44)
R^2	0. 6956	0. 7496	0. 6612
样本量	217	217	217

注：*、* *、* * *分别表示在10%、5%、1%的显著性水平上显著，其中系数值（）内为回归系数的t统计量。

如表 5 – 36 模型（2）所示：人均 GDP 在 10% 水平下显著正相关，人均 GDP 提高 1 个百分点，每千人口卫生技术人员就会上升 0.13 个百分点。城镇化率在 1% 水平下显著，城镇化率提高 1 个百分点，每千人口卫生技术人员就会上升 1.98 个百分点，城镇化水平的提升显著地促进了每千人口卫生技术人员的增加。文盲人口比重在 1% 水平下显著，系数为 0.070335，表明文盲人口比重上升 1 个百分点，每千人口卫生技术人员就会上升 0.07 个百分点，表明文化水平低的区域需要消耗更多的医疗卫生资源。人口密度在 1% 水平下显著，系数为 – 1.570293，表明人口密度起到负面影响。

4. 小结

（1）经济水平对区域基本医疗卫生服务供给均等化存在正向影响。

根据上文实证分析结果可知，人均 GDP 对政府卫生支出、医疗卫生机构等基本医疗卫生服务供给指标均产生显著的正向影响。我国经济发展水平的不断提升，夯实了政府的卫生支出能力，提升了居民的医疗消费水平，带动了服务供给水平的提高。因此，大力推进区域经济发展，可以为基本医疗卫生服务水平提升奠定坚实的财力基础，向基本医疗卫生服务均等化不断迈进①②。本书与陶群山等（2016）③、王宇（2015）④ 和高萍（2015）⑤ 等学者结论相符。

（2）城镇化水平对区域基本医疗卫生服务供给均等化存在正向影响。

城镇化率对政府卫生支出、医疗卫生机构床位、卫生技术人员等基本医疗卫生服务供给指标存在显著的正向影响。2015 年，我国的城镇化率达到 56.10%⑥，加速推进的城镇化对促进基本医疗卫生服务供给水平提升具有重要意义⑦。作为一个劳动力、资本等要素不断汇聚的过程，城镇化的集聚效应推动着城镇人口的卫生服务需求也在逐步提高⑧⑨，要求基本医疗卫生服务供给水平也要相应提升。因此，持续推进城镇化可以促进中、西部区域基本医疗卫生服务向前发展，缩小区域差距，进而实现基本医疗卫生服务均等化。本书与叶俊（2016）⑩ 等学者的结论一致。

（3）文化水平对区域基本医疗卫生服务供给均等化存在负向影响。

文盲人口比重与基本医疗卫生服务供给均等化存在正相关，表明文化水平对基本医疗卫生服务供给均等化具有显著的负向影响。这可能是由于人群文化水平与其卫生服务需求和利用存在联系。文化水平高的群体健康素养相对较高，能够加强自我保健，减少服务利用；文化水平较低的人群

---

① 李晓燕. 区域基本卫生服务均等化影响因素分析[J]. 华南农业大学学报（社会科学版），2012，11（3）：103 - 111.

② Allan HM，Scott FR. A Rational Theory of the Size of Government [J]. Journal of Political Economy，1981，89（5）：914 - 927.

③ 陶群山，魏骅. 我国基本卫生服务均等化影响因素的固定效应模型分析——基于 31 个省级面板数据的研究[J]. 海南大学学报（人文社会科学版），2016，34（2）：51 - 58.

④ 王宇. 地区基本医疗卫生服务供给均等化的影响因素研究[D]. 广州：暨南大学，2015.

⑤ 高萍. 区域基本医疗卫生服务均等化现状、成因及对策——基于全国各省面板数据的分析[J]. 宏观经济研究，2015，(4)：90 - 97 + 152.

⑥ 巨强，孔明忠. 中美城镇化进程比较[J]. 农业发展与金融，2016（5）：34 - 37.

⑦ 李蔚. 新型城镇化视域下城乡卫生资源均衡配置探析[J]. 甘肃社会科学，2015（6）：205 - 208.

⑧ Kamal N，Curtis S，Hasan M S，et al. Trends in equity in use of maternal health services in urban and rural Bangladesh [J]. International Journal for Equity in Health，2016（15）：1 - 11.

⑨ Alfaqeeh G，Cook E J，Randhawa G，et al. Access and utilisation of primary health care services comparing urban and rural areas of Riyadh Providence [J]. BMC Health Services Research，2017，17（1）：1 - 13.

⑩ 叶俊，城镇化建设对省域基本医疗卫生服务均等化的影响——以中部六省数据为例[J]. 中南财经政法大学学报，2016（1）：45 - 53 + 159.

健康意识相对较差,倾向于利用更多的医疗资源①。因此,我们在推进基本医疗卫生服务均等化的过程中不能忽视人群文化水平的影响,提升文化水平将是提高人群健康水平,降低基本医疗卫生服务浪费的有效举措。

(4)人口密度对区域基本医疗卫生服务供给均等化存在负向影响。

人口结构会在一定程度上改变人群卫生服务需求,最终对基本医疗卫生服务供给产生间接影响②。研究结果显示,每平方千米人口数与政府卫生支出存在正相关关系,但每平方千米人口与医疗卫生机构、医疗卫生机构床位、卫生技术人员呈显著负相关。这可能是因为政府加大了对人口密度相对较低的中、西部区域的投入,提高了其基本医疗卫生服务供给水平。同时东部区域经济相对落后的省份,囿于自身财力限制,在卫生技术人员投入方面没有随着人口密度的增加而相应提升其保障水平③。

① 赵晓磊,王健. 农村居民健康状况及卫生服务利用调查[J]. 中国公共卫生,2010,26(5):622-624.

② Hitiris T,Posnett J. The determinants and effects of health expenditure in developed countries [J]. Journal of Health Economics,1992,11(2):173-181.

③ 高萍. 区域基本医疗卫生服务均等化现状、成因及对策——基于全国各省面板数据的分析[J]. 宏观经济研究,2015(4):90-97+152.

第六章　我国城乡基本医疗保障服务的
福利分配效应分析

　　本书主要从两个方面探讨我国基本医疗保障服务的福利分配效应：一方面，以分配过程的视角从卫生资源配置和卫生服务利用两个角度来讨论统筹城乡医疗保障制度如何作用于医疗资源的分配利用，进而评估统筹城乡医疗保障制度对参保者的福利分配效应；另一方面，在收入分配机理的基础上，侧重探讨新农合与居民医保对居民收入分配效应的影响。

　　因此，本章分别从城乡基本医疗保障服务的医疗服务利用效应和收入分配效应两方面进行实证分析，以期获得我国基本医疗保障服务福利分配效应的作用机理，并验证全国及东、中、西部代表地区基本医疗保障服务福利分配效应的差异。

第一节　我国城乡基本医疗保障服务的医疗服务利用效应

一、分析框架

　　本章主要运用 2011—2015 年《中国卫生统计年鉴》《中国卫生和计划生育统计年鉴》等相关数据，以全国 31 个省（自治区、直辖市）作为整体，从全国以及城乡两个角度对我国卫生资源配置公平性进行评价，从而研究"十二五"期间各区域卫生资源配置的变化趋势并分析各区域卫生服务利用公平性的影响因素。

二、评价方法选择

在上文研究方法的基础上，本节利用基尼系数、泰尔指数从人力（卫生技术人员、执业（助理）医师、注册护士）、物力（卫生机构、床位）、财力（医疗卫生与医疗保健支出）三个维度来分析全国及各代表地区（深圳、重庆、河南）卫生资源配置的公平性。并进一步选取集中指数及其分解法从诊疗人次和出院人数两个方面分析全国及各代表地区（深圳、河南、重庆）医疗服务利用的公平性。

三、我国城乡基本医疗保障服务的医疗服务利用效应实证分析

1. 全国基本医疗保障服务的医疗服务利用效应分析

（1）全国卫生资源配置公平性分析。

①全国卫生资源配置状况对比分析：如表 6 - 1 所示，与 2011 年相比，2015 年全国卫生人力资源稳步增长。其中，卫生人员数增长了 22.12%，年平均增长率为 4.82%；卫生技术人员数增长了 29.09%，年平均增长率为 5.82%；执业（助理）医师数增长了 23.24%，年平均增长率为 4.65%；注册护士数增长了 44.45%，年平均增长率为 8.89%。

表 6 - 1　　　　　　　2011—2015 年全国卫生人员总体情况　　　　　　　（人）

年份	卫生人员	卫生技术人员	执业（助理）医师	注册护士
2011	8616040	6202858	2466094	2244020
2012	9115705	6675549	2616064	2496599
2013	9790483	7210578	2794754	2783121
2014	10234213	7589790	2892518	3004144
2015	10693881	8007537	3039135	3241469

表 6 - 2   2011—2015 年我国医疗卫生机构数情况

年份	医疗卫生机构数（所）	医院数（所）	基层医疗机构数（所）	专业公共卫生机构数（所）	医院占比（%）	基层医疗机构数占比（%）	公共卫生机构占比（%）
2011	954389	21979	918003	11926	2.30	96.19	1.25
2012	950297	23170	912620	12083	2.44	96.04	1.27
2013	974398	24709	915368	31155	2.54	93.94	3.20
2014	981432	25860	917335	35029	2.63	93.47	3.57
2015	983528	27587	920770	31927	2.80	93.62	3.25

　　表 6 - 2 为我国医疗卫生机构总量情况，整体上看，2011—2015 年医院数量占比由 2.30% 增加到 2.80%。基层医疗机构总数虽然增加，但占医疗机构数比例有一定的下降，由 96.19% 下降到 93.62%。2015 年，全国共拥有 983528 所医疗卫生机构，其中，有 27587 所医院，920770 所基层医疗机构，31927 所公共卫生机构，基层医疗机构仍为我国医疗卫生服务主要类型，占比达到 93.62%。此外，通过测算发现：2011～2015 年我国拥有医疗卫生机构、医院、基层医疗卫生机构和专业公共卫生机构数的年均增长率分别为 0.61%、5.15%、0.06% 和 33.54%。专业公共卫生机构数量增长幅度较大，考虑是由于 2013 年起对专业卫生机构的统计口径有所改变导致的。

　　图 6 - 1 和图 6 - 2 分别为 2011—2015 年全国卫生费用及其构成，由图 6 - 1 和图 6 - 2 可知，一方面，2015 年，全国卫生总费用达到 40974.64 亿元，其中，社会卫生支出 16506.71 亿元（占 40.29%），政府卫生支出 12475.28 亿元（占 30.45%），个人卫生支出 11992.65 亿元（占 29.27%），卫生费用中政府支出比例相对较少，个人支出占比偏高，这与社会经济发展状况不相适应。另一方面，全国卫生总费用由 24345.91 亿元增长至 40974.64 亿元，年均增长率为 13.66%。其中，政府卫生支出年均增长率为 13.43%，政府卫生支出占比变化较为平缓；社会卫生支出年均增长率为 19.22%，社会卫生支出占比由 34.57% 增长至 40.29%，增长较为明显；个人卫生支出年均增长率为 8.33%，个人卫生支出占比下降明显，由 34.80% 下降至 29.27%。2014 年后卫生总费用增长过快，说明其增长的势头仍需控制；个人卫生支出增长缓慢，社会卫生支出增长较快，说明筹资构成方面日趋合理，群众负担进一步减轻。

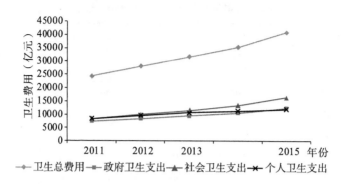

图6-1　2011—2015年全国卫生费用变化趋势

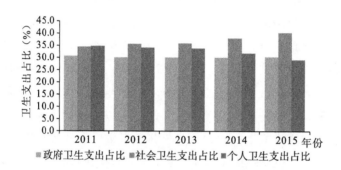

图6-2　2011—2015年全国卫生总费用构成变化趋势

在医疗保健支出方面，如表6-3所示，2011—2015年，农村居民人均年消费性支出不及城镇居民的一半，农村居民收入主要用于食品消费，其医疗保健支出占消费性支出的比例为9.2%，该比例近年来呈小幅度上升趋势，而城镇居民的医疗保健支出占消费性支出的比例比较稳定。

表6-3　　　　　　　　2011—2015年全国人均年消费性支出状况

年份	人均年现金消费支出（元）		人均医疗保健支出（元）	
	城镇	农村	城镇	农村
2011	15160.9	5221.1	969.0	436.8
2012	16674.3	5908.0	1063.7	513.8
2013	18487.5	7485.1	1136.1	668.2
2014	19968.1	8382.6	1305.6	753.9
2015	21392.4	9222.6	1443.4	846.0

据《中国卫生和计划生育统计年鉴》所示：2015 年个人卫生支出在卫生总费用的占比达到 29.27%，但占比逐年减少，社会卫生支出的占比则逐年增加，但个人卫生支出占比仍然较高，群众负担在下阶段需要进一步减轻。此外，农村卫生投入为 8736.80 亿元，占政府卫生总费用的 32.88%，但近年来农村卫生投入明显增加，2014 年农村人均卫生费用大于城市，可见政府越来越重视农村医疗卫生事业。

②全国卫生资源配置的整体评价：对"十二五"期间全国医疗卫生机构、卫生机构床位、卫生人员和医疗卫生机构总支出四项指标进行基尼系数和泰尔指数的分析。

如表 6-4 所示："十二五"期间，全国医疗卫生机构数、卫生机构床位数、卫生人员数和医疗卫生机构总支出四项卫生资源指标的基尼系数均呈平缓下降的趋势，其中除 2011 年卫生机构总支出的基尼系数超过 0.3 之外，近五年来全国卫生资源配置的基尼系数比较平均，公平性相对合理，说明"十二五"期间全国的卫生资源主要以人口的分布进行配置。其中，卫生机构床位数按人口分布的基尼系数最小，这说明"十二五"期间全国范围内加大对偏远地区的卫生投入取得了一定的成效；五年间，医疗卫生机构总支出与医疗卫生机构数的基尼系数均大于卫生人员数和卫生机构床位数的基尼系数，并且东部地区的医疗卫生总支出和卫生机构数明显多于中、西部地区，说明国家需要继续加大对中、西部地区的医疗卫生财力和卫生机构的投入。

表 6-4　　　　　　　　2011—2015 年全国省际卫生资源配置基尼指数

年份	全国医疗卫生机构数	卫生机构床位数	卫生人员数	医疗卫生机构总支出
2011	0.1879	0.0739	0.2065	0.3078
2012	0.1868	0.0875	0.1716	0.2958
2013	0.1859	0.0674	0.1553	0.2920
2014	0.1860	0.0685	0.1455	0.2674
2015	0.1845	0.0693	0.1550	0.2670

表 6 – 5　　　　　　　2011—2015 年全国省际卫生资源配置泰尔指数

指标	泰尔指数	2011	2012	2013	2014	2015
医疗卫生机构数	总体	0.0622	0.0614	0.0617	0.0613	0.0605
	区域间	0.0071	0.0073	0.0077	0.0077	0.0075
	区域内	0.0551	0.0540	0.0540	0.0536	0.0530
卫生机构床位数	总体	0.0087	0.0080	0.0074	0.0075	0.0076
	区域间	0.0001	0.0003	0.0007	0.0010	0.0011
	区域内	0.0086	0.0077	0.0067	0.0065	0.0065
卫生人员数	总体	0.0045	0.0041	0.00365	0.0034	0.0033
	区域间	0.0004	0.0003	0.0003	0.0003	0.0002
	区域内	0.0041	0.0038	0.0034	0.0032	0.0031
医疗卫生机构总支出	总体	0.0376	0.0340	0.0306	0.0298	0.0297
	区域间	0.0164	0.0142	0.0125	0.0119	0.0118
	区域内	0.0212	0.0198	0.0181	0.0179	0.0179

　　表 6 – 5 呈现了 2011—2015 年全国省际卫生资源配置的泰尔指数，从总体上看，医疗卫生机构、卫生机构床位、卫生人员和医疗卫生机构总支出四项指标的总泰尔指数也呈现下降的趋势，四项指标中医疗卫生机构总支出的泰尔指数最大，卫生人员的泰尔指数最小，表明卫生资源配置不均等状况有所缓解。

　　根据表 6 – 6 全国省际卫生资源配置的泰尔指数贡献率可知：医疗卫生机构、卫生机构床位、卫生人员和医疗卫生机构总支出的泰尔指数贡献率均是区域内大于区域间，说明全国卫生资源配置相对的不公平性更多是由于区域内差异造成的。因此，在区域层面上，要注重各类卫生资源在东、中、西部区域内的合理调配；在全国层面上，要注意东、中、西部区域间的差异，努力做到公平合理配置。

表 6 – 6　　　　　　　2011—2015 年全国省际卫生资源泰尔指数贡献率

年份	医疗卫生机构数		卫生机构床位数		卫生人员数		医疗卫生机构总支出	
	区域间	区域内	区域间	区域内	区域间	区域内	区域间	区域内
2011	11.37	88.59	1.15	98.85	8.26	91.74	43.56	56.44
2012	11.89	87.95	3.75	96.25	8.09	91.91	41.80	58.20
2013	12.46	87.52	9.46	90.54	7.67	92.33	40.79	59.21
2014	12.58	87.44	13.33	86.67	7.33	92.67	39.89	60.11
2015	11.34	87.65	14.48	85.53	7.19	92.81	39.69	60.31

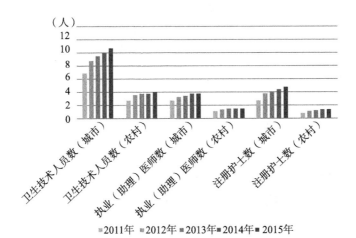

■2011年 ■2012年 ■2013年 ■2014年 ■2015年

图6-3　城乡每千人口卫生技术人员情况分析

③城乡卫生资源配置状况对比分析：如图6-3和图6-4所示，2015年我国城市卫生技术人员的数量比农村多出11个百分点；城市每千人口卫生技术人员数是农村的2.62倍；基层医疗机构全科医生严重不足，城市每千人执业（助理）医师数是农村的2.4倍；城市每千人口注册护士数是农村的3.29倍。城乡每千人口医疗机构床位数亦存在较大差距，城市人均床位数是农村2倍多，且差距有继续扩大的趋势。因此，促进城乡医疗卫生资源一体化发展，缓解城乡医疗卫生资源供给不均等现状，是当下我国卫生事业发展的重要目标。

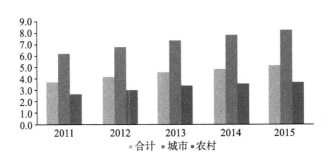

■合计 ■城市 ■农村

图6-4　城乡每千人口床位情况（张）

表 6 - 7　　　　　　　　　城乡居民医疗保健支出占消费性支出比例

年份	人均年现金消费支出（元）		人均医疗保健支出（元）		医疗保健占消费性支出（%）	
	城镇	农村	城镇	农村	城镇	农村
2011	15160.9	5221.1	969.0	436.8	6.4	8.4
2012	16674.3	5908.0	1063.7	513.8	6.4	8.7
2013	18487.5	7485.1	1136.1	668.2	6.1	8.9
2014	19968.1	8382.6	1305.6	753.9	6.5	9.0
2015	21392.4	9222.6	1443.4	846.0	6.7	9.2

此外，2015 年我国城乡居民年消费支出仍然存在很大差距，农村人均年消费性支出不到城镇居民的 1/2。但在医疗保健支出方面，农村人均医疗保健支出占消费性支出的百分比较城镇居民高出两个百分点，且近年来这种差距有进一步扩大的趋势；而城镇居民的医疗保健支出占消费性支出变化较为平稳（详见表 6 - 7）。

如图 6 - 5 所示，全国卫生费用逐年增高，城镇增长速度远高于农村，城乡差距进一步加大。其中，2014 年政府投入的卫生总费用城镇为 26575.60 亿元，而农村投入只有 8736.80 亿元，城镇和农村的卫生投入趋势图呈开口型，可见城镇卫生投入涨幅更大。

如图 6 - 6 所示，虽然 2011—2013 年城镇人均卫生总费用明显高于农村，但 2014 年农村人均卫生费用大于城镇，可见国家加大了对于农村卫生事业的投入。

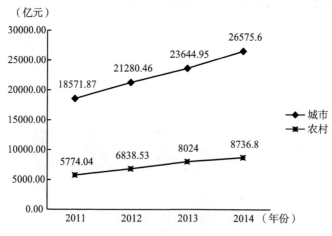

图 6 - 5　城乡卫生总费用基本情况

注：2015 年城乡卫生总费用在 2016 年和 2017 年《中国卫生与计划生育统计年鉴》中缺失，因此城乡卫生总费用数据截至 2014 年。

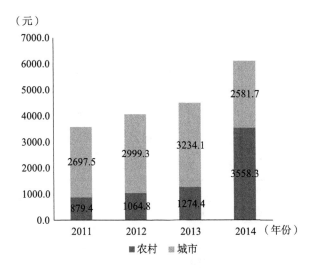

图 6 - 6 城乡人均卫生总费用

注：2015 年城乡人均卫生总费用在 2016 年和 2017 年《中国卫生与计划生育统计年鉴》中缺失，因此城乡
人均卫生总费用数据截至 2014 年。

④基层卫生资源配置变化趋势分析：本书为了解全国基层卫生资源配置变化情况，选取卫生机构、床位、卫生技术人员、执业（助理）医师、注册护士五项指标，以社区卫生服务中心（站）和以乡镇卫生院为重点的研究对象，分析城乡基层卫生资源配置变化趋势，发现其中存在的问题，提出解决问题的建议，以期为卫生事业改革提供参考。

由表 6 - 8 可知，2011 年以来，每千人口基层医疗卫生机构床位数逐年上升，由 2011 年的 0.91 张增至 2015 年的 1.02 张。每千人口卫生技术人员、执业（助理）医师、注册护士的数量均呈逐年上升趋势。其中，卫生技术人员由 1.45 人增加至 1.63 人，增长最为显著；执业（助理）医师，仅由 0.71 人增加为 0.80 人，增长速度较为缓慢。

表 6 - 8　　　　　　　　　每千人口基层医疗卫生资源配置情况

年份	床位数/张	卫生技术人员/人	执业（助理）医师/人	注册护士/人
2011	0.91	1.45	0.71	0.36
2012	0.98	1.51	0.74	0.39
2013	0.99	1.56	0.77	0.42
2014	1.01	1.58	0.77	0.44
2015	1.02	1.63	0.80	0.47

随着城镇化率不断提高，城乡二元结构发生变化，卫生资源配置情况也随之改变，本书选取以社区卫生服务中心（站）和乡镇卫生院为对象分别对城市、农村基层医疗卫生机构进行资源配置比较。根据表6-9所示：2011年以来，社区卫生服务中心（站）逐年增加，由32860家增加至2015年的34321家，涨幅达7.48%；但乡镇卫生院呈逐年小幅下降的趋势，由2011年的37295家下降至2015年的36817家，降幅为1.28%。

表6-9　　　　　　　　城乡基层医疗卫生机构及床位配置情况

年份	机构/家		每千人口床位/张	
	社区卫生服务中心（站）	乡镇卫生院	社区卫生服务中心（站）	乡镇卫生院
2011	32860	37295	0.452	1.100
2012	33562	37097	0.481	1.180
2013	33965	37015	0.451	1.222
2014	34238	36902	0.445	1.258
2015	34321	36817	0.447	1.292

城市每千人口社区卫生服务中心（站）床位数呈先小幅上升后减少的趋势，2011年到2012年涨幅较缓，2012年后呈小幅下降。农村每千人口乡镇卫生院床位数呈逐年上升趋势。各年度千人口乡镇卫生院床位数均大于社区卫生服务中心（站）床位，并且差距逐年增大，由2011年的0.648张增加到2015年0.845张。

表6-10为每千人口城乡基层医疗卫生机构人员配置情况，在卫生技术人员数方面，2011年以来，城市每千人口社区卫生服务中心（站）卫生技术人员数始终小于乡镇卫生院卫生技术人员数，但是增长幅度有所不同，农村自2011年以来呈小幅增长，涨幅明显低于城市，随着城乡差距逐步缩小，每千人口卫生技术人员差值由2011年的0.17人缩小到2015年的0.07人。在执业（助理）医师和注册护士方面，社区卫生服务中心（站）和乡镇卫生院的每千人口执业（助理）医师、每千人口注册护士也呈逐年上涨趋势，2015年城市每千人口社区卫生服务中心（站）执业（助理）医师数增长比2011年的多0.06人，乡镇卫生院仅增长了0.02人；每千人口注册护士在城乡间均呈较快增长趋势，2015年，社区卫生服务机构每千人口注册护士已增长到2011年的1.278倍，乡镇卫生院增长到2011年的1.240倍。

总而言之，在社区卫生服务中心（站），每千人口卫生技术人员、每千人口执业（助理）医师和每千人口注册护士涨幅均超过每千人口床位；在乡镇卫生院，三种指标均有小幅度增长，但是均小于社区卫生服务机构的涨幅。

表 6-10　　　　　　　每千人口城乡基层医疗卫生机构人员配置情况

年份	卫生技术人员数/人		执业（助理）医师数/人		注册护士数/人	
	社区卫生服务中心（站）	乡镇卫生院	社区卫生服务中心（站）	乡镇卫生院	社区卫生服务中心（站）	乡镇卫生院
2011	0.88	1.05	0.38	0.44	0.29	0.25
2012	0.97	1.06	0.42	0.44	0.32	0.26
2013	10.1	1.08	0.43	0.45	0.35	0.28
2014	1.03	1.09	0.44	0.45	0.36	0.29
2015	1.04	1.11	0.44	0.46	0.37	0.31

　　⑤小结：由上文数据可知，近年来，全国、城乡和各省卫生资源配置数量日益增加，具体体现在卫生技术人员、卫生机构、床位、医疗卫生与医疗保健支出等指标的增加，但是城乡卫生资源配置仍存在差距。考虑由以下原因所导致：

　　第一，部分地区农村居民医疗卫生服务支付能力低。

　　居民健康水平及其医疗卫生服务支付能力主要取决于其收入水平的高低。近年来，随着我国经济的发展，城乡居民生活水平均有了明显地改善，但是城乡之间、区域之间的经济发展水平差距依旧显著，中、西部广大农村还处于温饱阶段，医疗卫生服务支付能力低，因此，针对性提高农民收入，增强其医疗卫生服务的支付能力，是促进农民进行健康投资的根本途径。

　　第二，政府和市场的双重失灵。

　　医疗卫生资源作为准公共产品，应当以政府为主导，以市场为辅助共同提供。但由于在医疗卫生资源投入中政府存在"缺位"，且市场存在"越位"，导致我国城乡医疗卫生资源配置不合理，最终使得农村医疗卫生资源严重不足，农村基本医疗服务过度市场化，医疗卫生资源没有很好地体现准公共产品性质，农村居民基本医疗保障不健全等问题也接踵而至。政府和市场的双重失灵是导致我国城乡医疗卫生资源配置不均等进一步加大的主要原因，与赵云（2010）的研究观点相一致①。

　　第三，城乡二元化体制的影响。

---

①　赵云. 医疗卫生领域服务型政府建设的四个阶段[J]. 中国卫生经济，2010（8）：14-16.

由于长期以来城乡二元化体制的形成，致使我国在卫生投入方面呈现出严重的城市偏好，有限的医疗卫生资源大多集中在大城市，在城乡层面上的医疗卫生资源分配的不公平现象逐步形成。城乡二元体制严重地制约了我国医疗卫生事业的均衡发展。

第四，政府对城乡医疗卫生资源的投入不合理。

受市场利益导向的影响，财政投入倾向于收益较好的城市大型医院，而基层医疗卫生机构及卫生防疫系统由于收效甚微使得获取的财政经费有限。在医疗服务项目的分配上，80%的医疗服务财政拨款被用于城市医疗卫生机构，而这其中的80%被用于城市大型医院。由于昂贵的医疗费用使得城市大型医院对弱势群体可及性较低，这与国家均衡分配医疗卫生资源的目标相违背，与周旭东等（2006）人的观点相一致[①]。

针对以上问题，提出以下建议：

第一，加大政府和市场的有机结合，提升卫生资源配置公平性。

一是加大政府和市场的有机结合，充分发挥政府的主导作用和市场的调节功能，提高资源配置的优化程度，逐步改善不同区域、经济水平间卫生资源配置的合理性，将卫生资源配置的重心向基层和社区转移，分流就医人群，增加患者的就医便利度[②]。二是完善全民基本医保制度，逐步实现省级统筹，做好跨省跨地区的医疗报销结算工作，切实减轻人民群众就医负担。三是落实好精准扶贫政策，关注低收入群体和贫困地区的就医问题，解决好看病难、看病贵、因病致贫等问题，有效解决城乡卫生资源配置与利用不均衡的问题。四是加大社会办医、医疗保障以及商业健康保险等的推行力度，加快变革医保支付方式，鼓励社会资本进入医疗市场，促进社会办医的发展，增大社会卫生支出的比重。

第二，落实分级诊疗制度，提高卫生资源利用效率。

一是优化医疗机构布局，加强不同类型医疗机构间的分工协作，健全上下联动、衔接互补的医疗卫生服务体系。二是明确医疗机构职能，充分发挥区域性医疗中心、省市级医学中心、有特色的专科医院等龙头

① 周旭东，刘星，郭亚茹．公共财政框架下公共卫生支出的改革思路［J］．中国卫生事业管理，2006（10）：585－587.

② 张涛，孙立奇，刘肖肖，等．我国村卫生室卫生资源配置公平性研究［J］．中国卫生统计，2016（6）：1014－1016.

机构的作用，使其负责医学教育科研、指导培训基层卫生人员和危重急症、疑难病症诊疗；基层医疗机构要更好地承担一般常见病、多发病的诊疗以及健康教育、疾病预防、保健康复等任务[①]。三是全面落实分级诊疗制度，有效提高基层服务能力，实现基层首诊、双向转诊、上下联动、急慢分治[②]。四是充分发挥"计算机""互联网"等高新技术手段，建设信息共享平台，实现卫生部门之间的协作和资源共享，不断提高医疗卫生资源配置的公平性及利用效率，努力为全体居民提供便捷、优质的基本医疗卫生服务。

第三，加大卫生财力投入，加强卫生人才队伍建设。

一是为了实现"健康中国2030"的奋斗目标，积极践行大健康理念，政府还要持续加大医疗卫生资源的投入，重点增加卫生财力支出，强化卫生资源在不同群体、区域以及经济水平间的合理调配，提高卫生资源的利用效率[③]。二是加强高层次医疗卫生人才队伍建设，面向海内外引进和培养一批具有国际领先水平的领军人才和学科带头人；实施以全科医生为重点的基层医疗卫生队伍的建设计划，实施基层卫生人员定期培训与考核的制度，提升基层医疗技能水平。三是提高医疗卫生管理队伍专业化、职业化水平，提升科学管理能力，保障对卫生资源的合理配置。

第四，注重中、西部农村经济的发展，提高医疗卫生服务质量。

随着我国城乡经济差距的逐步扩大，要想彻底扭转如今农村相对落后的医疗现状，就要从根本上发展农村经济，从而改变农村的落后面貌，改善农村居民就医现况；贯彻落实农村定向免费医学生的培养计划，引导医疗专业人才走向农村，缓解农村医疗人才紧缺现状；加大对农村的医疗卫生投入，提高广大农村地区卫生事业人员的待遇水平，加强专业培训，提高专业技术水平，改善农村医疗卫生服务质量。

第五，全面落实统筹城乡医疗保障制度，扩大疾病保障范围。

健全农村医疗保健制度，贯彻落实城乡医疗保障制度的统筹计划，提高疾病经济的风险分担能力，加大基层医疗卫生机构的财政投入力度，从

---

① 徐向东. 围绕乡医签约服务探索分级诊疗模式[J]. 中国卫生人才，2016（2）：60－61.

② 孙统达，陈金军，王涌，等. 城市医院与基层医疗机构分工协作现状调查分析[J]. 卫生经济研究，2015（11）：11－14.

③ 解读：《"健康中国2030"规划纲要》[J]. 人口与计划生育，2016（12）：4－5.

根本上解决农村居民"看病难、看病贵"的问题；要提高基本医疗保障制度覆盖面和保障水平，缩小城乡医疗保障制度对不同受保人群的福利差异，进一步提高医疗费用报销比例；完善城乡医疗救助制度，提高对贫困家庭覆盖率，扩大重大疾病保障范围。

第六，完善卫生财政体制，建全医疗卫生补助机制。

建立以中央财政和省级财政为主导，以县乡财政为辅助的医疗卫生财政支出体系，保证各级政府医疗卫生的事权和财权相统一。促进政府财政支持为医疗卫生资源的公平配置提供基本保障的同时也要借助社会力量，引入社会资本，鼓励社会办医，引导社会组织对农村医疗卫生事业建设投入更多物力和财力资源。

（2）全国卫生服务利用公平性分析。

①我国各省医疗服务利用现状：首先，本节选取诊疗人次数作为衡量我国各省门诊医疗服务利用情况的指标，通过对比各省诊疗人次数发现：2011—2015 年，全国各省份医疗卫生机构诊疗人次数均呈现出上升的趋势。2015 年全国各省份医疗卫生机构诊疗人次数达到 769342.51 万人，相比 2014 年增加了 9155.88 万人，相比 2011 年增加了 142219.89 万人。从不同区域来看，广东、山东、河南、浙江、江苏等省份诊疗人次数较多，海南、青海、西藏、宁夏、新疆等省份/自治区诊疗人次数较少，东部省份门诊服务的利用多于中西部地区。以 2015 年为例，2015 年广东省医疗卫生机构诊疗人次数为 78526.09 万人次，而西藏自治区只有 1376.17 万人次（如表 6-11 所示）。

其次，在出院人数方面，如表 6-12 所示，2011—2015 年，全国各省医疗卫生机构出院人数均呈现上升的趋势。2015 年全国医疗卫生机构出院总人数达到 20955.01 万人，与 2011 年相比较增加了 5690.19 万人。从东、中、西三个区域来看，2015 年我国东部区域医疗卫生机构出院人数五年来一直处在第一位；从不同省份来看，医疗卫生机构出院人数排在前五位的省份分别是四川、山东、河南、广东、湖南，其中四川省出院人数最多，达到 1542.57 万人；排在后五位的省份/自治区分别是西藏、青海、宁夏、海南和天津，西藏自治区出院人数最少，仅为 28.74 万人。

表 6 – 11　　　　　　　2011—2015 年我国各省门诊医疗服务利用情况

省份	诊疗人次数（万人次）				
	2011 年	2012 年	2013 年	2014 年	2015 年
北京	16172.83	18529.75	20466.38	21359.92	21780.33
天津	8690.68	9607.72	10532.71	11577.51	11880.74
河北	33541.15	36791.62	39309.39	41289.41	42134.08
山西	10946.44	11900.67	12486.42	12767.41	12521.26
内蒙古	8780.08	9334.09	9882.85	10033.63	10024.85
辽宁	15440.05	17525.50	17838.07	18451.30	18550.98
吉林	8983.11	9742.81	10204.59	10634.94	10469.23
黑龙江	10572.99	11528.58	12094.09	12084.46	11474.85
上海	21062.93	22085.94	23406.63	25059.71	25616.04
江苏	40683.72	45054.65	49440.12	52578.58	54579.16
浙江	40886.23	45191.12	47526.35	50424.96	52973.42
安徽	20430.39	23491.54	25474.34	26282.04	26124.00
福建	17518.16	19203.12	20395.63	21211.94	21190.05
江西	17893.71	18972.42	19852.69	21087.10	20838.31
山东	51794.21	58264.69	62207.90	63126.62	61521.33
河南	46496.53	49655.24	51860.44	54963.06	55552.95
湖北	26798.43	30579.12	32059.73	34475.18	34839.40
湖南	21685.28	22899.94	24437.58	25050.65	25696.13
广东	65253.23	71491.80	75779.44	78094.77	78526.09
广西	20528.57	23189.20	24969.88	24932.61	25188.36
海南	3702.53	3904.07	4247.85	4531.25	4640.87
重庆	12521.53	13304.98	13909.95	13797.98	14500.30
四川	38912.59	42438.89	43548.61	44520.60	45081.93
贵州	10810.70	11515.13	12662.41	13016.03	13201.16
云南	18024.87	20009.25	21119.83	21890.23	22836.65
西藏	1050.24	1012.37	1178.43	1313.10	1376.17
陕西	14665.95	16052.35	17191.66	17508.46	17501.11
甘肃	10700.07	11920.56	12392.96	12328.70	12530.78
青海	2082.68	2134.07	2203.53	2253.42	2281.71
宁夏	2812.36	3115.17	3338.53	3562.08	3576.99
新疆	7680.39	8386.56	9381.95	9978.97	10333.27

进一步将 31 个省/自治区按照人均 GDP 由低到高分成五组，分别是最

贫困20%省、次贫困20%省、中间20%省、次富裕20%省、最富裕20%省。其中前四组均有六个省份，最富裕组有七个省份。表6-13和表6-14分别显示了这五组2011—2015年门诊和住院医疗服务利用分布情况。从结果可以看出：2011—2015年门诊医疗服务利用较多地集中在最富裕20%省和次富裕20%省，较少主要集中于最贫困20%省、次贫困20%省、中间20%省，除中间20%省之外，五年中卫生机构门诊服务利用诊疗人次数指标随着经济水平的增高而增加；五年中住院医疗服务利用最多的省份主要集中在次富裕20%省，最少的省份主要集中于最富裕20%省。

表6-12　　2011—2015年我国各省住院医疗服务利用情况

省份	出院人数（万）				
	2011年	2012年	2013年	2014年	2015年
北京	201.18	224.92	245.62	269.30	275.43
天津	119.51	132.38	135.65	148.50	150.72
河北	777.28	870.78	919.38	973.09	984.08
山西	306.97	348.47	366.22	388.24	379.71
内蒙古	233.76	256.89	284.50	299.40	295.30
辽宁	479.92	549.44	589.86	631.94	643.28
吉林	266.36	301.43	304.70	331.83	337.24
黑龙江	368.57	421.11	469.47	486.70	512.02
上海	246.86	276.71	290.01	318.54	334.80
江苏	826.41	950.45	1049.27	1148.24	1214.07
浙江	550.83	629.10	686.29	753.69	789.70
安徽	594.45	708.90	756.04	818.18	838.68
福建	440.25	509.81	525.34	532.80	521.87
江西	564.66	661.61	686.17	694.52	709.66
山东	1201.51	1399.23	1406.16	1501.74	1513.28
河南	1081.61	1265.06	1317.63	1437.22	1492.12
湖北	717.62	867.40	950.78	1053.66	1103.34
湖南	897.88	1047.58	1152.24	1222.67	1295.34
广东	1083.55	1228.01	1296.69	1392.36	1438.88
广西	591.86	696.32	816.19	831.47	828.26
海南	76.52	83.90	90.59	96.96	104.51
重庆	371.86	448.17	503.78	548.81	588.11

省份	出院人数（万）				
	2011 年	2012 年	2013 年	2014 年	2015 年
四川	1118.54	1376.22	1443.45	1501.16	1542.57
贵州	439.37	562.06	646.07	633.84	626.51
云南	515.08	619.65	671.00	725.90	744.83
西藏	16.12	14.40	19.89	23.06	28.74
陕西	403.95	496.65	543.38	591.81	622.51
甘肃	236.96	290.92	320.56	336.43	349.17
青海	66.72	74.42	80.81	87.89	83.25
宁夏	70.52	81.87	90.19	97.09	97.04
新疆	398.14	446.46	462.00	488.70	510.03

最后，本书根据集中指数及其分解法获得 2011—2015 年我国各省医疗服务利用集中指数和 2015 年各省医疗服务利用集中指数分解，由表 6 – 15 可知，一方面，2011—2015 年诊疗人次数集中指数分别为 0.1103、0.1045、0.1051、0.1080 和 0.1138，诊疗人次数的集中指数在"十二五"期间总体呈现出上升的态势，诊疗人次数的集中指数在 2011—2015 年都处于 0.1 以上，可认为门诊服务利用较为不公平。另一方面，2011—2015 年我国各地区医疗卫生机构出院人数集中指数分别为 – 0.0053、– 0.0183、– 0.0245、– 0.0108 和 – 0.0062，表明我国医疗卫生机构出院人数的分布更倾向于经济发展水平较低的地区。与诊疗人次数的集中指数相比较，出院人数集中指数的绝对值更小，且均不超过 0.05，表明居民住院服务利用的分布较为公平。

表 6 – 13　　　　　　**2011—2015 年各省门诊医疗服务利用分布**

五分位组	诊疗人次数（万人次）				
	2011 年	2012 年	2013 年	2014 年	2015 年
最贫困 20% 省	13590.81	15189.68	16299.64	16627.12	14609.06
次贫困 20% 省	21795.56	23334.11	22366.59	24992.31	28234.22
中间 20% 省	13369.88	14629.16	20103.55	16607.17	15971.82
次富裕 20% 省	22175.92	33764.42	33281.53	36890.24	36401.22
最富裕 20% 省	28789.96	23904.11	25584.73	27069.37	28292.08

表 6 – 14   2011—2015 年各省住院医疗服务利用分布

五分位组	出院人数（万）				
	2011 年	2012 年	2013 年	2014 年	2015 年
最贫困 20% 省	398. 97	482. 04	538. 29	561. 48	492. 87
次贫困 20% 省	634. 32	751. 47	664. 15	767. 47	934. 18
中间 20% 省	387. 57	444. 22	674. 01	576. 88	531. 12
次富裕 20% 省	579. 59	792. 34	763. 34	893. 53	937. 36
最富裕 20% 省	466. 01	431. 41	468. 74	509. 94	511. 70

表 6 – 15   2011—2015 年我国各省卫生服务利用集中指数

年份	诊疗人次数	出院人数
2011	0. 1103	− 0. 0053
2012	0. 1045	− 0. 0183
2013	0. 1051	− 0. 0245
2014	0. 1080	− 0. 0108
2015	0. 1138	− 0. 0062

对我国 2015 年医疗服务利用的集中指数进行分解①，结果如表 6 – 16 所示。在诊疗人次数方面，出生率、老龄化水平、城镇化水平分解后的集中指数为负值，说明这三个因素使门诊医疗服务利用更倾向于经济不发达的地区，其余因素分解后的集中指数为正值，说明这些因素导致门诊医疗服务利用更倾向于经济发达的地区。在贡献率方面，门诊诊疗人次数集中指数 0. 1138，其中，"控制变量"所产生的集中指数为 0. 0959，"需要变量"所产生的集中指数为 0. 0158。此外，"控制变量"贡献率为 84. 32%，其中人均 GDP 对诊疗人次数不公平性贡献率最高，其次是城镇化水平；"需要变量"贡献率为 13. 86%，其中出生率、常住人口、死亡率对诊疗人次数不公平性贡献率较高，老龄化水平、孕产妇死亡率贡献较低。

① 医疗服务利用的数量受"需要变量"和"控制变量"的共同影响，集中指数所体现的不公平为总的不公平，包括"需要变量"引起的不公平，以及"控制变量"引起的不公平。在本书中，与健康状况相关的指标如：出生率、死亡率、孕产妇死亡率、传染病发病率以及老龄化水平为影响卫生服务利用的"需要变量"；与社会经济因素相关的指标，如经济水平、城镇化水平为影响卫生服务利用"控制变量"。

表 6 – 16   2015 年各省卫生服务利用集中指数分解

变量	诊疗人次数		出院人数	
	集中指数	贡献率（%）	集中指数	贡献率（%）
出生率	– 0.0336	– 29.49	– 0.0214	343.63
死亡率	0.0156	13.63	– 0.0039	62.61
孕产妇死亡率	0.0060	5.30	– 0.0044	71.26
传染病发病率	0.0074	6.50	– 0.0087	140.31
老龄化水平	– 0.0036	– 3.16	0.0314	– 504.33
常住人口	0.01472	12.94	0.0123	– 198.03
人口密度	0.0093	8.14	– 0.0019	31.30
人均 GDP	0.1361	119.63	0.0209	– 335.99
城镇化水平	– 0.0402	– 35.31	– 0.0318	509.55

注：总集中指数等于各变量集中指数的代数和，"控制变量"决定的集中指数等于总体集中指数减去其他因素决定的集中指数，"控制变量"和"需要变量"贡献率为相关因素的贡献与总值之比。集中指数有正负之分，单个变量的贡献率可以大于 100%，也可以小于 100%。

在出院人数方面，人均 GDP、老龄化水平、常住人口分解后集中指数为正值，说明这三个因素使住院医疗服务利用更倾向于经济发达的地区，其余因素分解后集中指数为负值，说明导致住院医疗服务利用更倾向经济不发达的地区。在贡献率方面，出院人数集中指数 – 0.0062，其中，"控制变量"所产生的集中指数为 – 0.0109，"需要变量"所产生的集中指数为 0.0034。此外，"控制变量"总贡献率为 173.56%，城镇化水平对出院人数不公平性贡献率最高，其次为人均 GDP；"需要变量"贡献率为 53.25%，其中老龄化水平、出生率、常住人口对出院人数不公平性贡献较高，人口密度、孕产妇死亡率等贡献较低。

②我国 31 省医疗服务利用情况评述：针对以上数据描述结果，本书进行以下深入讨论分析：

第一，我国居民医疗服务利用整体上存在不公平性。

整体上来看，我国居民医疗服务利用存在着不公平性，门诊服务利用表现为偏向于经济水平较高的地区，住院服务利用偏向于经济水平较低的地区。从 2015 年数据可以看出我国居民诊疗人次数和出院人数的集中指数分别为 0.1138 和 – 0.0062，居民门诊服务利用的不公平程度高于住院服务利用。不同经济条件会影响居民的就医理念，由于新型农村合作医疗制度的保障水平较低，同时当前医疗费用增长较快，经济欠发达地区居民更倾向于"小病不治、大病小治、严重才治"的心理，导致应就诊的患者没有就诊，病情加重后带来更大的经济负担，而相对较富裕地区的居民则相反，有小病就去医院看病，看门诊的次数相对较多，在早期抑制了病情的发展，在一定程度上降低了其住院服务需要，因此，门诊服务利用的不公平程度高于住院服务利用。从表6-13和表6-14五分位组的结果也能够看出，特别是在门诊服务利用上，更倾向于最富裕20%和次富裕20%省份。

第二，由经济水平导致的居民医疗卫生服务利用的不公平性较大。

对诊疗人次和出院人数的集中指数进行分解后，发现城镇化水平对诊疗人次偏向经济发展水平较低地区的不公平贡献率为35.31%，对住院人数偏向经济发展水平较高地区的不公平贡献率达到509.55%；人均GDP对诊疗人次偏向经济发展水平较高地区的不公平贡献率为119.63%，对住院人数偏向经济发展水平较低地区的不公平贡献率达到335.99%。由此可见，城镇化水平和人均GDP导致的居民医疗卫生服务利用的不公平性较大，这与沈迟等[1]、王爱芹[2]等学者的研究一致。对于因经济因素导致的医疗服务利用不公平现象，政府部门需采取积极措施以提高经济欠发达地区和相对贫困人群的收入和医疗服务利用的可及性。

第三，老龄化水平对居民住院服务利用不公平的影响力大。

对出院人数的集中指数进行分解后，老龄化水平对居民住院服务利用的贡献率明显高于其他"需要变量"，提示老龄化水平会减少住院服务利用的不公平性，说明在经济发展水平落后的地区，老年人群利用了较多的住院服务。这主要是由于我国老龄化进程加快、老年人口持续增长所致。这部分因人口特征引起的住院卫生服务利用不公平性可认为是合理的不公平性，而由经济水平差异导致的不公平性，可认为是不合理的不公平性。

综上所述，我国居民卫生服务利用存在着一定的不公平，居民门诊服务利用的不公平程度高于住院服务利用；居民卫生服务利用受到经济发展

---

① 沈迟，陶星星，董琬月，等. 利用集中指数评价西安市卫生资源配置公平性[J]. 中国卫生政策研究，2015，8（1）：69-74.

② 王爱芹，孟明珠，孔丽娜，等. 我国卫生服务利用省际公平性研究[J]. 中国卫生统计，2015，32（5）：815-817.

水平的影响较大。本书针对性给予以下建议：

第一，缩小城乡区域差距，促进医疗服务公平。

有学者研究认为，造成我国医疗服务不公平的根本原因之一是城乡二元社会结构①。这种二元社会结构逐渐固化，最终形成了"城乡分支，一国两策"的不平等社会体制②。《全国医疗卫生服务体系规划纲要（2015—2020年）通知》③中已经明确提出到2020年要推动1亿左右农业转移人口和其他常住人口在城镇落户，以加快城镇化进程，加快缩小城乡收入差距进程，以降低经济因素对我国居民医疗服务利用的控制率，促进我国医疗卫生服务公平。

第二，加快建立统一的城乡居民基本医疗保险制度进程。

在新出台的人社部"十三五"规划中明确提出"建立统一的城乡居民基本医疗保险制度"。该项制度试图通过打破户籍限制，将城乡居民纳入同一种体系，从而真正解决医疗领域的城乡二元分割问题，实现社会公平公正④。政府相关部门应加快"城乡医保统筹"制度进程，落实理论框架，尽快完善社会医疗保障体系，早日实现我国医疗卫生的公平。

第三，优化医疗资源配置，改善医疗服务公平。

我国医疗资源配置和卫生服务利用的基本原则之一就是公平性，医疗资源的配置公平影响着医疗服务利用的公平性。对于各种卫生资源，国家能够公平、平等地分配，居民能够公平、平等地享有，才能真正实现医疗服务的横向公平和纵向公平，才能使全体居民平等受益。政府部门应结合各省实际情况积极优化卫生资源配置，从宏观上保证卫生资源的配置与不同地区的经济发展水平相符合；各地区要结合本地实际情况，积极制定和实施区域卫生规划，从自身的特殊性保证卫生资源的配置结构合理，城乡分布合理，以满足本地区的居民需求。

第四，加强基层医疗机构服务能力建设，改善医疗服务平等性。

① 郭国峰，刘杰.我国城乡卫生医疗服务的公平性研究[J].郑州航空工业管理学院学报，2012，30（3）：108-111.
② 李廷.中国医疗公平性研究[D].济南：山东大学，2011.
③ 中共中央国务院.关于印发全国医疗卫生服务体系规划纲要（2015—2020年）的通知[Z].2015.
④ 马超，顾海，孙徐辉，等.医保统筹模式对城乡居民医疗服务利用和健康实质公平的影响[J].公共管理学报，2015，14（2）：97-109.

在考虑"控制变量"对我国居民医疗服务利用影响的同时，不能忽视"需要变量"对居民医疗服务利用的影响，如人口的出生率、常住人口等的影响。从2015年居民医疗服务利用集中指数分解的结果能够看出这些"需要变量"对居民卫生服务利用产生了较大影响。对于不同地区来说，加强基层医疗机构建设，切实利用基层卫生服务，能够降低常住人口等"需要变量"带来的不公平，能够提高我国整体卫生服务利用的公平性。国务院《"十三五"卫生与健康规划》① 明确指出我国基层医疗服务能力仍是突出的薄弱环节。大力加强基层医疗机构服务能力建设，政府应提供资金和人力的支持，加强基层医疗卫生机构的硬件建设，改善居民就医条件，提高基层医疗卫生机构人员技术水平。在农村地区，加快乡镇卫生院建设，加大卫生资源投入；在城市地区，加快社区卫生服务机构建设，切实利用基层卫生服务。政府部门应以基层卫生服务机构改革为重点突破口，逐步提高我国卫生服务利用的公平性和可及性。

2. 深圳市基本医疗保障服务的医疗服务利用效应分析

在深圳市基本医疗保障服务的利用效应分析过程中，本节基于2011—2015年《深圳市卫生统计年鉴》《深圳市卫生和计划生育统计年鉴》数据，同样从人力、物力、财力三个维度，利用基尼系数和泰尔指数法对深圳市各区县基本医疗保障服务的医疗服务利用效应进行全面且深入的分析，从而进一步研究深圳各区域卫生资源配置的变化趋势。

在医疗服务利用方面，本节亦通过集中指数及其分解法从诊疗人次和出院人数两个方面来分析深圳市各区医疗服务利用的公平性。

（1）深圳市卫生资源配置公平性分析。

①深圳市卫生资源配置的现状分析：如表6-17所示，深圳市每千人口卫生资源的拥有量在2011—2015年间逐年上升，其中，在卫生人力资源上，每千人口执业（助理）医师由2.16人增加到2.55人，每千人口注册护士由2.29人增加到2.79人，医护比由1∶1.06提高到1∶1.09，每千人口卫生技术人员由5.55人增加到6.58人；就增长速度来看，每千人口执业（助理）医师数增长17.77%，每千人口注册护士数增长21.63%，每千人口卫生技术人员增长18.56%。在卫生物力资源方面，每千人口床位数由2.30张增加到

---

① 中共中央国务院. 关于印发"十三五"卫生与健康规划的通知［Z］. 2016.

2.97 张,每千人口万元以上医疗设备数由 2.03 台增加到 2.75 台;就增长速度来看,每千人口床位数增加了 29.01%,每千人口万元以上医疗设备增加了 35.41%。在卫生财力资源方面,人均医疗卫生事业费由 2011 年的 372.13 元增加到 2015 年的 960.87 元,增长率为 158.21%。

表 6-17　　　　2011—2015 年深圳市每千人口卫生资源配置情况

年份	卫生人力资源/人			卫生物力资源		卫生财力资源/元
	执业(助理)医师	注册护士	卫生技术人员	床位/张	万元以上医疗设备/台	医疗卫生事业费
2011	2.16	2.29	5.55	2.30	2.03	372.13
2012	2.27	2.46	5.87	2.65	2.1	416.05
2013	2.39	2.64	6.19	2.75	2.43	544.2
2014	2.49	2.76	6.49	2.88	2.65	772.97
2015	2.55	2.79	6.58	2.97	2.75	960.87

表 6-18　　　　2011—2015 年深圳市卫生资源配置的基尼系数

年份	执业(助理)医师数	注册护士数	床位	万元以上医疗设备	医疗卫生事业费
2011	0.1240	0.1316	0.1289	0.1170	0.1143
2012	0.1212	0.1168	0.1009	0.0989	0.1652
2013	0.1041	0.1027	0.1072	0.0793	0.0790
2014	0.1053	0.1076	0.1058	0.0851	0.1735
2015	0.0959	0.0993	0.0981	0.0702	0.1215

如表 6-18 所示,执业(助理)医师的基尼系数值在 0.0959~0.1240 之间波动,至 2015 年达到 5 年来最低值 0.0959;注册护士按人口配置的基尼系数值在 0.0993~0.1316 之间,变化趋势同执业(助理)医师按人口配置的基尼系数值相同;床位的基尼系数值在 0.0981~0.1289 之间,历年均小于 0.2,在 2012 年前后有波动,但不影响整体下降趋势;万元以上医疗设备按人口配置的基尼系数值在 0.0702~0.1170,在 2011—2015 年呈动态波动,整体呈现下降趋势;医疗卫生事业费的基尼系数值在 0.0790~0.1735 之间,变化趋势呈动态上下波动。

2011—2015 年,执业(助理)医师的总泰尔指数值在 0.016~0.027 之间,注册护士的总泰尔指数在 0.016~0.029 之间,执业(助理)医师和注册护士分布的泰尔指数和按人口配置基尼系数变化趋势基本相同；将总泰尔指数分解，执业（助理）医师和注册护士配置的区域间差异和总泰尔指数变化趋势相似，均整体呈现出下降趋势，而区域内差异呈动态波动但变化不大，区域内差异始终大于区域间差异，并且区域间和区域内差异之间的差距逐渐增大，至 2015 年末，执业（助理）医师区域内差异的贡献率为 88.02%，注册护士区域内差异的贡献率为 88.76%。

如表 6 - 19 所示，床位配置的总体泰尔指数值在 0.018 ~ 0.032 之间，万元以上医疗设备配置的总体泰尔指数值在 0.007 ~ 0.019 之间，床位和万元以上医疗设备配置的泰尔指数和按人口配置基尼系数变化趋势基本相同；将总泰尔指数分解，床位配置的区域内差异变化趋势同总泰尔指数相同，区域间差异变化不大，且区域内差异始终大于区域间差异，区域间和区域内差异之间的差距略有减小，至 2015 年末，区域间差异的贡献率为 9.39%，区域内差异的贡献率为 90.61%，万元以上医疗设备配置的区域间差异变化趋势同总泰尔指数相同，2013 年后区域内差异大于区域间差异，至 2015 年末，区域间差异贡献率为 32.99%，区域内差异贡献率为 67.01%。

医疗卫生事业费配置的总体泰尔指数在 0.014 ~ 0.049 之间，医疗卫生事业费配置的泰尔指数变化趋势呈典型的"M"型；将总泰尔指数分解，区域间差异和区域内差异变化趋势同总泰尔指数相似，区域间差异和区域内差异之间的差距呈现出减小趋势，至 2015 年末，区域间差异贡献率为 57.20%，区域内差异为 42.80%（见表 6 - 19）。

表 6 - 19　　　2011—2015 年深圳市卫生人力资源配置的总体泰尔指数及其分解

卫生人力资源	泰尔指数	2011 年	2012 年	2013 年	2014 年	2015 年
执业（助理）医师	区域间差异	0.0109	0.0071	0.0057	0.0044	0.0020
	贡 献 率	40.00%	29.58%	31.00%	24.18%	11.98%
	区域内差异	0.0164	0.0169	0.0125	0.0138	0.0147
	贡 献 率	60.00%	70.42%	69.00%	75.82%	88.02%
	总泰尔指数	0.0272	0.024	0.0181	0.0182	0.0167
注册护士	区域间差异	0.0060	0.0044	0.0036	0.0034	0.0019
	贡 献 率	20.83%	19.56%	20.00%	17.44%	11.24%
	区域内差异	0.0228	0.0181	0.0140	0.0160	0.0150
	贡 献 率	79.17%	80.44%	80.00%	82.55%	88.76%
	总泰尔指数	0.0288	0.0225	0.0175	0.0195	0.0169

续表

卫生人力资源	泰尔指数	2011 年	2012 年	2013 年	2014 年	2015 年
床位	区域间差异	0.0002	0.0002	0.0005	0.0011	0.0017
	贡　献　率	0.63%	1.09%	2.33%	5.00%	9.39%
	区域内差异	0.0314	0.0182	0.0210	0.0200	0.0164
	贡　献　率	99.37%	98.91%	97.67%	95.00%	90.61%
	总泰尔指数	0.0316	0.0184	0.0215	0.021	0.0181
万元以上医疗设备	区域间差异	0.0182	0.0136	0.0052	0.0043	0.0032
	贡　献　率	79.13%	80.47%	46.85%	33.86%	32.99%
	区域内差异	0.0048	0.0033	0.0059	0.0084	0.0065
	贡　献　率	20.87%	19.53%	53.15%	66.14%	67.01%
	总泰尔指数	0.0230	0.0169	0.0111	0.0127	0.0097
注册护士	区域间差异	0.0087	0.0280	0.0052	0.0270	0.0143
	贡　献　率	39.55%	60.09%	35.86%	55.00%	57.20%
	区域内差异	0.0133	0.0186	0.0093	0.0221	0.0107
	贡　献　率	60.45%	39.91%	64.14%	45.00%	42.80%
	总泰尔指数	0.0220	0.0466	0.0145	0.0490	0.0250
医疗卫生事业费	区域间差异	0.0087	0.0280	0.0052	0.0270	0.0143
	贡　献　率	39.5%	60.09%	35.86%	55.00%	57.20%
	区域内差异	0.0133	0.0186	0.0093	0.0221	0.0107
	贡　献　率	60.45%	39.91%	64.14%	45.00%	42.80%
	总泰尔指数	0.0220	0.0466	0.0145	0.0490	0.0250

②深圳市卫生资源配置评述：综上所述，深圳市卫生资源的投入力度在逐年增加，但医护比仍然较低；卫生资源按人口配置处于"高度平均状态"；卫生人力和物力资源配置的不均衡性主要由地区内差异导致，而卫生财力资源配置的不均衡主要由区域间差异所导致。通过上述研究进一步发现：

第一，深圳市卫生资源的总量呈上升趋势，但医护比仍需进一步改善。

深圳市卫生资源总量显著增加，卫生财力资源中的卫生事业费增长速度最快，卫生物力资源次之，卫生人力资源最慢。至 2015 年末深圳市每千人口注册护士数为 2.8 人，而广东省和全国的分别为 2.3 人和 2.4 人；同样，每千人口执业（助理）医师数为 2.5 人，也高于广东省（2.1 人）和全国的平均水平（2.2 人）；每千人口注册护士的增长速度快过每千人口执业（助理）医师，从而在卫生人力资源总量增加的情况下，使得医护比水平有所改善，但医护比仍远低于世界卫生组织提倡的最低标准1：2，还有很大的增长空间。每千人口床位数虽有较快增加，但至2015年末仍低于广东省（4.0张）和全国平均水平（5.1张）。"十二五"期间人均医疗卫生事业费的增长率逐年增加，占财政支出的比重也逐年增高，由2.45%增加到3.85%。深圳市卫生资源的投入在逐年增加，扩大了卫生资源的分布半径，提高了卫生服务的可及性。

第二，深圳市卫生资源的公平性水平较高，并逐渐改善。

深圳市卫生资源按人口配置的基尼系数值均在0.2以下，处于高度平均状态，且公平性呈上升趋势，由此可见，深圳市卫生资源按人口配置的均衡性水平较高，并依然向更好的方向发展。到2015年末万元以上医疗设备的基尼系数值最低，公平性最好，在五年间变化最大，公平性得到了极大的提高。医疗卫生事业费的基尼系数值最大，公平性最差，可能由于医疗卫生事业费与地方经济水平有很大关系，经济发展水平高的地区政府能够给予更多的医疗经费。执业（助理）医师配置的均衡性优于注册护士，这跟王晓曼等[1]和张楠等[2]的研究结果一致，这种情况的出现可能与当前环境下"重医疗、轻护理"的观念有很大关系。但在深圳市，即使注册护士配置的基尼系数值高于执业（助理）医师，却仍然在0.2以下，处于高度平均状态。

第三，卫生人力和物力资源配置的区域内差异明显，财力资源区域间差异明显。

通过对卫生资源配置的总泰尔指数分解可得出，卫生人力和物力资源配置的不均衡主要由区域内部因素所导致，尤其是床位数的配置，区域内差异贡献率达90%以上，这主要是因为大型医院床位规模呈持续增长状态，且大型综合医院床位数增长率远大于小规模医院床位数增长率[3]，床位数的过度扩张不仅稀释优质资源，使利用效率降低，医疗体制的改革和卫生政策的推行也受到一定阻碍。卫生人力资源的区域内差异未得到进一

---

① 王晓曼，朱海姗. 广东省卫生人力资源现状及配置公平性分析[J]. 中国卫生事业管理，2015（1）：38-41.

② 张楠，孙晓杰，李成，等. 基于泰尔指数的我国卫生资源配置公平性分析[J]. 中国卫生事业管理，2014（2）：88-91.

③ 刘丽华，王珊，鲍玉荣. 我国大型医院床位增长成因分析[J]. 解放军医院管理杂志，2011，18（12）：1127-1129.

步改善，且贡献率呈逐渐增大的趋势，这说明在区域内部卫生人力资源依然较多的集中在大型综合医院，而大型综合医院多坐落在经济水平和生活水平较高的地区。较高的经济水平和生活水平，一方面使卫生资源较其他地区丰富，另一方面可以为卫生技术人员提供更高的薪酬待遇和更大的晋升空间，吸引人才的同时也可大量留住人才[1]。区域间的差异是卫生财力资源配置不均衡的主要成因，卫生事业投入主要与政府政策密切相关，在我国目前医疗卫生资源相对不足的阶段，政策倾斜和经济发展水平高的地区，医疗卫生事业的投入和基建的投入相应增加，极易造成卫生资源配置的不均衡。综观 2011—2015 年医疗卫生事业费的变化趋势，呈现出显著的"M"形，参考《深圳市卫生统计年鉴》，考虑是因为：在 2011 年 12 月 30日深圳市成立龙华新区和大鹏新区，并在 2012—2013 年加大了对两个新区医疗卫生事业费投入，从而使得 2013 年医疗卫生事业费的均衡性达到五年来最优水平。

本书针对深圳市卫生资源配置现状与问题提出以下政策建议：

一是培养更多的护理人员，稳定现有护理队伍。

深圳市卫生人力资源的配置已达到很高的公平水平，但目前医护比仍然远低于世界卫生组织提倡的最低标准，需加大教育和财政方面的投入，政府应重视对护理人员的招生和培训，通过提高护理人员薪资水平、福利待遇和发展机会等政策吸引护理学员，消除"重医疗，轻护理"的不良影响，从而稳定和发展护理人员队伍，提高医护比例，提高卫生服务水平和卫生资源利用效率。

二是加大对相对不发达地区的卫生投入，促进卫生资源向基层流动。

政府应加大对相对不发达地区的卫生投入，缩小其与经济发展核心区之间的差距，从而提高卫生资源配置的均衡性、缩小区域间卫生资源配置差异，扩大卫生服务半径，提高服务可及性。在增加卫生资源总量的同时，应协调各种卫生资源的比例，提高卫生资源利用效率。同时，政府应以宏观调控的方式促进卫生人力资源向基层流动，更多地培养全科医师，促进社区卫生服务事业的发展，引导优质物力资源向基层转移，逐步建立

---

① 陈沛军，翟理祥，黄鹤冲，等. 基于泰尔指数的广东省卫生资源配置公平性分析[J]. 医学与社会，2016，29（4）：27 - 29.

完善的社区卫生服务体系。

三是完善现有医疗卫生措施，促进医疗卫生政策推行。

居民就医意识和选择方式对医疗卫生政策的推行起到至关重要的作用，应鼓励"小病进社区，大病进医院"，加强宣传基本医疗理念和知识，通过增加基层医疗机构的人才和优质设备投入增强居民对社区医疗的信任，从而推进社区首诊服务和双向转诊制度的实行。同时，医疗政策也应该进一步完善以适应现阶段推行所遇到的难题，如抑制医院床位过度扩张、改变医疗付费方式，强化医院向下转诊病人的动力，尽快实现人人享有基本医疗卫生服务，促进卫生服务提供的公平性发展。

（2）深圳市医疗服务利用公平性分析。

如表6-20所示：2011—2015年深圳市卫生服务利用整体呈逐年上升趋势。总诊疗人次数由2011年的8878万人次上升到2015年的8900.5万人次，增幅为0.25%；每出院者费用由2011年的6650.6元上升到2015年的9117.2元，增幅为37.09%。

表6-20 2011—2015年深圳市卫生服务利用情况

项目	2011年	2012年	2013年	2014年	2015年
总诊疗人次数（万人次）	8878	8638	9112.1	8852.6	8900.5
每出院者费用（元）	6650.6	6979.7	7745.4	8243.3	9117.2

进一步对深圳市卫生服务利用指标进行分析，发现2011—2015年深圳市总诊疗人次数的集中指数分别为 -0.0736、-0.0504、-0.0532、-0.0628和-0.0383，每出院者费用的集中指数分别为0.0916、0.0911、0.0366、0.0480和0.0470，总诊疗人次数的集中指数小于0，每出院者费用的集中指数大于0，说明"十二五"期间深圳市门诊服务利用更加倾向于经济发展水平较低的地区，住院服务利用更加倾向于经济发展水平较高的地区（见表6-21）。但是，总诊疗人次数与每出院者费用的集中指数绝对值均低于0.1，说明深圳市卫生服务利用整体较为公平①。尤其是总诊疗人次数和每出院者费用的集中指数绝对值均呈现出下降趋势，分别由2011年的0.0736和0.0916下降到2015年的0.0383和0.0470，这表明深圳市

---

① 张馨予，赵临，夏青，等. 运用集中指数评价法对我国省域卫生资源配置的公平性分析[J]. 中华医院管理，2014，30（1）：2-5.

卫生服务利用的公平性在不断地增加。

表6-21　　　　　　　　深圳市卫生服务利用集中指数

项目	2011年	2012年	2013年	2014年	2015年
总诊疗人次数	-0.0736	-0.0504	-0.0532	-0.0628	-0.0383
每出院者费用	0.0916	0.0911	0.0366	0.0480	0.0470

此外，总诊疗人次数的集中指数在 [-1，0) 的范围内波动，表明门诊服务利用更倾向于经济发展水平较低的地区，考虑是由于我国颁发的《关于深化医药卫生体制改革的意见》中明确提出"建立城市医院与社区卫生服务机构的分工协作机制，引导一般诊疗下沉到基层，逐步实现社区首诊、分级医疗和双向转诊"，可见社区首诊制和双向转诊制度取得初步成效[1]，因此对门诊服务利用较多；而每出院者费用的集中指数在 (0，1] 的范围内波动，表明住院服务利用更倾向于经济发展水平较高的地区，考虑是由于经济发达的地区，其人均收入水平和医疗服务需求质量相对较高，因此更愿意选择住院治疗。

表6-22　　　　　　　深圳市卫生服务利用集中指数分解

影响因素	总诊疗人次数			每出院者费用		
	弹性系数	集中指数	贡献率	弹性系数	集中指数	贡献率
人均GDP	0.0540	0.0120	-31.36	0.1238	0.0275	58.57
常住人口	0.6679	-0.1390	363.17	-0.3169	0.0660	140.42
人口密度	0.7325	0.0702	-183.45	0.2964	0.0284	60.49
新生儿死亡率	1.3786	-0.0210	54.89	1.3300	-0.0202	-43.15
5岁以下儿童死亡率	1.5915	0.0007	-2.07	0.8653	0.0004	0.91
婴儿死亡率	-2.6024	0.0269	-70.33	-1.6554	0.0171	36.46
孕产妇死亡率	0.0811	0.0188	-49.29	0.1326	0.0308	65.66
传染病发病率	0.0969	-0.0079	20.65	1.3271	-0.1082	-230.36

表6-22为深圳市卫生服务利用集中指数分解，研究发现：首先，常

---

① 范明宽.深圳市社区卫生服务现状研究[D].武汉：华中科技大学，2013.

住人口、人口密度、孕产妇死亡率以及传染病发病率分解的集中指数贡献率与其他影响因素相比较为显著。人均 GDP、人口密度、5 岁以下儿童死亡率、婴儿死亡率、孕产妇死亡率所分解的集中指数均为正值，说明这些因素使卫生服务利用整体倾向于经济发展水平较高的地区；新生儿死亡率、传染病发病率所分解的集中指数均为负值，说明这些因素使卫生服务利用整体更倾向于经济发展水平较低的地区；常住人口所分解的集中指数呈现出混合结果，说明该因素使门诊服务利用更倾向于经济发展水平较低的地区，使住院服务利用倾向于经济发展水平较高的地区。其次，总诊疗人次数所对应的"控制变量"（人均 GDP）所分解的集中指数贡献率为 -31.36%，"需要变量"（常住人口、人口密度、新生儿死亡率等）所分解的集中指数贡献率为 133.57%，"控制变量"（人均 GDP）的贡献率明显低于"需要变量"，说明"需要变量"是影响深圳市门诊服务利用不公平的主导因素，住院服务利用则与之相反。因此，相关部门在进行卫生资源配置时，一方面要考虑当地的经济情况，另一方面要结合当地其他方面的实际情况[1]。如，考虑到深圳的特点、常住人口、人口结构和死亡率等相关因素，这样卫生服务利用的效率才能更高。最后，通过比对各项指标得出：深圳市卫生服务利用整体公平性差异不大，且卫生服务利用呈现出越来越公平的趋势。

综上所述，深圳市作为全国性的经济中心和国际化城市，且为人口流动第一大市，区域经济、人口分布等因素差异性较大。为了使人人能够享有优质的基本医疗卫生服务，以及响应十九大提出的"健康中国战略"，本书针对性地给出以下建议：（1）缩小各区差异，促进公平公正。政府在发展经济建设的同时，应当注重经济落后地区卫生事业的发展，加强对经济水平落后地区医疗卫生机构的建设，加大卫生投入，特别是对于特殊人群的卫生服务保障，关注收入低、年龄大、学历低居民的卫生服务利用状况，着重提高落后地区人口的健康状况，提高群众的健康意识和自我保健能力，从而提高卫生服务利用的公平性[2]。（2）合理配置资源，满足不同

① 毛瑛，刘锦林，杨杰，等.2011 年我国卫生人力资源配置公平性分析[J].中国卫生经济，2013，32（8）：35-38.
② 姚中宝，张帆，孙玉凤，等.某省居民卫生服务利用的公平性分析[J].中国卫生事业管理，2016，33（7）：517-519.

需求。政府部门在进行卫生资源分配时，应当加强对经济水平落后地区的卫生资源配置，在"经济特区扩容"的形势下，有必要适当增加经济水平落后地区的公共卫生专业人员数量，鼓励社会办医和全科医生的发展，满足不同居民对不同卫生服务的需求，提高偏僻区域或经济欠发达地区的公共卫生服务水平[1]，从而提高医疗卫生服务利用的公平性和可及性。

（3）科学制定规划方案，优化管理结构。针对深圳人口众多、人口密度大等特点，应当规范公共卫生服务行为，制定卫生服务行业的标准化规范实施方案，提高有效管理，优化卫生资源管理结构等，从而提高卫生服务利用的公平性。

3. 河南省基本医疗保障服务的医疗服务利用效应分析

本节基于 2011—2015 年《河南省卫生统计年鉴》《河南省卫生和计划生育统计年鉴》数据，同样从人力、物力和财力三个维度，逐步利用基尼系数和泰尔指数法，对河南省各区县基本医疗保障服务的医疗服务利用效应进行全面且深入分析，从而进一步研究河南各区域卫生资源配置的变化趋势。

在医疗服务利用方面，本节亦通过集中指数及其分解法从诊疗人次和出院人数两个方面来分析河南省各区县医疗服务利用的公平性。

（1）河南省卫生资源配置公平性分析。

①河南省卫生资源配置的整体分析：由表 6 - 23 可知，2011—2015 年河南省每千人口卫生资源拥有量呈逐年上升趋势，即每千人口卫生技术人员由 4.21 人增加到 5.48 人，每千人口执业（助理）医师由 1.66 人增加到 2.01 人，每千人口注册护士由 1.46 人增加到 2.17 人，三者增长率分别为 30.22%、26.20% 和 48.15%。在卫生物力资源方面，每千人口卫生机构由 0.81 个减少到 0.75 个，缩减率为 7.14%，每千人口床位由 3.72 张增加到 5.16 张，增长率为 38.85%。人均医疗卫生和计划生育支出由 2011 年的 355.09 元增加到 2015 年的 723.65 元，增长率为 103.79%。

通过计算河南省各项卫生资源的基尼系数可知，2011—2015 年，卫生机构、卫生机构床位、卫生技术人员、执业（助理）医师、注册护士、医疗卫生和计划生育支出的基尼系数介于 0.0419 ~ 0.1910 之间，均小于 0.2，表明

---

① 彭小冬，周彦，侯万里，等. 深圳市公共卫生人力资源配置及公平性分析[J]. 中国卫生资源，2017，20（5）：374 - 378.

河南省各项卫生资源的配置处于高度平均状态。在各项卫生资源配置中，注册护士的基尼系数最大（2011 年除外），表明其公平性最差；医疗卫生和计划生育支出的基尼系数最小，表明其公平性最好（见表 6 – 24）。2011—2015 年河南省卫生资源配置的公平性较好。

表 6 – 23　　　　　　　　河南省每千人口卫生资源配置情况

项目	2011 年	2012 年	2013 年	2014 年	2015 年
卫生机构（所）	0.81	0.74	0.76	0.75	0.75
卫生机构床位（张）	3.72	4.19	4.57	4.92	5.16
卫生技术人员（人）	4.21	4.56	4.98	5.24	5.48
执业（助理）医师（人）	1.66	1.78	1.92	2.01	2.09
注册护士（人）	1.46	1.66	1.88	2.03	2.17
医疗卫生和计划生育支出（万元）	35.51	42.06	48.99	60.20	72.37

　　对数据做进一步分析可得，卫生机构基尼系数在 2011—2013 年呈现下降趋势，2014—2015 年小幅上升，但数值较 2011 年下降了 20.42%；卫生机构床位基尼系数除 2014 年外呈下降趋势，2015 年较 2011 年下降7.28%；卫生技术人员基尼系数在 2013 年达到最大值 0.1284 后，在 2014年和 2015 年出现波动，较 2011 年上升 4.88%；执业（助理）医师基尼系数在 2011—2014 年逐年下降至最小值 0.1228，2015 年回升至 0.1245，但仍较 2011 年下降了 4.60%；注册护士基尼系数在 2012 年达到最大值0.1907 后呈现逐年下降趋势，2015 年与 2011 年基本持平，较 2011 年下降了 0.67%；医疗卫生和计划生育支出在 2013 年达到最大值 0.0646，2014年和 2015 年虽有所下降但仍较 2011 年上升了 46.3%。

表 6 – 24　　　　　　　　河南省卫生资源配置公平性基尼系数

项目	2011 年	2012 年	2013 年	2014 年	2015 年
卫生机构	0.1910	0.1592	0.1497	0.1501	0.1520
卫生机构床位	0.1333	0.1292	0.1268	0.1324	0.1236
卫生技术人员	0.1210	0.1270	0.1284	0.1257	0.1269
执业（助理）医师	0.1305	0.1236	0.1236	0.1228	0.1245
注册护士	0.1787	0.1907	0.1899	0.1838	0.1775
医疗卫生和计划生育支出	0.0419	0.0529	0.0646	0.0612	0.0613

　　此外，为判断河南省卫生资源配置的均衡性，本书计算了各项资源的泰尔指数，结果如表 6 - 25 所示：2011—2015 年，河南省各项卫生资源的总泰尔指数介于 0.0028 ~ 0.0601 之间，其中每年医疗卫生和计划生育支出的总泰尔指数最低，表明其配置均衡性最好，注册护士人数的总泰尔指数最高，表明其配置均衡性最差。进一步对 2011—2015 年总泰尔指数进行综合分析可知，卫生机构的总泰尔指数在 2011—2013 年呈下降趋势，2014—2015 年又出现反弹，但仍比 2011 年下降了 31.41%；卫生机构床位的总泰尔指数五年间呈波动趋势，2015 年比 2011 年下降了 12.06%；卫生技术人员的总泰尔指数呈现上升趋势，2015 年比 2011 年上升了 16.31%；执业（助理）医师的总泰尔指数除 2011 年较高外总体波动不大，2015 年比 2011 年下降了 6.06%；注册护士、医疗卫生和计划生育支出的总泰尔指数在 2011—2013 年呈上升趋势，2014—2015 年呈下降趋势，2015 年比 2011 年分别增加了 2.34% 和 125%。

　　由表 6 - 26 可知，2011—2015 年，卫生机构、医疗卫生和计划生育支出的区域内差异对总泰尔指数的贡献率大于 50%，这两项卫生资源的配置区域内差异显著；卫生机构床位、卫生技术人员、执业（助理）医师和注册护士的区域间差异对泰尔指数的贡献率大于 50%，这四项卫生资源的配置区域间差异显著。此外，对各项卫生资源配置差异贡献率的变化趋势进行分析可知，卫生机构床位、卫生技术人员、执业（助理）医师、注册护士和医疗卫生和计划生育支出的区域间差异对总泰尔指数的贡献率呈现出下降趋势，分别由 2011 年的 63.08%、69.17%、67.99%、68.49% 和 22.76% 下降到 2015 年的 52.13%、55.29%、59.44%、59.82% 和 5.81%；卫生机构的区域间差异对总泰尔指数的贡献率在 2011—2012 年呈大幅下降趋势，2012—2015 年小幅上升，整体较 2011 年下降较多。

表 6 - 25　　河南省卫生资源配置公平性的泰尔指数

项目	2011 年			2012 年			2013 年			2014 年			2015 年		
	区域内	区域间	总体	区域内	区域间	总体	区域内	区域间	总体	区域内	区域间	总体	区域内	区域间	总体
卫生机构	0.0345	0.0228	0.0573	0.0312	0.0105	0.0417	0.0274	0.0096	0.0370	0.0285	0.0101	0.0386	0.0285	0.0109	0.0393
卫生机构床位	0.0104	0.0178	0.0282	0.0095	0.0172	0.0267	0.0120	0.0149	0.0269	0.0144	0.0155	0.0299	0.0119	0.0129	0.0248
卫生技术人员	0.0072	0.0161	0.0233	0.0097	0.0167	0.0264	0.0125	0.0155	0.0279	0.0119	0.0147	0.0266	0.0121	0.0150	0.0271
执业（助理）医师	0.0085	0.0180	0.0264	0.0085	0.0160	0.0244	0.0097	0.0148	0.0245	0.0096	0.0146	0.0242	0.0101	0.0147	0.0248
注册护士	0.0161	0.0351	0.0512	0.0197	0.0393	0.0590	0.0238	0.0363	0.0601	0.0211	0.0346	0.0557	0.0210	0.0313	0.0524
医疗卫生和计划生育支出	0.0021	0.0006	0.0028	0.0043	0.0003	0.0046	0.0069	0.0007	0.0076	0.0060	0.0005	0.0064	0.0059	0.0004	0.0063

表 6 - 26 河南省卫生资源配置差异的贡献率

项目	2011 年		2012 年		2013 年		2014 年		2015 年	
	区域内	区域间	区域内	区域间	区域内	区域间	区域内	区域间	区域内	区域间
卫生机构	60.27	39.73	74.88	25.12	74.17	25.83	73.88	26.12	72.39	27.61
卫生机构床位	36.92	63.08	35.40	64.60	44.72	55.28	48.22	51.78	47.87	52.13
卫生技术人员	30.83	69.17	36.69	63.31	44.69	55.31	44.75	55.25	44.71	55.29
执业（助理）医师	32.01	67.99	34.65	65.35	39.57	60.43	39.56	60.44	40.56	59.44
注册护士	31.51	68.49	33.42	66.58	39.56	60.44	37.86	62.14	40.18	59.82
医疗卫生和计划生育支出	77.24	22.76	92.43	7.57	90.35	9.65	92.78	7.22	94.19	5.81

表 6 - 27 2011—2015 年河南省城乡每千人口卫生资源配置情况

年份	卫生技术人员（人）		执业（助理）人员（人）		注册护士（人）		卫生机构床位数（张）		卫生机构数（所）		医疗保健支出（万元）	
	城镇	农村	城镇	农村	城镇	农村	城镇	农村	城镇	农村	城镇	农村
2011	7.75	2.67	2.85	1.11	3.33	0.77	7.03	2.31	—	—	91.98	39.97
2012	8.68	2.85	3.03	1.20	3.96	0.86	7.96	2.62	0.12	1.19	108.55	46.88
2013	9.34	3.09	3.21	1.28	4.34	0.98	8.44	2.86	0.13	1.25	105.45	60.37
2014	9.94	3.19	3.42	1.31	4.65	1.05	8.90	3.03	0.12	1.27	120.41	73.14
2015	10.4	3.30	3.60	1.30	4.90	1.10	9.36	3.19	0.13	1.31	136.55	76.90

②河南省城乡卫生资源配置状况对比分析：据表 6 - 27 显示，2015 年，河南省城乡每千人口卫生技术人员数分别为 10.40 人和 3.30 人，城乡每千人口执业（助理）医师人数分别为 3.60 人和 1.30 人，每千人口注册护士人数分别为 4.90 人和 1.10 人，2011—2015 年城乡卫生人力资源绝对数呈上升趋势。在卫生物力资源方面，2015 年河南省城镇每千人口卫生机构床位数为 9.36 张，较 2011 年增长了 33.1%；农村每千人口卫生机构床位数为 3.19 张，较 2011 年增长了 38.1%。而 2012—2015 年城镇每千人口卫生机构数呈波动趋势，于 2013 年达到最大值 0.13，后下降又上升至 2015 年的 0.13，但仍高于 2012 年的 0.12。农村每千人口卫生机构数呈逐年增加趋势，于 2015 年达到 1.31 所。在卫生财力资源方面，2011—2015 年河南城乡人均医疗保健支出逐年递增。2015 年城镇医疗保健每千人口支出达到 136.55 万元，农村医疗保健每千人口支出达到 76.90 万元。但两者

差异仍较明显。

现将河南省城乡卫生资源配置情况与中部地区（包括山西、吉林、黑龙江、安徽、江西、河南、湖北、湖南 8 省）和全国总体平均水平进行对比分析，结果如表 6 - 28 所示：在卫生人力人员方面，通过对比每千人口卫生技术人员、执业（助理）医师和注册护士三项指标，可见 2011—2015 年河南省城乡每千人口卫生人力资源占有量均呈逐年上升的趋势。以增量百分比为衡量标准，每千人口卫生技术人员和执业（助理）医师的人数增量城镇均高于农村，而每千人口注册护士人数增量农村高于城镇。将河南省、中部地区和全国的城乡每千人卫生资源占有量进行横向对比，可见河南城乡每千人口卫生技术人员和注册护士的人数高于中部地区和全国，城乡每千人口执业（助理）医师的人数虽然高于中部地区，但仍然低于全国平均水平。此外，城乡卫生人力资源差异较大，三项指标绝对数的差距呈逐年增加的趋势且此差距大于中部地区和全国平均水平，农村护理人员人数仍存在较大缺口。

在卫生物力资源方面，2011—2015 年河南省城、乡每千人口卫生机构床位数呈逐年上升趋势，增幅分别达 33.1% 和 38.1%，同一年份横向对比河南城镇每千人口床位数高于中部地区和全国平均水平，河南省农村每千人口床位数低于中部地区和全国平均水平。河南城、乡对比绝对数的差距不仅高于中部地区和全国平均水平，还有逐年增加的趋势，表明城乡差距进一步深化。而 2012—2015 年河南省城镇每千人口卫生机构数呈上下波动趋势，整体增长 3.3%，农村每千人口卫生机构数则逐年增加，2015 年较 2012 年增加 9.8%。医疗卫生机构中基层医疗卫生机构占医疗卫生机构总数的 96.20%，医院仅占医疗卫生机构总数的 2.30%。同时医疗卫生机构的配置从规划之初就受到了政府的宏观调控，使其不仅仅受到地区经济水平影响。在我国"低水平，广覆盖"的医疗政策方针指导下，基层医疗卫生机构广泛分布于经济水平较低地区以确保初级卫生保健的可及性。因此该项指标农村远高于城镇。横向对比可见，河南省城乡每千人口卫生机构数均少于全国平均水平，城镇的差距尤为显著，说明河南省的城镇在卫生机构设置数量与其庞大的人口基数仍不相称。

表 6 - 28 　　　　　　　　　　**2011—2015 年河南省卫生资源配置状况**

项目	年份	河南		中部		全国	
		城镇	农村	城镇	农村	城镇	农村
卫生技术人员/人	2011	7.75	2.67	7.41	2.93	7.90	3.19
	2012	8.68	2.85	7.92	3.10	8.54	3.41
	2013	9.34	3.09	8.68	3.27	9.18	3.64
	2014	9.94	3.19	9.01	3.44	9.70	3.77
	2015	10.40	3.30	9.60	3.60	10.20	3.90
执业（助理）医师/人	2011	2.85	1.11	2.79	1.23	3.00	1.33
	2012	3.03	1.20	2.92	1.29	3.19	1.40
	2013	3.21	1.28	3.16	1.36	3.39	1.48
	2014	3.42	1.31	3.25	1.42	3.54	1.51
	2015	3.60	1.30	3.40	1.50	3.70	1.60
注册护士/人	2011	3.33	0.77	3.19	0.89	3.29	0.98
	2012	3.96	0.86	3.52	0.99	3.65	1.09
	2013	4.34	0.98	3.94	1.08	4.00	1.22
	2014	4.65	1.05	4.16	1.18	4.30	1.31
	2015	4.90	1.10	4.50	1.30	4.60	1.40
卫生机构床位数/张	2011	7.03	2.31	6.53	2.53	6.24	2.80
	2012	7.96	2.62	7.12	2.83	6.88	3.11
	2013	8.44	2.86	7.88	3.05	7.36	3.53
	2014	8.90	3.03	8.32	3.31	7.84	3.54
	2015	9.36	3.19	8.82	3.52	8.27	3.71
卫生机构数/个	2011	—	—	—	—	—	—
	2012	0.122	1.189	—	—	0.195	1.263
	2013	0.130	1.250	—	—	0.205	1.309
	2014	0.127	1.271	—	—	0.209	1.334
	2015	0.126	1.306	—	—	0.215	1.356
卫生技术人员/人	2011	919.8	399.7			969.0	436.8
	2012	1085.5	468.8			1063.7	513.8
	2013	1054.5	603.7			1136.1	668.2
	2014	1204.1	731.4			1305.6	753.9
	2015	1365.5	769.0			1443.4	846.0

注：表中部分数据由于统计原因缺失，标注为"—"。

在卫生财力资源方面，河南省城镇人均医疗保健支出由 2011 年的

919.8 元增长至 2015 年的 1365.5 元，增幅达 48.5%，农村人均医疗保健支出由 2011 年的 399.7 元增长至 2015 年的 769.0 元，增幅达 92.4%，虽然增幅与全国基本持平，但绝对数仍略低于全国平均水平。此外，城乡绝对数的差距呈波动状态，并没有明显减少的趋势，城乡差异仍较为明显。

③河南省卫生资源配置评述：河南是全国人口大省，也是主要产粮省之一，农村人口所占比例较大。其卫生资源配置的现状，与经济发展水平有一定的联系，同时还会受人口、地理、教育、文化等其他因素的影响。相对而言，经济水平越高的地区，卫生资源配置公平性越好。豫北地区的人均生产总值明显高于豫南地区，各地市的卫生资源配置也呈现北高南低状态①。结合上文数据描述分析得出以下结论：

第一，总体而言河南省卫生资源配置的公平性较高。

由基尼系数可得出，河南省卫生资源配置的公平性较高，2011—2015年卫生资源配置不公平性总体呈逐年下降趋势。河南省卫生资源按人口配置的公平性较好，基尼系数控制在 0.0419~0.1910 之间，均处于最佳或比较平均状态，特别是医疗卫生和计划生育支出按人口的配置几乎处于绝对公平状况。

第二，区域间差异是造成河南省卫生资源配置不公平的主要原因。

通过泰尔指数分析，区域间泰尔指数对总体泰尔指数的贡献率高于区域内，区域间差异是造成河南省卫生资源配置不公平的主要原因。原因在于河南省西北地区城镇化水平较高，卫生资源供给充足，而东南地区主要为传统农业区，经济发展较落后，卫生资源配置水平偏低。此外，郑州市及其向外辐射的中原城市群集中了河南省绝大部分优质卫生资源，而豫东农村地区缺乏优质的医疗资源，农民看病仍缺乏便捷而有效的途径。从泰尔指数的区域间贡献率和区域内贡献率的差距可以看出，卫生技术人员、执业（助理）医师、注册护士的区域间贡献率均高于区域内贡献率，不同地区之间卫生人力资源分布不均衡。

政府应进一步加大省内经济欠发达地区的医疗机构的建设，加大财政

---

① 魏万宏，尤家河，周志楠，等．河南省 18 地市卫生资源配置研究 [J]．中国卫生资源，2016，19（4）：298-301．

扶持力度，增加这些地区医疗设施设备投入；而对于卫生资源配置公平性较好的地区，则应采取以提高卫生资源配置效率为主的配置模式，考虑"效率优先"的配置原则①。在缓解大中城市医院就诊压力的同时提高卫生资源利用效率，减少资源浪费。在一定范围内促进共建共享，统筹建设跨地区的、相对优质的卫生资源。

第三，河南省卫生人力资源的公平性优于卫生设施资源的公平性，但注册护士配置的公平性较差。

2011—2015年河南省市卫生人力资源的基尼系数和泰尔指数均显著低于卫生物力资源的基尼系数和泰尔指数，河南省卫生人力资源的公平性优于卫生物力资源的公平性。从卫生人力资源配置情况看，注册护士按人口配置公平性最差。为响应十九大报告所提出"加强基层医疗卫生服务体系和全科医生队伍建设"的基本策略，河南省应进一步加强卫生人才队伍建设，尤其要加快护理人员及乡村医生的培养，对卫生人力资源的结构进行优化调整②。近年来河南省在卫生人力资源配置的过程中强调了各地区共同发展，引导优秀的卫生服务人员向欠发达地区流动，并且优化了激励分配机制，取得了一定的成效③。

第四，医疗卫生和计划生育支出不公平程度逐渐增大。

医疗卫生和计划生育支出的基尼系数和泰尔指数均呈现出上升趋势，表明其对河南省卫生资源配置不公平的影响在逐渐增大。政府在制定区域发展规划时，应考虑不同地区的经济水平，有针对地制定倾斜性政策，努力缩小由于经济原因导致的卫生资源配置不公平④，全面建立与本省实际情况相适应的基本医疗卫生制度、医疗保障制度和优质高效的医疗卫生服务体系。当前卫生人才流动机制还不科学，补充机制有待进一步健全，人

---

① 崔欣，于庆华，胡蕊，等.全国县级卫生监督派出机构及派出人员数量现状分析[J].中国卫生监督杂志，2011，18（6）：519 – 522.

② 王平平，李晶华，孔璇，等.2006—2013年吉林省卫生资源配置公平性分析[J].中国卫生资源，2016，19（1）：52 – 55.

③ 封华，蒋小彬，田庆丰.河南省卫生资源配置的公平性分析[J].现代预防医学，2015，42（7）：1229 – 1232.

④ 胡伟萍，沈堂彪，孟旭莉，等.浙江省卫生技术人员配置公平性研究：基于 Lorenz 曲线和 Gini 系数的视角[J].中国卫生经济，2015，34（4）：50 – 52.

才引进培养、在职培训以及帮扶支援措施不得力的现状有待进一步改善①。护理人员短缺直接影响护理质量，政府应以需求为导向，以资源为约束，强化宏观调控，打破部门、块区分割的现况，实行护理全行业管理，通过市场机制促进卫生人力资源的优化配置，不断使其适应需求的发展和变化。此外，应鼓励建立新型的医护关系。医疗和护理是两个不同的学科，有着各自独立的体系，但在临床医疗过程中两者是密不可分的，缺一不可。只有医生和护理人员协调统一，才能满足患者各方面的需求，从而提高医疗水平②。

（2）河南省医疗服务利用公平性分析。

首先，如表6-29所示，2011—2015年，河南省卫生服务利用呈逐年上升趋势。总诊疗人次数由2011年的46486.31万人次上升到2015年的55552.95万人次，增幅为19.50%；出院人数由2011年的1079.35万人上升到2015年的1492.12万人，增幅为38.24%。

表6-29　　　　　　　　2011—2015年河南省卫生服务利用情况

项目	2011年	2012年	2013年	2014年	2015年
总诊疗人次数（万人次）	46486.31	50873.83	51860.44	54963.06	55552.95
出院人数（万人）	1079.35	1264.83	1317.63	1437.22	1492.12

其次，对河南省卫生服务利用相关指标进行分析，如表6-30所示，2011—2015年河南省总诊疗人次数的集中指数分别为 -0.0811、-0.0996、-0.0896、-0.0954和-0.0969，出院人数的集中指数分别为 -0.0737、-0.0863、-0.0694、-0.0663和-0.0649，两项指标的集中指数均为负数，说明"十二五"期间河南省卫生服务利用更加倾向于经济发展水平较低的地区。但由集中指数分析可知，总诊疗人次与出院人数的集中指数绝对值均低于0.1，说明河南省卫生服务利用整体较为公平③；且总诊疗人次与出院人数的集中指数均在 [-1，0) 的范围内波动，表明卫

---

① 王慧慧，魏万宏，张传排，等.河南省农村医疗卫生资源现状研究[J].中国卫生事业管理，2011，28（1）：40-42.

② 何敏.我国护理人员配置现状及研究进展[J].护理管理杂志，2008，8（3）：21-23.

③ 张馨予，赵临，夏青，等.运用集中指数评价法对我国省域卫生资源配置的公平性分析[J].中华医院管理杂志，2014，30（1）：2-5.

生服务利用更加倾向于经济发展水平较低的地区。比较总诊疗人次与出院人数的集中指数，发现总诊疗人次的集中指数绝对值更高，表明在卫生服务利用过程中，门诊服务利用的不公平程度较住院服务突出。这种现象可能是由以下因素所致：①各地区由于经济发展水平不同，在一定程度上影响其辖区内居民的卫生服务需求。经济发展水平较低地区的多数居民经济收入相对较低，考虑到住院治疗费用高等原因，在自感病轻的情况下部分居民会选择门诊服务来替代住院服务[1][2][3]。②随着基本医保、大病补偿、医疗救助等政策的推行，特别是新型农村合作医疗与异地结算政策的实施，参保人员在承担较低的个人医保缴费比例的同时，可以享受到更多的医疗卫生服务，这在一定程度上刺激了贫困居民的医疗卫生服务需求，增加了多数经济发展水平较低地区贫困居民对于门诊服务的利用[4][5][6]。

表 6 - 30　　　　　　2011—2015 年河南省卫生服务利用集中指数

项目	2011 年	2012 年	2013 年	2014 年	2015 年
总诊疗人次数	- 0.0811	- 0.0996	- 0.0896	- 0.0954	- 0.0969
出院人数	- 0.0737	- 0.0863	- 0.0694	- 0.0663	- 0.0649

最后，根据表 6 - 31 中 2015 年河南省卫生服务利用集中指数分解可知，人均 GDP、常住人口、死亡率、城镇化水平以及老龄化水平分解的集中指数贡献率与其他影响因素相比较为显著。人口密度、死亡率、老龄化水平、人均 GDP 所分解的集中指数为正值，说明这些因素使卫生服务利用整体更倾向于经济发展水平较高的地区；常住人口、出生率的分解后集中指数为负值，说明这些因素使卫生服务利用更倾向于经济发展水平较低的地区。本书认为，经济发展水平较高的地区几乎都具备了人口密度大、老

① 王爱芹，孟明珠，孔丽娜，等.我国卫生服务利用省际公平性研究[J].中国卫生统计，2015，32（5）：815 - 817.
② 曹云源，闫梦青，牛媛娜，等.河南省居民卫生服务利用公平性评价[J].中国公共卫生，2017，6，33（6）：894 - 900.
③ 高建民，周忠良，闫菊娥，等.我国基本医疗保障制度卫生服务可及性实证研究[J].中国卫生经济，2010，29（7）：5 - 8.
④ 河南省人民政府.河南省新型农村合作医疗大病保险实施方案（试行）[Z].2014 - 08 - 05.
⑤ 河南省人民政府.河南省城镇居民大病保险实施方案（试行）[Z].2014 - 10 - 28.
⑥ 河南省人民政府.河南省深化医药卫生体制改革 2015 年重点工作任务 [Z].2015 - 07 - 02.

龄化水平与人均 GDP 水平较高的特点，受收入水平、市场作用、健康观念等影响，这些地区的居民利用了更多的卫生服务；此外，在老龄化背景下，城市居民年龄增加对人均医疗支出增加的影响显著高于农村，心血管疾病、心脏病、恶性肿瘤等已成为河南省居民主要的死亡原因，在一定程度上影响了卫生服务的利用水平[1][2]。常住人口与出生率分解的集中指数贡献值显示，其促使门诊与住院服务更倾向于经济发展水平较低的地区。常住人口对卫生服务利用不公平性的影响较大，例如周口、商丘、驻马店、南阳等城市经济发展水平低，常住人口却居于河南省前列，卫生服务需求量较大；加之近年来河南省城镇基本公共服务常住人口全覆盖体制机制的建设及按常住人口拨付基本公共卫生服务补助资金政策的实施，使得经济发展水平较低地区的常住人口能够及时获得相应的卫生服务，在一定程度上提高了卫生服务利用水平[3]。出生率对卫生服务利用不公平性有一定的缓解，这可能与国家开放"二胎"政策有关，经济发展水平较低地区的出生率较高，在一定程度上增加了对卫生服务的利用[4]。城镇化水平分解的集中指数贡献值显示，城镇化的发展使门诊服务利用更加倾向于经济发展水平较低的地区，而对住院服务利用的影响程度不大。这可能与近几年河南省农村户籍人口城镇化率和常住人口城镇化率提高以及新增城镇就业人口增加有关，这在一定程度上提高了经济发展水平较低地区医疗卫生机构的门诊服务利用水平，但同时，由于住院服务受经济水平影响较大，城镇新增人口大多经济条件一般，对于住院服务利用能力有限，因此短期内对于住院服务利用的变化不大。

① 封进，余央央，楼平易. 医疗需求与中国医疗费用增长——基于城乡老年医疗支出差异的视角[J]. 中国社会科学，2015（3）：85－103.

② 李少芳，范雷，冯化飞，等. 2014 年河南省居民死亡原因监测结果分析[J]. 慢性病学杂志，2016（11）：1191－1193.

③ 河南省人民政府. 稳步推进城镇基本公共服务常住人口全覆盖工作方案［Z］. 2014－12－12.

④ 胡文玲，王晓颖，金曦，等. 中国儿科人力资源配置现状及公平性分析[J]. 中国公共卫生，2016，32（4）：435－439.

表 6 – 31　　　　　　　　2015 年河南省卫生服务利用集中指数分解

影响因素	总诊疗人次			出院人数		
	弹性系数	集中指数	贡献率（%）	弹性系数	集中指数	贡献率（%）
常住人口	1.0614	– 0.1535	158.40	1.2726	– 0.1841	283.85
人口密度	0.1394	0.0035	– 3.61	0.1683	0.0042	– 6.52
出生率	0.9438	– 0.0044	4.56	0.0385	– 0.0002	0.28
死亡率	– 1.3871	0.0332	– 34.22	– 0.8063	0.0193	– 29.73
老龄化水平	– 0.3678	0.0122	– 12.63	– 0.2387	0.0079	– 12.25
城镇化水平	– 0.7889	– 0.0648	66.83	0.0126	0.0010	– 1.60
人均 GDP	0.4242	0.0816	– 84.15	0.4667	0.0897	– 138.37

　　此外，总诊疗人次和出院人数所对应的"控制变量"（人均 GDP、城镇化水平）分解的集中指数贡献率分别为 – 17.32% 和 – 139.97%，"需要变量"（常住人口、人口密度、出生率等）分解的集中指数贡献率分别为 112.5% 和 235.63%。"控制变量"（人均 GDP、城镇化水平）的贡献率明显低于"需要变量"，说明"需要变量"是影响河南省卫生服务利用不公平的主导因素。考虑与"十二五"期间河南省出台的卫生政策主要致力于缩小各区域之间由于经济差异所引起的卫生服务利用不公平有关，在强调医保统筹与规范卫生资源配置的基础上，对"需要变量"的考虑较少。

　　综上所述，河南省卫生服务利用整体公平性差异不大，卫生服务利用状况较好。各项卫生服务的利用主要倾向于经济发展水平较低的地区，门诊服务最为显著；河南省以常住人口、人口密度等因素为导向配置卫生资源的相关政策初见成效；健康扶贫政策与基本医疗卫生服务重点发展策略在一定程度上提高了经济发展水平较低地区的卫生服务利用水平。河南作为全国的人口与农业大省，区域经济、人口分布、健康状况、疾病谱等差异性较大。为早日实现"健康中原"建设目标，本书针对性地给出以下建议：①坚持健康发展理念，河南省在进行新型城镇化建设与实施乡村振兴战略过程中，政府有必要采取措施提高贫困地区的卫生服务利用水平，各地政府应结合区域情况制定并落实城乡大病保险对贫困对象、高额医疗费用患者倾斜的政策，对贫困人群开展医疗救助与临时救助。②坚持以人民健康为中心，提高基层医疗卫生机构居民健康"守门人"的能力，切实关注"双向转诊、分级诊疗"实施效果，推进县域医疗服务一体化发展，调整居民住院费用报销机制与补偿比例，提高经济欠发达地区居民对于住院服务的利用水平。此外，政府还应当加强慢病管理与疾病预防工作，开展老年健康服务，密切关注人口老龄化与死亡对于区域卫生服务利用的影响。③坚持按需分配，通过政府与市场双重机制作用，整合河南省医疗卫生服务资源，强化医疗卫生服务的公益性。由于不同区域人口分布、健康状况、疾病谱等不同，在坚持按常住人口分配卫生经费与卫生资源的前提下，要进一步发挥好地方政府对于卫生资源分配和医保资金统筹的自主权力，要对薄弱地区、薄弱领域、薄弱人群进行专项扶持投资。

4. 重庆市基本医疗保障服务的医疗服务利用效应分析

基于 2011—2015 年《重庆市卫生统计年鉴》《重庆市卫生和计划生育统计年鉴》数据，本书同样从人力、物力、财力三个维度，利用基尼系数、泰尔指数法，对重庆市各区县基本医疗保障服务的医疗服务利用效应进行全面且深入的分析，从而进一步研究"十二五"期间各区域卫生资源配置的变化趋势。

在医疗服务利用方面，本节通过集中指数及其分解法从诊疗人次和出院人数两个方面来分析重庆各区县医疗服务利用的公平性。

（1）重庆市卫生资源配置公平性分析。

①重庆市卫生资源配置的整体分析：如表 6 - 32 所示，2011—2015 年重庆市每千人口拥有的卫生资源数量呈逐年上升趋势。其中，在卫生人力资源方面，每千人口拥有的卫生技术人员数、执业（助理）医师数、注册护士数分别由 2011 年的 4.12 人、1.70 人和 1.47 人上升到 2015 年的 5.53 人、2.02 人和 2.32 人；在卫生物力资源方面，每千人口拥有的卫生机构、卫生机构床位数由 2011 年的 0.61 所、3.96 张上升到 2015 年的 0.66 所、5.86 张；在卫生财力资源方面，每千人口拥有的医疗卫生和计划生育支出从 2011 年 42.46 万元增加到 2015 年的 90.91 万元。此外，在卫生人力和物力资源指标中，以每千人口拥有的护士数、卫生机构床位数增长幅度最大，分别由 2011 年的 1.47 人和 3.96 张增长到 2015 年的 2.32 人和 5.86

张，增长率分别为 57.82% 和 47.98%。

表 6 - 32　　　　　2011—2015 年重庆市每千人口卫生资源配置情况

年份	卫生人力资源			卫生物力资源		卫生财力资源
	卫生技术 人员/人	执业（助理） 医师/人	注册 护士/人	卫生 机构/个	卫生机构 床位/张	医疗卫生和计划 生育支出/万元
2011	4.12	1.70	1.47	0.61	3.96	42.46
2012	4.47	1.77	1.69	0.61	4.44	51.64
2013	4.79	1.86	1.87	0.64	4.96	60.30
2014	5.15	1.94	2.09	0.63	5.36	74.50
2015	5.53	2.02	2.32	0.66	5.86	90.91

　　进一步计算卫生机构、卫生机构床位、卫生技术人员、执业（助理）医师、注册护士、医疗卫生和计划生育支出的基尼系数，如表 6 - 33 所示，2011—2015 年各项卫生资源配置的基尼系数介于 0.1097 ~ 0.2958，均小于 0.3，表明重庆市各项卫生资源配置处于相对均衡状态。在六项指标中，注册护士的基尼系数最大，表明其公平性最差；医疗卫生和计划生育支出的基尼系数最小，表明其公平性最好。进一步对 2011—2015 年期间的相关数据分析可知，重庆市卫生机构、卫生机构床位和注册护士的基尼系数整体均呈现出下降趋势，2015 年较 2011 年分别下降了 7.83%、18.90% 和 11.53%；卫生技术人员和执业（助理）医师呈现出小幅度波动，整体呈下降趋势，降幅分别为 3.09% 和 0.99%；医疗卫生和计划生育支出的基尼系数呈上升趋势，由 2011 年的 0.1097 上升到 2015 年的 0.1495，上升了 36.28%。

表 6 - 33　　　　　　重庆市卫生资源配置公平性基尼系数

项目	2011 年	2012 年	2013 年	2014 年	2015 年
卫生机构	0.1672	0.1690	0.1647	0.1570	0.1541
卫生机构床位	0.1693	0.1706	0.1581	0.1484	0.1373
卫生技术人员	0.2104	0.2054	0.2000	0.2091	0.2039
执业（助理）医师	0.2024	0.1992	0.1978	0.2048	0.2004
注册护士	0.2958	0.2811	0.2634	0.2691	0.2617
医疗卫生和计划生育支出	0.1097	0.1330	0.1448	0.1201	0.1495

表 6-34　　重庆市卫生资源配置公平性的泰尔指数

项目	2011 年			2012 年			2013 年			2014 年			2015 年		
	区域间	区域内	总体	区域间	区域内	总体	区域间	区域内	总体	区域间	区域内	总体	区域间	区域内	总体
卫生机构	0.0087	0.0395	0.0482	0.0098	0.0387	0.0485	0.0129	0.0337	0.0466	0.0117	0.0313	0.0430	0.0085	0.032	0.0405
卫生机构床位	0.0039	0.0503	0.0542	0.0034	0.0493	0.0527	0.0019	0.0443	0.0462	0.0006	0.0414	0.0420	0.0006	0.0359	0.0365
卫生技术人员	0.0120	0.0700	0.0820	0.0098	0.0689	0.0787	0.0082	0.0679	0.0761	0.0076	0.0749	0.0825	0.0082	0.0716	0.0798
执业（助理）医师	0.0094	0.0643	0.0737	0.0082	0.0624	0.0706	0.0079	0.0626	0.0705	0.0069	0.0710	0.0779	0.0071	0.0675	0.0746
注册护士	0.0260	0.1242	0.1502	0.0204	0.1164	0.1368	0.0155	0.1061	0.1216	0.0165	0.1091	0.1256	0.0173	0.1029	0.1202
医疗卫生和计划生育支出	0.0023	0.0181	0.0204	0.0008	0.0291	0.0299	0.0020	0.0366	0.0386	0.0034	0.0226	0.0260	0.0072	0.0287	0.0359

　　此外，本书选择泰尔指数测算各项卫生资源配置公平性，发现：2011—2015 年重庆市各项卫生资源的总泰尔指数介于 0.0204 – 0.1502 之间。其中，卫生机构、卫生机构床位、卫生技术人员和注册护士分布的总泰尔指数均呈下降趋势，分别由 2011 年的 0.0482、0.0542、0.0820 和 0.1502 下降到 2015 年的 0.0405、0.0365、0.0798 和 0.1202，分别下降了 15.98%、32.66%、2.68% 和 19.97%，表明这四项卫生资源配置的公平性有所改善；执业（助理）医师的总泰尔指数呈小幅度波动变化，整体呈下降趋势；医疗卫生和计划生育支出的总泰尔指数相对执业（助理）医师有较大幅度波动，整体呈上升趋势（详见表 6 – 34）。

　　对数据做进一步分析可知，2011—2015 年重庆市卫生资源配置的区域间泰尔指数对总泰尔指数的贡献率介于 1.43% ~27.68% 之间，而区域内泰尔指数对总泰尔指数的贡献率介于 72.32% ~98.57% 之间，区域内泰尔指数对总泰尔指数的贡献率显著大于区域间泰尔指数对总泰尔指数的贡献率。从变化趋势角度来看，卫生机构、医疗卫生和计划生育支出的区域间差异对总泰尔指数的贡献率呈上升趋势，分别由 2011 年的 18.05% 和 11.27% 上升到 2015 年的 20.99% 和 20.06%；卫生机构床位、卫生技术人员、执业（助理）医师和注册护士的区域内差异对总泰尔指数的贡献率呈上升趋势，分别由 2011 年的 92.80%、85.37%、87.25% 和 82.69% 上升到 2015 年的 98.36%、89.72%、90.48% 和 85.61%（详见表 6 – 35）。

表 6 – 35　　　　　　　　　重庆市卫生资源配置差异的贡献率

项目	2011 年		2012 年		2013 年		2014 年		2015 年	
	区域间	区域内	区域间	区域内	区域间	区域内	区域间	区域内	区域间	区域内
卫生机构	18.05	81.95	20.21	79.79	27.68	72.32	27.21	72.79	20.99	79.01
卫生机构床位	7.20	92.80	6.45	93.55	4.11	95.89	1.43	98.57	1.64	98.36
卫生技术人员	14.63	85.37	12.45	87.55	10.78	89.22	9.21	90.79	10.28	89.72
执业（助理）医师	12.75	87.25	11.61	88.39	11.21	88.79	8.86	91.14	9.52	90.48
注册护士	17.31	82.69	14.91	85.09	12.75	87.25	13.14	86.86	14.39	85.61
医疗卫生和计划生育支出	11.27	88.73	2.68	97.32	5.18	94.82	13.08	86.92	20.06	79.94

　　②重庆市城乡卫生资源配置状况对比分析：据 2016 年《重庆市卫生

与计划生育统计年鉴》显示，2015 年，重庆市城乡每千人口卫生技术人员数分别为 6.60 人和 3.40 人，城乡每千人口执业（助理）医师人数分别为 2.30 人和 1.30 人，每千人口注册护士人数分别为 3.00 人和 1.20 人，2011 年至 2015 年城乡卫生人力资源绝对数呈上升趋势（详见表 6 - 36）。此外，由表 6 - 36 可知，2015 年重庆市城镇每千人口卫生机构床位数为 6.37 张，较 2011 年增长了 68.52%；农村每千人口卫生机构床位数为 4.19 张，较 2011 年增长了 31.35%。在卫生机构方面，城镇每千人口卫生机构数呈逐年增加趋势，于 2015 年达到 0.61 个；农村每千人口卫生机构数呈小幅度波动趋势，整体上升至 0.75 个。最后，重庆市城乡人均医疗保健支出整体呈上升趋势。2015 年城镇人均医疗保健支出达到 1394.1 元，农村人均医疗保健支出达到 745.9 元，两者差异较明显。

表 6 - 36　　　　　　　　　　重庆市城乡每千人口卫生资源配置情况

年份	卫生技术人员（人）		执业（助理）人员（人）		注册护士（人）		卫生机构床位数（张）		卫生机构（所）		医疗保健支出（万元）	
	城镇	农村	城镇	农村	城镇	农村	城镇	农村	城镇	农村	城镇	农村
2011	4.27	3.02	1.65	1.35	1.76	0.86	3.78	3.19	0.52	0.73	1050.6	375.3
2012	4.42	3.39	1.63	1.47	1.89	1.03	4.09	3.71	0.53	0.74	1101.6	482.2
2013	4.84	3.55	1.78	1.49	2.10	1.14	4.58	4.17	0.55	0.78	1245.3	535.9
2014	6.06	3.23	2.17	1.32	2.72	1.09	5.71	3.90	0.57	0.74	1187.7	677.0
2015	6.60	3.40	2.30	1.30	3.00	1.20	6.37	4.19	0.61	0.75	1394.1	745.9

现将重庆市城乡卫生资源配置情况与西部地区（包括重庆、四川、贵州、云南、广西、陕西、甘肃、青海、宁夏、西藏、新疆、内蒙古 12 个省级行政单位）和全国总体平均水平进行对比分析，结果如表 6 - 37 所示。

在卫生技术人员方面，通过对比每千人口卫生技术人员、执业（助理）医师和注册护士三项指标，可以发现 2011—2015 年重庆市城镇每千人口卫生人力资源占有量整体呈上升趋势，而农村每千人口卫生人力资源占有量呈波动趋势。以增幅百分比为衡量标准，每千人口卫生技术人员、执业（助理）医师和注册护士的人数增幅城镇均高于农村。

将重庆市、西部地区和全国的城乡每千人卫生资源占有量进行横向对比可见，重庆市城、乡每千人口卫生技术人员、执业（助理）医师、注册护士数均低于西部及全国地区的平均水平，城乡分布存在较大差异。2015年，重庆市城、乡医护比分别为1∶1.30和1∶0.92，远低于世界卫生组织的标准1∶2~4，城、乡均存在着较大的护士缺口，农村地区尤为突出。

在卫生机构床位数方面，2011—2015年重庆市城乡每千人口卫生机构床位数呈逐年上升趋势，增幅分别达68.52%和31.35%，同一年份横向对比重庆市城镇每千人口床位数低于西部地区和全国平均水平，而农村每千人口床位数高于西部地区和全国平均水平。

表6-37　　　2011—2015年重庆市每千人口卫生资源配置状况比较

项目	年份	重庆		西部		全国	
		城镇	农村	城镇	农村	城镇	农村
卫生技术人员/人	2011	4.27	3.02	6.78	3.05	7.90	3.19
	2012	4.42	3.39	7.41	3.28	8.54	3.41
	2013	4.84	3.55	7.91	3.63	9.18	3.64
	2014	6.06	3.23	8.73	3.80	9.70	3.77
	2015	6.60	3.40	9.40	4.00	10.21	3.90
执业（助理）医师	2011	1.65	1.35	2.60	1.25	3.00	1.33
	2012	1.63	1.47	2.76	1.30	3.19	1.40
	2013	1.78	1.49	2.90	1.39	3.39	1.48
	2014	2.17	1.32	3.13	1.39	3.54	1.51
	2015	2.30	1.30	3.30	1.40	3.72	1.55
注册护士	2011	1.76	0.86	2.79	0.93	3.29	0.98
	2012	1.89	1.03	3.13	1.04	3.65	1.09
	2013	2.10	1.14	3.41	1.20	4.00	1.22
	2014	2.72	1.09	3.85	1.31	4.30	1.31
	2015	3.00	1.20	4.20	1.40	4.58	1.39
卫生机构床位数（张）	2011	3.78	3.19	5.55	2.96	6.24	2.80
	2012	4.09	3.71	6.28	3.32	6.88	3.11
	2013	4.58	4.17	6.62	3.67	7.36	3.35
	2014	5.71	3.90	7.33	3.89	7.84	3.54
	2015	6.37	4.19	7.91	4.06	8.27	3.71

项目	年份	重庆		西部		全国	
		城镇	农村	城镇	农村	城镇	农村
卫生机构数（个）	2011	0.52	0.73	—	—	0.20	1.25
	2012	0.53	0.74	—	—	0.20	1.26
	2013	0.55	0.78	—	—	0.21	1.31
	2014	0.57	0.74	—	—	0.21	1.33
	2015	0.61	0.75	—	—	0.21	1.36
人均医疗保健支出（元）	2011	1050.6	375.3	—	—	969.0	436.8
	2012	1101.6	482.2	—	—	1063.7	513.8
	2013	1245.3	535.9	—	—	1136.1	668.2
	2014	1187.7	677.0	—	—	1305.6	753.9
	2015	1394.1	745.9	—	—	1443.4	846.0

注：表中部分数据由于统计原因缺失，标注为—。

在卫生机构方面，2011—2015年重庆市城、乡每千人口卫生机构数呈逐年增长的趋势，增幅分别为17.31%和2.74%。将重庆与全国进行横向比较可以看出，重庆市城镇每千人口卫生机构数高于全国平均水平，而农村每千人口卫生机构数低于全国平均水平。

在人均医疗保健支出方面，重庆市城镇人均医疗保健支出由2011年的1050.6元增长至2015年的1394.1元，增幅达32.70%，农村人均医疗保健支出由2011年的每人375.3元增长到2015年的每人745.9元，增幅为98.75%。虽然人均医疗保健支出的增幅与全国基本持平，但其绝对值略低于全国平均水平。

③重庆市卫生资源配置评述：通过以上数据描述分析，可发现：

第一，重庆市卫生资源配置的公平性有明显改善。

通过基尼系数和泰尔指数分析可以看出，"十二五"期间，重庆市卫生资源配置的公平性虽呈现出上下波动的状态，但总体向好，主要原因是新医改后，重庆市政府采取了一系列的改革措施，如增加基层卫生资金的投入、开展县级公立医院改革试点、积极探索建立分级诊疗体系等，从政策、资金、设备、人力等方面入手，增加对基层卫生机构以及贫困县区的帮扶力度，使重庆市卫生事业发展在"十二五"期间取得了巨大成就，卫生资源配置也呈现出明显改善的状态。

第二，重庆市卫生人力资源配置的公平性相对较差。

"十二五"期间重庆市每千人口拥有的卫生人力资源数量呈现逐年增加的态势，每千人口卫生技术人员、执业（助理）医师和注册护士数分别由2011年的4.12人、1.70人和1.47人增加到2015年的5.53人、2.02人和2.32人。其中，重庆市每千人口执业（助理）医师和注册护士数已经超过《医药卫生中长期人才发展规划（2011—2020年）》中规定的"到2015年每千人口执业（助理）医师和注册护士分别达到1.88人和2.07人"的指标要求①。但综合基尼系数和泰尔指数分析可知，"十二五"期间重庆市卫生人力资源配置的公平性相对卫生物力和财力配置的公平性较差，究其原因可以发现，伴随着重庆经济社会的发展，城镇化步伐的加快，中心城区较乡镇而言有着更多优质的公共资源，人们更愿意选择到发达地区发展。此外计划体制下建设的三级医疗卫生机构过于集中在大中城市，而市场体制下卫生人力资源流动多趋向于三级医疗卫生机构，这加重了缺乏竞争力的基层医疗卫生机构人力资源的匮乏。

在卫生人力资源的三项指标中，注册护士的基尼系数和泰尔指数均大于卫生技术人员和执业（助理）医师的基尼系数和泰尔指数，表明其配置的公平性相对其他两项卫生人力资源配置的公平性较差，考虑虽然近年来高校教育培养的注册护士人数逐年增多，但仍不能满足市场需求，因此众多的护理人员偏向选择在经济发展水平较高地区的医院就业，导致经济发展水平落后地区的护理人员相对短缺，尤其是基层医疗卫生机构存在着较严重的护理人员短缺现象②。

第三，区域内卫生资源配置不公平问题突出。

结合泰尔指数的分析可知，"十二五"期间重庆市卫生资源配置区域内差异对总泰尔指数的贡献率（72.32%～98.57%）远远大于区域间差异对总泰尔指数的贡献率（1.43%～27.68%），且区域内总差异对总泰尔指数的贡献率呈上升趋势，表明重庆市卫生资源配置的不公平更多是由不同区域的内部差异引起，该结果与付先知等对重庆市卫生资源配置的公平性

---

①　张光鹏. 我国卫生人力资源需求分析与预测[J]. 中国卫生政策研究，2011，4（12）：1-5.

②　常高峰，孙玉凤，任晓燕. 基于集中指数的宁夏卫生资源配置公平性研究[J]. 中国卫生事业管理，2017，5（347）：350-353.

研究结果一致①。考虑是由于重庆市卫生资源主要集中在经济水平较高、地理优越的区域所致。

第四，重庆市城乡卫生资源配置差异显著。

综合表6-36、表6-37的分析，重庆市城乡卫生资源在人力、物力、财力三个方面都存在着明显的差异，其中以城乡每千人口护士差异尤为显著。主要原因是重庆市独特的"大城市带大农村大库区"结构制约了城乡卫生事业的发展，在长期城乡二元社会结构下，城乡卫生投入规模差距不断拉大，在市场导向作用下，卫生资源配置呈现倒三角模式，城乡条件呈两极分化。农村医疗设施和卫生人员素质普遍较低，绝大多数高精尖医疗和技术人才设备集中于城市。

第五，卫生人力资源结构失衡，城乡配置不合理。

重庆市在卫生人力资源方面，医护比例失衡。截至2015年，城乡医护比分别为1∶1.30和1∶0.92，远低于世界卫生组织推荐的1∶2~4的标准，但城市的医护比已达到《医疗机构设置规划指导原则（2016—2020年)》中医护比为1∶1.25的要求②。近年来，政府相关部门加大了对基层医疗卫生机构的投入，其硬件条件得到了改善，但农村卫生机构由于缺乏引进人才、留住人才的机制，导致卫生人力资源缺乏，卫生人才的缺乏是制约农村卫生事业发展的瓶颈③。截至2015年底，城乡每千人口执业（助理）医师数分别为2.30人和1.30人，每千人口注册护士数为3.00人和1.20人，城市每千人口执业（助理）医师和注册护士已达到我国《医药卫生中长期人才发展规划（2011—2020年)》中规定的"到2015年每千人口执业（助理）医师和注册护士分别达到1.88人和2.07人"的指标要求④，而农村每千人口执业（助理）医师和注册护士距离该项指标还有一定距离，其中农村存在着较严重的护士短缺现象。

针对以上问题，本书建议：

① 付先知，鲁锋，曹云源，等. 重庆市卫生资源配置的公平性研究[J]. 中国卫生资源，2017，20（3）：209-213.

② 中华人民共和国国家计生委. 医疗机构设置规划指导原则（2016—2020年）[Z]. 2016-08-16.

③ 王唯，孙相浩，田茗源. 重庆市城乡卫生资源配置现状及对策研究[J]. 医学与哲学，2014，35（512）：48~53.

④ 张光鹏. 我国卫生人力资源需求分析与预测[J]. 中国卫生政策研究，2011，4（12）：1-5.

一是发挥重庆政府主导作用，改善卫生人力资源分布差异。首先，政府要有针对性地为落后地区制定倾斜政策，为其营造良好的人才发展环境，引导更多卫生工作者到基层工作；其次，根据国家医药卫生人才发展指标要求，合理配置大中城市三级医院卫生人力资源，遏制其盲目扩张，完善三级医院对口支援基层医疗卫生机构的工作制度，促使卫生工作者流向卫生人力资源相对匮乏的区域尤其是农村偏远贫困地区；最后，应重视护理人员配置不公平的问题，通过城乡人才联动等多种方式，引导大城市护理人员向基层流动，同时在高校有针对性地培养农村定向护理人员，以增加农村地区护理人员的数量。

二是以"需求"为导向合理配置卫生资源，缩小区域内差异。针对重庆市卫生资源多集中在经济水平较高、地理优越的区域，而患者多居于卫生资源总量少、专业技术落后的偏远地区的现象[1]，重庆市政府应在宏观层面上加大调控力度，积极开展对人口分布、疾病谱、地理交通环境、城镇化等方面的科研调查，根据《医药卫生中长期人才发展规划（2011—2020 年)》的目标，科学运用调查结果，合理分配卫生资源，以此来缩小区域内卫生资源配置的差异，从而使不同经济水平地区卫生规划更加科学合理。

三是加强基层建设，借鉴重庆医科大附属一院"1 + 3 + 6"、重庆医科大附属二院"1 + 4"等跨区域托管型医联体，建设跨越城乡的医联体，通过城乡间的信息交流、业务帮扶、专家坐诊等形式，让满足人们医疗卫生服务需求的优质资源更多的流向基层医疗卫生机构[2]。逐步加大对农村的投入，改善农村卫生条件。注重人才引进，强化薄弱环节。对于城市近郊和其他即将进入城镇化阶段的农村地区，应保证其城镇化后的卫生水平与其他社会事业水平相一致。其卫生发展应以满足当地城镇化后不断增长的卫生服务需求为标准。

（2）重庆市医疗服务利用公平性分析。

如表 6 - 38 所示，2011—2015 年重庆市卫生服务利用呈逐年上升趋势。总诊疗人次数由 2011 年的 12437.07 万人次上升到 2015 年的 14503.81 万人次，增幅为 16.62%；住院人数由 2011 年的 371.47 万人上升到 2015

① 冯毅，张瑾. 重庆市直辖以来卫生资源配置公平性研究[J]. 医学与哲学，2007，28 (7)：44 - 45.

② 但淑杰，张国通. 上海市浦东新区外高桥地区医疗资源整合的实践与探讨[J]. 中国卫生资源，2011，14 (5)：325 - 326.

年的 588. 37 万人, 增幅为 58. 39% 。

表 6 – 38　　　　　　　　2011—2015 年重庆市卫生服务利用情况

项目	2011 年	2012 年	2013 年	2014 年	2015 年
总诊疗人次数（万人次）	12437. 07	13304. 98	13860. 90	13783. 04	14503. 81
出院人数（万人）	371. 47	448. 17	503. 76	546. 08	588. 37

　　进一步对重庆市卫生服务利用指标进行分析, 如表 6 – 39 所示, 2011—2015 年总诊疗人次数、出院人数的集中指数均大于 0, 说明"十二五"期间重庆市卫生服务利用更加倾向于经济发展水平较高的地区。从变化趋势来看, 2011—2015 年总诊疗人次和出院人数的集中指数均呈上升趋势, 表明卫生服务利用的不公平性在逐年增大, 而且由集中指数分析可知, 总诊疗人次和出院人数（除 2011 年出院人数外）的集中指数均大于 0. 1, 据相关研究表明, 当集中指数值大于 0. 1 时, 说明卫生服务利用较为不公平[1], 所以可认为重庆市卫生服务利用较为不公平。从横截面数据来看, 总诊疗人次的集中指数大于出院人数的集中指数, 表明在卫生服务利用过程中, 门诊服务利用的不公平程度较住院服务更为突出。考虑是由于当前我国医疗卫生费用增长相对较快, 重庆市虽然已实行了城乡居民医保统筹, 但是不同的筹资档次也决定了不同的保障水平, 收入水平较低的家庭由于支付能力有限, 更偏向于选择较低档次的城乡居民医保, 门诊报销比例较低, 使得许多患有疾病的居民在自感病情较轻时不愿寻求门诊服务, 病情加重后才选择住院; 而对于收入水平较高的家庭而言, 居民自我保健意识较强, 有小病就会就医, 诊疗次数相对增多[2]。此外据有关研究表明, 重庆市城乡居民在应住院而未住院的原因方面差别不大[3], 所以总诊疗人次的不公平程度明显高于住院服务利用的不公平程度。

---

　　① 张馨予, 赵临, 夏青, 等. 运用集中指数评价法对我国省域卫生资源配置的公平性分析 [J]. 中华医院管理, 2014, 30（1）: 2 – 5.

　　② 王爱芹, 孟明珠, 孔丽娜. 我国卫生服务利用省际公平性研究 [J]. 中国卫生统计, 2015, 32（5）: 815 – 817.

　　③ 杨丽, 周燕荣, 钟晓妮. 重庆市城乡居民卫生服务需要、需求与利用分析 [J]. 中国循证医学杂志, 2011, 11（10）: 1115 – 1119.

表 6 - 39 2011—2015 年重庆市卫生服务利用集中指数

项目	2011 年	2012 年	2013 年	2014 年	2015 年
总诊疗人次数	0.1317	0.1532	0.1653	0.2038	0.2098
出院人数	0.0965	0.1019	0.1098	0.1420	0.1498

最后，根据表 6 - 40 中数据可知，人均 GDP、常住人口、人口密度、城镇化水平以及传染病发病率分解的集中指数贡献率与其他影响因素相比较为显著。人均 GDP、常住人口、人口密度所分解的集中指数均为正值，说明这些因素使卫生服务利用整体更倾向于经济发展水平较高的地区；城镇化水平、传染病发病率所分解的集中指数均为负值，说明这些因素使卫生服务利用整体更倾向于经济发展水平较低的地区。重庆市经济发展水平较高的地区几乎都具备了人均 GDP 水平高、人口基数大以及人口密度大的特点，且此类地区人们的健康意识较强，因此对卫生服务利用的频率会明显高于经济发展水平较差的地区；城镇化水平分解的贡献值显示，城镇化的发展使门诊和住院服务利用更加倾向于经济发展水平较低的地区，缓解了相关卫生服务利用的不公平。考虑是由于重庆市"城镇化"的对象在很大程度上是农村转移人口，城镇化步伐的加速会使这部分人的消费意识、健康意识以及医保意识等方面的认知发生转变，居民潜在的卫生服务需要正在逐渐转化为需求和利用，甚至呈"井喷式"地增长，在一定程度上增加了经济发展水平较差地区对卫生服务的利用[1][2]；传染病发病率分解的贡献值显示，传染病发病使传染病卫生服务利用更倾向于经济发展水平较差的地区。本书考虑由以下因素所导致：①该类地区卫生设施落后，人们不具备相关的专业知识，对潜在的疫情不能及时发现，而很多传染病又具有潜伏期长的特点，导致疫情一旦爆发时，就难以实现有效的控制，使得该类地区人们对卫生服务利用增多[3]；②重庆市政府采取"五个到位（组织领导到位、疫情监测到位、健康教育到位、免疫接种到位、联防联控措施到位）"构筑

① 张静，郭琳. 新型城镇化视角下流动劳动力卫生服务利用现状与问题研究——以山东省临沂市为例[J]. 中国社会医学杂志，2016，01（33）：77 - 80.
② 丁伟洁，宋慧，卓朗，等. 东西部两城市居民卫生服务利用及影响因素对比分析[J]. 现代预防医学，2014，10（41）：1778 - 1782.
③ 张燕，辛奠国. 重庆市 2007—2011 年突发公共卫生事件分布特征和处置情况分析[J]. 重庆医学，2013，42（11）：1259 - 1262.

传染病"防火墙"，通过这一系列措施，居民防控意识和自我防范能力提高，在一定程度上增加了经济发展水平较低地区对于卫生服务的利用。

表 6 – 40　　　　　　　2015 年重庆市卫生服务利用集中指数分解

影响因素	总诊疗人次			出院人数		
	弹性系数	集中指数	贡献率（%）	弹性系数	集中指数	贡献率（%）
人均 GDP	0.1606	0.0434	20.44	0.2751	0.0744	49.18
常住人口	1.2323	0.1441	67.83	0.8340	0.0976	64.48
人口密度	0.1211	0.0869	40.91	0.0776	0.0557	36.83
老龄化水平	0.3068	0.0043	2.04	– 0.4098	– 0.0058	– 3.82
城镇化水平	– 0.3762	– 0.0715	– 33.67	– 0.1731	– 0.0329	– 21.76
出生率	– 0.2899	0.0019	0.89	– 0.0687	0.0004	0.30
死亡率	– 0.6167	0.0281	13.21	0.2425	– 0.0110	– 7.30
传染病发病率	– 0.2293	– 0.0294	– 13.83	– 0.2186	– 0.0280	– 18.51
孕产妇死亡率	– 0.0411	0.0008	0.38	– 0.0224	0.0004	0.29

　　此外，总诊疗人次和出院人数所对应的"控制变量"（人均 GDP、城镇化水平）所分解的集中指数贡献率分别为 – 13.23%、27.42%，"需要变量"（常住人口、人口密度、出生率等）所分解的集中指数贡献率分别为 111.43%、72.27%，"控制变量"的贡献率明显低于"需要变量"，说明"需要变量"是重庆市卫生服务利用不公平的主导因素。考虑是由于近年来经济因素一直是影响卫生服务利用的重要因素，重庆市为缩小由经济差异导致的卫生服务利用的不公平，实施"保基本、强基层、建机制"发展战略，不断健全基本医保制度，较早地实现"三保合一"和市级统筹，同时建立了城乡居民大病保险制度、疾病应急救助制度等，运用这一系列的政策来进行调控，导致其贡献率不断提高①。

　　综上所述，重庆市作为我国中西部地区唯一的直辖市，其辖区面积8.24 万平方公里，辖 38 个区县（26 区、8 县、4 自治县）；户籍人口 3392万人，常住人口 3048 万人、城镇化率 62.6%；人口以汉族为主，土家族、苗族以及回族等少数民族人口 200 万人；地貌以丘陵、山地为主，其中山

地占76%，丘陵占22%，河谷平坝仅占2%。目前，重庆各区（县）在人口分布、人群健康状况和健康意识、疾病谱以及交通出行等方面存在较大的差异性，为保证"人人享有基本医疗卫生服务"和"健康重庆2030"等目标的实现，本书针对性地给出以下建议：①重庆市政府部门在大力发展社会经济建设的同时仍需注重促进社会公平，努力缩小贫富差距。各区（县）政府应结合《关于健康扶贫工程的实施意见》的目标要求，提高经济发展水平较差地区居民的医保报销比例，扩大医保报销范围，逐步将部分慢性病和重大疾病纳入特殊疾病范围，同时扩大医疗救助和临时救助的覆盖面，设立区县扶贫济困医疗基金，以此缩小由经济水平导致的卫生服务利用的不公平；②加大健康教育力度，提高全民健康素养。重庆市政府应建立健全健康促进与教育体系，提高健康教育服务能力，普及健康科学知识，加强精神文明建设，发展健康文化，培育居民良好的生活习惯；各级各类媒体应加大健康科学知识宣传力度，积极建设和规范各类广播电视等健康栏目，利用新媒体拓宽健康教育，从而提高居民的健康意识，增加对卫生服务的利用；③坚持需求导向，促进公平公正。重庆市政府在进行区域卫生规划时，需以健康需求和解决人民群众主要健康问题为导向，按人口进行卫生资源配置，调整各区（县）卫生资源布局结构，注重医疗卫生资源配置与医疗卫生服务利用的科学性与协调性，以基层为重点，优先保障基本医疗卫生服务的可及性，维护医疗卫生服务的公益性，满足居民多层次、多元化的医疗卫生服务需求。

第二节　我国城乡基本医疗保障服务的收入分配效应

一、分析框架

在上文研究基本医疗保障服务的医疗服务利用效应的基础上，本节研究城乡基本医疗保障服务的收入分配效应，具体而言：在宏观层面上，运用省级面板数据模型研究全国31个省三大基本医疗保险的支出水平对全国城乡收入差距的影响。在微观层面上，分别运用Logistic回归和MT指数分析城镇居民基本医疗保险和"新农合"医保对于我国城乡居民家庭收入分配的影响。

二、评价方法选择

1. 面板数据模型

运用面板数据模型处理全国 31 个省的省级面板数据，研究三大基本医疗保险的支出水平对全国城乡收入差距的影响。面板数据模型如下所示：

$$Y_{i,t} = \alpha + \beta_0 Uel_{i,t} + \beta_1 Url_{i,t} + \beta_2 Rrl_{i,t} + \gamma X_{i,t} + \varepsilon_{i,t}$$

其中，下标 i 用以表示不同的省市，t 表示不同年份。被解释变量 $Y_{i,t}$ 表示第 t 年第 i 个地区收入的不平等程度，有关学者使用城镇居民人均可支配收入与农村居民人均纯收入来衡量城乡居民收入的不均等程度，本书也采用这个值来表示城乡居民的不均等；主要解释变量 $\beta_0 Uel_{i,t}$、$\beta_1 Uel_{i,t}$、$\beta_2 Rrl_{i,t}$ 分别表示第 t 年第 i 个地区城镇职工基本医疗保险（Uel）、城镇居民基本医疗保险（Url）和新型农村合作医疗保险的水平（Rrl），相关研究使用社会保险基金支出与当地 GDP 的比值来衡量社会保险的水平[①]，本书使用对应的医疗保险基金支出与当地 GDP 的比值来衡量对应的基本医疗保险水平；其他"控制变量"是根据现有文献引入模型的其他相关社会经济学变量组成，包括人均 GDP（GDP）、城镇化率（Urban）、财政分权（LFD）、失业率（Unemployment）、老龄化（Old）、基本医疗保险覆盖率（Cover）等。α、β_0、β_1、β_2、γ 为待估变量，$\varepsilon_{i,t}$ 为随机误差项，表 6 – 41 为主要变量的解释说明。

表 6 –41　　　　　　　　　　宏观数据分析相关标量说明

变量	变量名	变量说明	备注
Urban employee level (Uel)	城镇职工基本医疗保险水平	各省城镇职工基本医疗保险基金支出与当地 GDP 比值	主要解释变量
Urban resident level (Url)	城镇居民基本医疗保险水平	各省城镇居民基本医疗保险基金支出与当地 GDP 比值	主要解释变量

---

① 封进，张馨月，张涛. 经济全球化是否会导致社会保险水平的下降：基于中国省际差异的分析[J]. 世界经济，2010（11）：37.

续表

变量	变量名	变量说明	备注
Rural resident level (Rrl)	新型农村合作医疗保险水平	各省新型农村合作医疗保险基金筹资与当地 GDP 比值	主要解释变量
GDP	经济发展水平	各省人均 GDP	其他控制变量
Urbanization rate (Urban)	城镇化	各省城镇化人口比例	其他控制变量
LFD	财政分权	各省一般公共预算支出占全国一般公共预算支出总额的比例	其他控制变量
Unemployment	失业率	各省城镇失业登记率	其他控制变量
Old	老龄化	各省老年人口占总人口比例	其他控制变量
Cover	基本医疗保险覆盖率	各省三大基本医疗保险人口总和与当地人口总数的比值	其他控制变量
Y	城乡居民收入差距	城镇居民人均可支配收入与农村居民人均纯收入比值	被解释变量

2. Logistic 回归分析

本书对居民能否得到医疗保险补贴的影响因素进行研究分析，因变量"居民是否得到医疗补贴"是一个非连续型的二分类变量，所以本书采用 Logistic 回归模型，回归模型如下所示：

$$\ln(\frac{P}{1-P}) = \beta_0 + \beta_1 X_1 + \beta_2 X_2 + \cdots + \beta_n X_n + \mu$$

模型中 P 代表居民有医疗补贴的概率，$1-P$ 代表居民没有医疗补贴的概率，β 为回归系数，β_0 常数项系数，$\beta_1 \sim \beta_n$ 为对应变量的系数，X 为解释变量，n 为解释变量的数量，μ 为随机误差项。本书选取年龄、性别、个人健康自评、教育程度、家庭年收入、对医保了解程度、地区虚拟变量为自变量[①]。根据上述 Logistic 模型，可以预测在不同的自变量情况下居民有医保的概率。

3. MT 指数

本书采用基尼系数和 MT 指数对农村居民收入再分配效应进行探讨。

---

① 曹阳，宋文，文秋香．城镇居民医疗保险收入再分配效应研究——基于江苏省的实证调查分析[J]．中国药房，2014，12（25）：1070－1073.

对缴纳医保费用后、发生医疗费用后、医保补偿后、医保缴费及医保补偿后农村居民收入的基尼系数变化情况进行对比，从而得出新农合对农村居民的收入再分配效应。使用的计算公式具体如下所示：

$$G = 1 - \sum_{i=1}^{n} 2B_i = 1 - \sum_{i=1}^{n} P_i(2Q_i - W_i)$$

$$Q_i = \sum_{k=1}^{i} W_k$$

本书对研究对象以户为单位计算其基尼系数 G，先将所有样本户以人均家庭收入由低到高进行排序，P_i 代表第 i 户人家的人口数占总体人口数的比例，Q_i、W_i 则分别代表第 i 户人家的收入占总体收入的比例和累积百分比。

通过基尼系数的变化可以得出对应的 MT 指数：

$$MT = G_1 - G^`$$

其中，G_1 代表家庭初始收入的基尼系数，$G^`$ 则代表了缴纳医保费用后、发生医疗费用后、医保补偿后、医保缴费及医保补偿后农村居民收入的基尼系数（分别用 G_2、G_3、G_4、G_5 代表）。当 MT 指数大于零时则说明新农合医保的这些阶段降低了农村居民的家庭收入的不公平性，反之则说明加剧了农村居民的家庭收入不平等程度。

三、我国基本医疗保障服务的收入分配效应实证分析

1. 全国宏观层面基本医疗保障水平对城乡居民收入差距的影响

（1）统计性描述。

表 6 - 42 为城乡居民收入差距影响因素相关变量统计性描述，其中，省级城乡居民收入之比，最大值为 3.979，最小值为 1.8451，最大值与最小值的比值为 2.16；城镇职工基本医疗保险基金支出占当地 GDP 比值，最大值为 0.0313，最小值为 0.0010，最大值与最小值的比值为 31.3，说明区间范围较大；城镇居民基本医疗保险基金支出占当地 GDP 比值，最大值为 0.0089，最小值为 0.0004，最大值与最小值的比值为 22.25，说明区间范围较大；考虑全国部分地区（如：天津、重庆、山东、广东、宁夏、青海等）在近几年已经实现了"新农合"与城镇居民基本医疗保险的统筹，因此对应年份已经实现统筹地区的新农合基金支

出占当地 GDP 比值为零。

表 6 – 42　　　　　城乡居民收入差距影响因素相关变量统计性描述

变量	Mean	Std. Dev.	Min	Max
GAP	2.7618	0.4717	1.8451	3.979
Uel	0.0097	0.0050	0.0010	0.0313
Url	0.0017	0.0016	0.0004	0.0089
Rrl	0.0057	0.0043	0	0.0316
GDP	46542.3800	21108.9500	16436.5500	106904.9000
Urban	0.5445	0.1372	0.2271	0.8960
LFD	0.0275	0.0130	0.0065	0.0729
Unemployment	0.0333	0.0065	0.0120	0.0450
Old	0.0924	0.0192	0.0469	0.1413
Cover	0.9968	0.3013	0.3320	3.6249

（2）面板数据模型实证分析。

通过 Stata 软件指令"xtoverid"进行过度识别检验均得出：$P < 0.05$，表明应该使用固定效应模型，而非随机效应模型。相关数据带入模型得出结果如表 6 – 43 所示。

从全国整体层面上：三种基本医疗保险的水平均对城乡居民的收入差距产生了显著影响。其中，城镇职工基本医疗保险水平与城乡居民的收入差距呈正相关，但是由于条块分割严重，城镇职工基本医疗保险在报销金额与报销比例方面与另外二者差距过大，在一定程度上加剧了城乡居民的可支配收入差距，而城镇居民基本医疗保险和"新农合"与之呈负相关。此外，城镇化率、老龄化以及基本医疗保险覆盖率对于缩小城乡收入差距均具有显著影响，城镇化率的提升与城乡居民收入差距呈负相关，老龄化率和基本医疗保险覆盖率则与之相反，即我国城镇化水平的提升显著缩小了城乡居民收入差距，人口的老龄化和基本医疗保险覆盖率则对城乡居民收入分配起到了逆向调节作用。

表 6 – 43　　　　　　　中国基本医疗保险水平对城乡居民收入差距的影响

变量	全国相关系数 (S_x^-)	东部相关系数 (S_x^-)	中部相关系数 (S_x^-)	西部相关系数 (S_x^-)
β_0	22.455 *	28.734 **	– 22.979	57.796
	(1.63)	(1.95)	(– 1.01)	(1.50)
β_1	– 37.376 ***	– 41.633	277.049 ***	– 34.922
	(– 3.07)	(– 1.59)	(4.24)	(– 1.63)
β_2	– 27.747 **	– 11.862	82.902 *	– 36.618
	(– 2.02)	(– 0.50)	(2.23)	(– 1.52)
GDP	– 4.41e – 06	– 4.76e – 06	4.28e – 06	– 0.00002
	(– 0.75)	(– 0.55)	(0.55)	(– 1.86)
Urbanization rate	– 6.926 ***	– 5.297 **	– 14.248 ***	– 6.257 **
	(– 4.56)	(– 2.22)	(– 5.87)	(– 1.94)
LFD	– 4.551	– 8.495 **	58.164 **	19.182
	(– 0.76)	(– 2.69)	(3.23)	(1.16)
Unemployment	– 0.481	– 10.825	24.562 **	– 4.534
	(– 0.08)	(– 1.49)	(2.94)	(– 0.37)
Old	2.656 **	2.279	– 0.013	3.971 **
	(2.05)	(1.00)	(– 0.01)	(2.70)
Cover	0.252 **	0.242 *	– 0.926 **	0.342
	(2.04)	(2.11)	(– 2.48)	(1.53)
A	6.387 ***	6.245 ***	7.374 ***	5.739 ***
	(2.04)	(4.80)	(5.51)	(3.24)
F 值	25.55 ***	240.48 ***	10.63 ***	69.62 ***
R^2	0.402	0.586	0.806	0.761

　　注：每个解释变量的系数估计值下面的圆括号里面的数字是每个系数的 t 值，用 * 表示大于 5% 小于 10% 的情形；用 * * 表示大于 1% 小于 5% 的情形；用 * * * 表示小于 1% 的情形。

　　从各个区域的层面上：不同区域三种基本医疗保险的水平对城乡居民收入差距的影响相对于全国整体有所不同。东部地区城镇职工基本医疗保险水平与城乡居民的收入差距呈正相关且影响效果显著，而城镇居民基本医疗保险和"新农合"与之呈负相关且影响不显著；中部地区对应变量的相关系数符号与东部地区正好相反且只有城镇职工基本医疗保险和"新农合"与收入差距的相关系数具有统计学意义；西部地区对应变量的相关系数符号与东部地区相同且影响均不显著。

　　由于我国基本医疗保险制度条块分割严重，使全国乃至各区域城镇职工基本医疗保险与另外两种医疗保险制度所产生的收入分配效应截然相反。而且，我国医疗统筹层次低下，不能有效运用保险的风险分摊机制，导致公平性问题突出，使"因病致贫"和"因病返贫"等问题得不到有效解决，从而使之不能充分发挥收入再分配作用，表6-43中实证结果与相关学者的研究结论相一致①。

（3）小结。

目前我国大多省份已经开始推行医保统筹，不同的地区统筹模式不同，统筹层次也不同。从统筹模式上，广东省的东莞市、深圳市、中山市等地实施并已经实现"三保合一"的模式，四川省成都市、重庆市、天津市等地则实现"二保合一"的统筹模式；从统筹层次上，天津、重庆、青海、宁夏等地采用省级统筹，广东、山东等地推行地市级统筹，浙江则大多施行县级统筹。本书借鉴试点地区的经验，结合未来趋势的发展提出以下建议：

一是应当以稳步提高医保统筹层次作为首要任务。我国的基本医疗保障制度作为政府行使收入分配职能的一项重要手段，主要是通过对高收入者收取较高水平的保费，对低收入者收取较低水平的保费，并将所收取的保费大部分纳入统筹账户，同时通过财政部门对低收入者进行医疗保险缴费补贴救助以及对社会统筹账户的投入，缩小不同收入水平的人群在享受医疗服务水平方面的差距，从而起到调节收入分配的作用。较低的统筹层次会导致缴纳保费的人数较少，不能抵抗较大的疾病灾难，且基层政府人权与事权相分离，导致基层财政支付力度不够，因而不能有效实现收入再分配作用。

二是加快医保整合的进程，建立全国统一的"三保合一"制度。"三保合二"被视为"三保合一"的一个过渡阶段，"三保合一"无论是对于促进公平、打破城乡地域限制，促进劳动力自由流动，还是适应快速变化的就业模式，都具有十分重要的意义，"三保合二"则很难在上述方面发挥成效，它只是对原有制度的一种改良，是改革的一种过渡。建议加快医保整合的进程，借鉴广东省东莞市的模式在全国设立一个"基本线"，建立全国统一的"三保合一"制度，将"三保合一"作为全国范围内医保统

---

① 初可佳. 社会医疗保险与养老保险发展对居民收入分配的影响研究[J]. 现代财经，2015（12）：52-61.

筹的最终目标，将碎片化的职工医保和居民医保整合在统一制度框架下，以期使医疗保障制度的条块分割问题得到最大化解决。有效实现医疗保障制度的收入再分配效应。

2. 城镇居民医疗保险制度对城镇居民的收入再分配效应

（1）医疗补贴在不同收入人群中的分布。

通过研究收入水平与医疗补贴的关系，来分析城镇居民医保是否起到了缩小收入差距的作用，即医保制度是否能实现收入从健康人群流向患病人群以及从高收入人群流向低收入人群的再分配。本书按照收入水平将样本人群从高到低排序分为五个组，观察不同组别的自评健康状况得分均数、医疗支出均数以及得到医疗补贴均数。其中自评健康状况评分如下所示：非常好 = 1 分，稍好 = 2 分，差不多 = 3 分，稍差 = 4 分，很不好 = 5 分。数据来源于 2016 年河南省郑州、许昌、洛阳三个地区人种志研究人群的入户访谈和问卷调查，三地区各发放调查问卷 200 份，回收有效问卷 587 份，有效回收比例为 97.83%。

由表 6 - 44 可知，最富裕组人群的健康状况最好，其调查结果与相关学者的研究结论相同①。因而，富裕组人群不需要利用大量的医疗卫生服务，实际支付的医疗费用并不高；最贫困组在所有人群中健康水平最低，其所支付的医疗支出以及得到的医疗补贴最少，这主要是由于最贫困人群组没有足够的收入去支付医疗费用而放弃治疗所导致的。

表 6 - 44　　　自评健康状况、医疗支出、医疗补贴与收入水平的关系

人群分组	自评健康状况得分	医疗支出（元）	医疗补贴（元）
最贫困（20%）	1.92	1545.65	581.54
次贫困（20%）	1.98	3450.85	1996.68
中间组（20%）	1.98	3580.48	1912.47
次富裕（20%）	2.05	2549.78	1128.41
最富裕（20%）	2.08	1898.57	681.58

进一步分析人群分组、医疗支出与医疗补贴之间的关系可知：支付更

---

① 刘汝刚，李静静，王健. 中国农村居民健康公平性及其分解分析[J]. 中国卫生事业管理，2016（8）：611 - 614.

多的医疗费用就能得到更多的医疗补贴，且除了最贫困组之外，其余四组人群都能够满足收入越低的组能得到越多医疗补贴的规律。这说明受调查地区的城镇居民医保对于缩小居民收入差距起到了作用，但是最贫困组人群得到的医疗补贴依然较少，这是下一阶段需要重点解决的问题。

为了深层次研究城镇居民医保制度的收入分配效应，将郑州、许昌、洛阳三个地区的医疗补贴在不同收入人群间分布的情况列入表6-45。研究发现：郑州受益最多的人群为次贫困组和中间组，最贫困组次之；许昌受益最多的为最富裕组和次富裕组，中间组次之；洛阳受益最多的为中间组和次富裕组，次贫组次之。前者更有利于贫困人群，较好地发挥了收入再分配效应；后二者则更有利于富裕人群，在一定程度上对收入分配起到了逆向作用。

本书从筹资水平和筹资结构两方面分析产生这种结果的原因。首先，从筹资水平、起付线、封顶线、报销比例等方面进行考虑：郑州优越的经济实力使其能够降低起付线，并纳入尿毒症透析、恶性肿瘤放化疗等6种大病，使得较多贫困的重病人群能够得到更多的补偿，这是郑州市城镇居民医保所产生的收入再分配效应效果最佳的主要原因。其次，从筹资结构上，郑州老年居民和其他居民的医疗费用自付比最低，通常情况下个人自付比越低则公平性越高。这是由于贫困人群的健康状况较差，需要自付更多的医疗费用来换取健康，从而产生了收入分配负面效应的结果。最后，根据近几年数据显示，许昌地区一般居民门诊报销比例在20%~30%之间，低于其他两个地区，这可能是该地区城镇居民医保收入在分配效应发挥较差的原因；洛阳地区一般居民的门诊报销比为60%，导致其医保制度的收入再分配效应好于许昌，但是筹资水平很低，一般居民只有150元，低于郑州居民的200元，致使其收入再分配效应比郑州地区较差。

表6-45　　　　三地的医疗补贴在不同收入人群间分布的百分比　　　　（%）

人群分组	郑州	许昌	洛阳
最贫困（20%）	18.69	11.85	17.16
次贫困（20%）	24.13	16.49	20.28
中间组（20%）	26.78	21.65	26.76
次富裕（20%）	17.89	24.28	26.25
最富裕（20%）	16.46	25.16	15.39

（2）收入分配效应影响因素分析。

首先，表6－46为影响收入分配效应各变量的描述性统计分析：样本实际年龄均值为36.58岁，健康状况介于稍好和差不多之间，家庭人均年收入均值为5175.05元，且对医保了解程度比较一般。

表6－46 各变量的描述性统计分析

变量	变量定义	均值	标准差
是否得到医疗补贴 Y	是＝1，否＝0	0.45	0.48
性别 X1	男＝1，女＝2	0.48	0.50
年龄 X2	年龄	36.58	14.68
家庭人均年收入 X3	过去一年家庭人均年收入（元）	5175.05	14304.53
受教育年限 X4	受正规教育年限（年）	11.88	3.90
地区 X5	郑州＝1，洛阳＝2，许昌＝3	1.99	0.82
对医保了解程度 X6	非常了解＝1，比较了解＝2，一般了解＝3，不太了解＝4，非常不了解＝5	3.43	0.82
自评健康情况 X7	非常好＝1，稍好＝2，差不多＝3，稍差＝4，很不好＝5	2.48	1.15
观测个数	587		

运用 Logistic 回归模型进一步分析可知，性别、受教育年限、缴费标准三个变量对应变量的影响不显著，予以剔除。影响因素主要包括：年龄、自评健康情况、家庭人均年收入、对医保了解程度、地区。实证结果如表6－47所示：

年龄变量的相关系数为正值，考虑被研究人群随着年龄的增大患病概率上升，因而看病就诊的概率上升，受补贴的概率也相应提升。

自评健康情况的相关系数为正值且相关系数随着自评健康情况得分的增大呈递增趋势，考虑是由于自评健康系数越大则人群健康水平越低，对于看病就诊的需求就越高，看病就诊获得补贴的概率也越高。

家庭人均年收入的相关系数除了中间组外均为正值，相关系数从小到大排列的组分别为中间组、最贫困组、次贫困组、次富裕组、最富裕组。由此可见，高收入人群因看病就医得到补贴的机会大于整体贫困人群。因而从得到补贴机会的角度来看，城镇医疗保险制度并没有有效发挥其收入再分配效应。

　　对医保了解程度的相关系数均为负值，但人群获得补贴的概率随着对医保了解程度的增大而增大，考虑人群对于医保的了解程度越高则越有可能使用医疗保险就医，因此，有更高的概率获得补贴。

　　地区的相关系数均为负值，说明郑州的城镇居民得到医疗补贴的概率大于洛阳和许昌。考虑如下原因：①郑州开展门诊大病统筹，使更多门诊患者能够得到医疗补贴。②其优越的经济实力使其地方政府能够设置降低起付线等政策，从而有效降低医疗卫生费用自付比例，使更多患者也能够得到适当的补贴。

表 6-47　　　　　　　　　　Logistic 回归分析结果

变量	β	S. E	Walds χ^2	Df	Sig.	Exp(β)
年龄 X2	0.030	0.008	10.505	1	0.001	1.030
家庭人均年收入 X3			7.922	4	0.094	
家庭人均年收入 X3 (1)	0.336	0.481	0.357	1	0.550	1.399
家庭人均年收入 X3 (2)	-0.198	0.505	0.075	1	0.784	0.820
家庭人均年收入 X3 (3)	0.752	0.562	1.635	1	0.201	2.121
家庭人均年收入 X3 (4)	0.914	0.649	1.807	1	0.179	2.494
地区 X5			43.288	2	0.000	
地区 X5 (1)	-1.522	0.311	36.145	1	0.000	0.218
地区 X5 (2)	-0.945	0.261	25.697	1	0.000	0.389
对医保了解程度 X6				4	0.099	
对医保了解程度 X6 (1)	-0.805	1.004	0.617	1	0.532	0.447
对医保了解程度 X6 (2)	-0.625	0.959	0.386	1	0.134	0.535
对医保了解程度 X6 (3)	-0.098	0.967	0.004	1	0.097	0.907
对医保了解程度 X6 (4)	-0.064	1.034	0.109	1	0.081	0.938
自评健康情况 X7			22.915	4	0.000	
自评健康情况 X7 (1)	0.254	0.355	0.380	1	0.538	1.289
自评健康情况 X7 (2)	0.713	0.350	3.488	1	0.062	2.040
自评健康情况 X7 (3)	1.420	0.400	11.260	1	0.001	4.137
自评健康情况 X7 (4)	2.365	0.691	10.909	1	0.001	10.644
常量	-1.462	1.532	1.170	1	0.280	0.232

　　(3) 小结。

　　针对以上实证结果，为提高城镇居民医疗保险制度的收入再分配效应，提出以下建议：一是要针对城镇低保户，降低甚至取消起付线的同时以政府为主导加大对其补贴力度。二是要增加慢性病、常见病的防控宣传力度，帮助居民对自己的健康状况做出及时合理的判断，及早进行预防和治疗。三是要拓宽政策宣传途径，使居民能够及时了解医保最新政策，有利于居民得到医疗补贴，减轻经济压力。四是要制定合理的门诊统筹政策，开展门诊大病统筹。

3. 新型农村合作医疗保险制度对农村居民的收入再分配效应

（1）新型农村合作医疗制度对于农村居民收入分配的影响。

本书以农村家庭为单位进行数据分析，CHNS 数据库中共有 5727 户农村家庭，将相关数据缺失的家庭删除，最终纳入研究的家庭共计 2349 户。

由表 6-48 所示，农村居民从初始收入到新农合缴费、看病、医保补偿的整个过程中，其收入的基尼系数均大于 0.4，即大于国际"警戒线"①。这表明整个过程中我国农村居民的收入水平均有较大的差距。

表 6-48 　　　　　　　农村居民收入的基尼系数及其变化

相关指标	初始收入	医保缴费	发生医疗费用	医保补偿	医保缴费及补偿
基尼系数 G	0.4965	0.4968	0.5033	0.4943	0.4946
MT 指数	—	-0.0003	-0.0068	0.0022	0.0019

注：数据来源于中国健康与营养调查（CHNS）。

其中，在农村居民缴纳医保费用之后，居民收入的基尼系数相比较初始收入的基尼系数有所上升，对应的 MT 指数为 -0.0003；在缴纳医疗费用之后，居民收入的基尼系数较初始收入的基尼系数有较大幅度的上升，对应的 MT 指数为 -0.0068；在新农合报销患病人群的医疗费用之后，居民收入的基尼系数较初始收入的基尼系数有所下降，对应的 MT 指数为 0.0022；将新农合的医保缴费和补偿过程合并，发现居民收入的基尼系数较初始收入的基尼系数有所下降，MT 指数为 0.0019。

---

① 张倩，李贞玉，孔祥金. 基于基尼系数与洛伦兹曲线的辽宁卫生资源公平性分析[J]. 医学与哲学，2012，33（8A）：49-51.

（2）小结。

通过以上数据描述分析，本书发现：

第一，新农合医保的筹资过程加大了农村居民收入分配的不公平性。

在本书中，缴纳医保费用降低了居民收入的基尼系数，导致对应的MT指数为－0.0003。李建国等[1]的研究显示，2004年、2011年中国农村居民缴纳医保费用后的MT指数为－0.000002、－0.0002。与本书结论吻合，说明，农村居民在缴纳新农合医保费用后加剧了农村居民家庭之间的收入差距，即新农合的筹资过程对于农村居民收入再分配呈负作用，且随着时间的推移，这种负作用越来越大。本书考虑主要由两部分因素所导致：

①新农合医保是一种自愿参保的医保类型，存在着一定程度的逆向选择。所以，收入水平较低、年龄较大、健康水平较低的人群更倾向于入保，因此在缴纳医保费用后增大了农村居民的家庭收入差距。

②新农合的医保基金主要来源于个人自付和政府补贴，这就导致在不同经济水平的地区，政府对于受保人群的补贴存在较大差异，增大了不同地区农村居民的收入差距。

第二，疾病经济负担加剧了农村居民收入分配的不公平性。

在本书中，发生看病所致的医疗费用会导致农村居民收入的基尼系数增大，MT指数为负，均说明了疾病经济负担导致农村家庭的收入差距增大。考虑是由于医疗费用带来农村居民家庭收入的直接下降，患病所导致的患者劳动能力下降也能间接地减少家庭收入。就大病而言，医保报销部分费用之后，收入水平较低的家庭依然无能力支付自付费用，而收入水平较高的家庭则可以充分利用新农合大病医疗保险，这在一定程度上加剧了农村居民家庭收入的差距。

第三，新农合的医保补偿能够提升农村居民的收入分配公平性。

新农合医保的补偿机制能够缓解患者人群的疾病负担，对于患者的医疗费用进行补偿报销。因此从理论上来说，可以提升农村居民收入的公平性。在本书中，医保补偿之后农村居民收入的基尼系数为0.4943，较初始

---

[1]　李建国，陈彩萍．我国全民医保对农村居民的收入效应分析［J］．卫生经济研究，2017（1）：24－27.

收入的基尼系数有所下降，对应的 MT 指数为 0.0022。新农合医保通过补偿报销的方式所产生的收入再分配效应能够得到很好的验证，但是其对于农村居民收入分配的改善率较小。李建国等①的研究显示，2004 年、2011 年新农合的补偿机制所产生的 MT 指数分别为 0.0081、0.0059。由此可以发现，新农合的报销机制对于缩小农村居民贫富差距的作用呈持续下降趋势。考虑是由于两方面因素所导致：第一，新农合对于疾病报销的范围比较窄；第二，新农合的补偿模式不尽合理，目前我国新农合医保的补偿模式以"住院统筹"和"大病统筹"为主，门诊统筹的报销比例较低，这会导致对于农村居民来说门诊费用依然较高。

第四，新农合从整体上能够提升农村居民的收入分配公平性。

将缴纳医保费用与医保补偿进行合并，MT 指数会下降 0.0019，因而从整体上可以认为新农合医保对于农村居民家庭收入差距的缩小具有正向作用。

在本书中，新农合医保对于农村居民的收入再分配效应可分为缴纳医保费用和医保补偿两个阶段。其中，缴纳医保费用的阶段对于农村居民的收入再分配作用呈负面效应，医保补偿的作用则与之相反。医保补偿对于农村居民收入再分配的正面效应大于缴纳保费的负面效应，因此总体呈现出对于农村居民收入分配的正面效应，但是要意识到这种效应比较有限。

针对以上实证结果，为提高新农合医保的收入再分配效应，提出以下建议：一是建立全国统一的医疗保障体系，减少逆向选择行为。二是提高整体筹资水平，财政补贴应向贫困地区有所倾斜。三是提高医保补偿水平，充分发挥医保的收入再分配职能。

---

① 李建国，陈彩萍. 我国全民医保对农村居民的收入效应分析[J]. 卫生经济研究，2017 (1)：24-27.

第七章 基本医疗保障服务均等化与
福利分配效应国际借鉴

随着历史的演变，自从德国建立了世界上第一个医疗保障制度后，医疗保障制度已经历了100多年的发展。各个国家都有着不同的经济、政治、文化以及特定的历史条件，因此形成了各具特色的医疗保障模式，主要有英国和印度的全民免费医疗制，美国的商业健康保险制，德国的社会医疗保险制，新加坡的基金账户制以及瑞典的全民医疗保障制①。

第一节 典型国家的医疗保障模式

一、英国的医疗保障模式

英国是世界上第一个实行全民医保的国家，因其独特的全民免费医疗制而闻名于世。该医疗保障制度体系主要包括：国民保健服务、全科医生服务、公共卫生服务、政府筹资与国家统一支付以及医疗服务信托组织等②。

目前，英国医疗保障制度是依据1975年颁布的《社会保障法》以及1986年实施的《国民保健制度》制定的，其核心是实现全民免费的基础医疗保障。当前，英国的医疗服务可分为公立医疗体系、私营医疗服务和医

---

① 李子芹. 世界四大典型医疗保险模式的简述及对我国的启示[J]. 经营管理者，2010
（20）：7.

② 李瑞桐. 英国医疗保障制度框架研究[J]. 经济研究导刊，2015（21）：67.

疗救助三种，公立医疗服务又称为国民保健服务（National Health Service，NHS），国家通过税收购买最基础的医疗卫生服务，覆盖了绝大多数的英国国民；私营医疗服务是为了满足那些经济条件较好的人，使其拥有更好的、能够满足其需求的卫生服务；医疗救助是对于那些弱势群体的医疗补助，该制度所救济的范围在公立医疗免费服务之外，旨在使那些条件状况较差的人能够享受基本的医疗服务。NHS体系分为初级医疗保健、二级医疗服务以及三级医疗服务，从中央到地方实行垂直管理。初级医疗保健主要指全科医师服务，是国民保健服务中最基本的服务，也是国民保健服务体系中的基石；二级医疗服务是指英国的公立医院服务，这些医院统一由政府来管理，遵循了国有化的原则，小型社区医院、地区综合医院、跨区专科医院共同构成了二级医疗服务机构，对病人进行救助和治疗；三级医疗服务是指用来解决特殊疑难和复杂问题的专家服务，主要解决专业的疑难医疗问题，一般由专科医院和综合医院构成该项目的服务机构。从整体来看，英国的三级医疗服务呈网络金字塔结构，最底层是初级保健，中间层是二级医院提供的医疗服务，塔尖是三级医疗专家服务。英国实行国家卫生制度，医疗保健的费用由政府总收益或通过税收筹资来筹集，国家进行统一支付，公立医院提供医疗服务。NHS信托组织由急救信托组织、救护信托组织、护理信托组织、基金信托组织、精神卫生信托组织以及初级保健信托组织这六类组织所组成[1]，每类信托组织所提供的服务与内容有所不同，它们各司其职，促进了NHS的运营与发展。

英国医疗保障模式的特点是追求"医疗公平"，它包括提供服务的公平性和筹资的公平性，以及"预防为主"的社区医疗思路[2]。这种"英国模式"公平性较高，医疗保障覆盖全体国民，筹资由征缴一般税解决，政府介入和干涉的较多，有效地利用了资源，促进了医疗服务体系的合理运行。

二、美国的医疗保障模式

美国是一个信奉个人自由、追求独立的国家，其居民主要医疗保障服

---

① 桂欣. 英美医疗保障制度的比较与借鉴[D]. 成都：西南财经大学，2011.
② 周苑. 医疗保障的英国模式"解读"[J]. 学习月刊，2006（20）：26 – 27.

务并不是由政府提供。美国实行的是商业健康保险制，该模式以复杂多样的商业保险为主，各种政府医疗救助项目为辅，健康维护组织、医疗照顾制度、医疗救助制度以及商业保险公司支付构成了其医疗保障体系。

美国的健康维护是最常见的保险形式之一，属于管理型保险的一种。它将医疗保险的出资人和医疗服务的提供者相结合，使保险组织直接介入医疗过程，从而调整病人、医生以及医院三方之间的关系，降低了医疗资源的浪费，达到有效配置医疗资源的效果①。美国于 1965 年开始实行医疗照顾计划，目的是使得老年人能够获得高质量的保健服务，覆盖范围则是65 岁以上的老年人、符合社会残障保险条件的残疾人以及晚期肾病患者。医疗照顾计划又称为 Medicare，由 PartA、PartB、PartC 和 PratD 四部分组成。PartA 是住院保险，用于支付给付期内的住院费用和其他机构设施提供给被保险人的相关服务，该计划具有强制性，雇主和雇员缴纳的工资税为其信托基金的主要来源。PartB 是补充医疗保险，该计划是自愿的，旨在为被保险人支付医生提供的规定范围内的医疗服务以及门诊服务的费用，参加者必须要符合医疗照顾计划的条件标准，联邦配套资金和参保者交纳的保费为 PartB 提供费用支持。PartC 是根据 1997 年《预算平衡法案》设立的，该计划允许公民参加特定的保健管理项目，包括优先者提供组织、健康维护组织等，向被保险人提供商业健康保险从而来补偿参保人，除此之外，PartC 还提供处方药、牙医等额外的服务，这些服务是 PartA 和PartB 所不具备的。PartD 是处方药计划，该计划除了提供 PartA 和 PartB 的服务外，还向病人提供处方药，但病人需要选择一项由私营保险公司所提供的健康计划，且必须经过医疗照顾计划的认定。联邦政府对 Medicare 实施管理，在 Medicare 范围内的四个计划都需要交纳一定数量的费用，各个州的照顾标准也是统一的②。Medicare 充当着医疗服务购买者的角色，它根据一系列的法律和法规来选择供应商，近些年来，Medicare 的注册人数和支出费用也在不断地增长。医疗救助计划专门为贫困人群提供医疗费用，是美国最大的一项济贫支出计划，该计划的援助对象主要是符合需要

---

① 任丽娟. 浅析美国的管理型医疗保健模式——健康维护组织（HMO）[J]. 湖北经济学院学报（人文社会科学版），2007（1）：96 – 97.

② U. S. Census Bureau，Statistical Abstract of the United states：2000. Washington，D. C. ：U. S. Govemment Printing Office，2001：116.

被补助的家庭和补充保障收入计划的人群，由联邦政府和州政府共同管理，联邦政府和州政府也为该计划提供医疗援助的费用①。商业医疗保险被视为一种特殊商品，在经营过程中具有市场化特点，其资金来源需由个人及其雇主共同承担，政府财政既不出资也不补贴。美国政府通过实施强有力的管制提高医疗质量和安全保障，使商业医疗保险尽可能地满足人们不同的医疗消费需求。

美国模式具有混合性、层级化、企业化、渐进性以及政府的有限介入等特点，其立法进程快，法律体系完备，覆盖面较广，资金来源的渠道多，重点照顾被保障对象，能够提供高质量、高水平的医疗服务②。以市场为主导的美国医疗保障制度在促进医学研究和技术进步，解决医疗服务的可及性和满足消费者选择等方面优于其他发达国家。

三、德国的医疗保障模式

德国是世界上最早建立医疗保障制度的国家，其医疗保障模式因团结互助、高度自治以及强制性和互济性而闻名于世。该国实行的是合理界定政府和市场作用的"混合型"医疗保障模式，为社会医疗保险制。医疗保障制度以强制性的法定医疗保险为主，私人医疗保险为辅，该模式下的医疗保障覆盖率可以达到90%，基本上实现了全民覆盖③，主要包括法定医疗保险、私人医疗保险、护理保险制度、疾病管理计划和医疗保险第三方支付等内容。

德国社会医疗保险制度的核心在于社会团结与公平，"混合型"的医疗保障模式，基本上满足了居民们的需求。在法定医疗保险下，强调权利与义务的对等，公平与效率的兼顾，具有"一人参保保全家"的特点④。社会医疗保险在筹资上具有强制性，目的是为了使更多的公民获得基本的医疗服务，从而维护健康。德国医疗保险的筹资主体是非营利性的保险专

---

① 张英洁，李士雪. 美国的医疗保障制度及对我国的借鉴和启示[J]. 中国卫生事业管理，2008，25（10）：709-712.

② 张奇林. 美国医疗保障制度及其启示[J].2007年社会主义和谐社会构建与社会保障国际论坛，2013.

③ 房珊杉，孙纽云，梁铭会. 德国医疗保障体系改革及启示[J]. 中国卫生政策研究，2013，6（1）：28-33.

④ 邵黎. 德国社会保障法律制度对我国的借鉴意义[D]. 重庆：西南政法大学，2008.

业组织，即社会保险基金会。在德国社会保险基金会下，针对每种不同的参保种类又分为了多个基金会组织。德国法律规定，雇主与其雇员须按所参保基金会规定的缴费率各自承担 50% 的保费，因此德国的筹资水平较高。参保对象分为两类：一类是失业者、残疾人或者参保人的配偶、亲戚、子女是弱势群体的，则可以少缴或者不缴医疗保险的费用；二类是雇员或者退休人员等，需要个人缴纳 50% 左右的参保费。私人医疗保险是针对那些不属于法定保险义务范围内的群体所共同制定的医疗保险，他们成立了许多自主的医疗保险机构，由那些可能遭受到疾病等伤害的人共同负担由疾病所引起的医疗费用。社会护理保险制度从属于法定医疗保险，该制度填补了社会保险体系中的最后一块空白，因此被人们称作"社会保险宏伟建筑物上的拱顶石"，护理保险对于参加法定医疗保险的人全部承保，其目标是从经济和法律上改善护理保障，建立家庭护理，使得人们具有更好的医疗保障。为了提高医疗服务的质量，使得慢性病患者能够获得更好的、连续性更强的医疗服务，德国实施了疾病管理计划（Disease Management Programme，DMP），通过综合、连续的干预和管理措施，促进慢性病患者的健康改善[1]。目前，冠心病、慢性阻塞性肺疾病、糖尿病以及乳腺癌这四种慢性病已经被列入 DMP。德国社会医疗保险的支付机制始终遵循"以收定支、收支平衡"的原则，对于防止卫生费用的不合理上涨以及防范保险基金的运营风险起到了很好的作用。德国的社会医疗保险基金会很好地担任了"第三方购买者"的角色，针对门诊服务和住院服务分别使用按服务计点和按病种预付的医保支付方式，这些机制很好地抑制了医疗服务供方的诱导需求，对于减少检查、减少处方等项目发挥了积极的作用[2]。

德国的医疗保障模式以国家为主导，强制公民参加，具有鲜明的自治性，它强调权利与义务的对等，主张参保形式的自由选择，医院服务和门诊服务分离。该模式突出了社会公平，对保障大部分居民享有健康权利起到了重要作用，达到了较好的社会再分配效果。

---

① Altenstetter C. Insights from health care in Germany [J]. American Journal of Public Health, 2003, 93 (1): 38–44.

② 陈翔，王小丽. 德国社会医疗保险筹资、支付机制及其启示[J]. 卫生经济研究，2009，26 (12): 20–22.

四、新加坡的医疗保障模式

新加坡是一个经济发达的国家，其医疗卫生水平在世界上也有着较高的地位，得到了世界卫生组织的高度评价。新加坡实行的医疗保障制度为基金账户制，主要是在政府的主导下，实行保健储蓄计划、健保双全计划和保健基金计划，从而形成了"三位一体"的健康保护网，属于政府强制储蓄的模式①。

新加坡的医疗保障制度遵循"共同负担"的原则，储蓄型的医疗保障模式采用了"纵向积累"的方法，与社会医疗保险的"横向共济"不同，有其自己的特点。保健储蓄计划具有个人负担的特点，是新加坡中央公积金制度的重要组成部分，是医疗保障计划的主体。该计划由公积金局推出，目的是协助每位公民将自己收入的一部分存入保健储蓄账户中，以便在自己或者直系家属需要时用来支付住院费用。此外，在保健储蓄计划下，公积金成员每个月必须把一部分公积金费用存入保健储蓄账户，不同年龄和不同收入的人需要存入不同比例的公积金。健保双全计划的性质是社会统筹性，具有"社会共济、风险共担"的社会保险机制，它是专门为承担患者部分住院费用而设置的医药保险，目的是为了帮助公积金账户储蓄者以及他们的家属分担因重大疾病所导致的巨额住院费用，从而弥补保健储蓄所不足以提供重病患者的医药费用这个缺口，确保投保人在患重大疾病或者其他长期疾病时能够应付高额的医疗开销，是保健储蓄计划的补充。健保双全计划不像保健储蓄一样具有强制参与性，而是一项可以自愿参加的保健计划，但采取的是"选择退出"的方式。保健基金计划受政府的补助和津贴，是那些无法从保健储蓄和健保双全计划中得到保障的患者们的福音，它是一项政府专门为患者提供的经济援助金，也是保健储蓄计划的补充。那些经济状况较差的人，如果受到了保健储蓄和健保双全计划的援助后，仍然担负不起医疗费用，则可以申请向保健基金寻求帮助。但保健基金有着严格的授予条件，首先患者必须是新加坡公民，受到保健基金的批准，在 B2 和 C 级病房中接受治疗的患者，其次必须是在受到了保

---

① 钱晓勤. 新加坡医疗保障体系与我国体系的比较及启示[J]. 大家健康：学术版，2014（12）：25.

健储蓄和健保双全计划援助后，患者本人和家人仍然无法承担医疗费用的情况下，才可以使用保健基金①。

新加坡制定了适合本国国情的医疗保障制度，注重公平与效率，采取统一筹资比例，统一支付标准，统一医疗服务项目，保证了社会公平。筹资机制多元化，创立了个人保健储蓄、社会医疗保险和政府医疗津贴的医疗融资途径②。同时，新加坡医疗保障模式注重卫生资源的配置，公立医院与私立医院相结合，医院设立不同等级的床位，供患者选择，充分考虑了患者的选择权。

五、印度的医疗保障模式

印度是世界人口第二大国，经济水平较低，虽然是发展中国家，但印度却有其独特的医疗保障体系，实行全民免费医疗制度。其医疗保障体系主要由政府主导的公共体系、农村三级医疗网络体系、医疗机构的公私并存以及形式多样的医疗保险项目组成。

印度在1949年出台的第一部宪法中明确提出"全体国民都享受免费医疗"。为达到该目标，保证广大人民群众能够享受免费的、基本的医疗保障服务，印度实施了全民免费医疗制度，形成了以政府为主导的公共卫生服务体系。该体系将医疗机构划分为五个等级，分别为国家级、省级、地区级、县级以及乡级医院，各级医疗机构还有其相对应的医疗中心。不论是城市居民或农村居民，从业人员或无业游民，都能够享有免费的基本医疗服务。政府医疗机构存在着资金不足、设备不完善以及医疗技术水平较低等困难和问题，到政府医疗机构就医的大部分为贫困人群。为了保障弱势人群能够享受基本的医疗服务，维护社会的安定，政府一般会背负沉重的财政负担，以保证这些医院的运转，从而向全体公民提供免费的医疗保障服务。农村人口占印度总人口的绝大多数，因此，印度政府注重对农村医疗保障体系的建设。农村三级医疗网络体系由保健站、初级保健中心和社区保健中心组成，为居民提供免费的卫生服务。一个保健站负责附近

---

① 郑普生，田柯. 新加坡医疗保障模式对我国医保制度的借鉴[J]. 中国初级卫生保健，2009，23（12）：10-12.

② 张红梅. 新加坡医疗保障体系的特点及启示[J]. 全科护理，2015，13（21）：2076-2077.

村庄的 3 千到 5 千名居民，为其提供最基本的卫生保健服务，主要包括预防、计生以及药品发放等工作；初级保健中心由州（联邦）政府负责建立和维持，每 2 万至 3 万个居民配备一个初级保健中心，主要提供预防性、促进性、家庭福利性的卫生服务，同时，一个初级保健中心负责监管 6 个保健站；社区保健中心和初级保健中心一样，也是由州（联邦）政府建立和维持，每 10 万个居民配备一个社区保健中心，该中心医务人员充足，医疗设备较为完善，它是 4 个初级保健中心的上级转诊机构，社区保健中心无法治疗的患者再送往地区医院进行治疗①。

由于政府医院提供的卫生保健服务有限，不能满足全部居民的卫生服务需求，因此印度鼓励私营医疗机构的发展，从而满足不同层次人群的不同需求，政府对于私立医院实行部分干预，起到监督和管理的作用，引导其为群众更好地提供医疗服务。印度注重对于弱势群体医疗保障的覆盖，为了能使更多的人能够享受到医疗保险所带来的服务，政府对于医疗保险进行了创新与开拓。在印度，"国家雇员医疗保险计划"和"中央政府医疗保险计划"这两个政府性社会保险计划是专门为正规组织部门员工提供的，除此之外还有三种非正式医疗保险计划形式，分别为：非政府组织为成员设计保险项目集体向保险公司投保、农产品加工企业组织合同农户向保险公司集体投保和非正规经济产业工会的健康福利项目②。这些保险项目主要是针对那些发病率较低但医疗费用较高的疾病而设立的，有效地避免了"因病致贫"现象，也促进了社区的和平稳定与健康发展。

印度模式下的医疗保障制度体现了医疗服务的公平性，注重分配上的公平，具有全民覆盖、社会参与、政府支持、关注弱势群体的特点。服务宗旨是向全体公民提供免费的、低价的医疗保障服务，无论贫困或者富有的公民都可以享有他们所需求的医疗保障服务③，这也推动了医疗卫生服务的建设，以及社会的和谐发展。

---

① 冯国忠，吴红雁. 印度医疗保障体制主要内涵及对我国的启示[J]. 上海医药，2007，28（5）：209 - 210.

② 吴红雁，冯国忠. 浅析印度医疗保障体制及给我们的启示[J]. 中国卫生事业管理，2007，23（11）：789 - 789.

③ 鄢玉平. 印度的全民免费医疗制度及其对中国的启示[J]. 法商论坛，2010，4（4）：74 - 75.

六、日本的医疗保障模式

日本是亚洲最早实行医疗社会保险的国家，也被评为最佳医疗国家，日本国民享有世界上最好的医疗待遇。日本的医疗保障制度为全民医疗保障制，该模式由国民健康保险、雇佣者医疗保险、介护保险制度和第三方基金会支付等内容构成①，对日本医疗卫生保障的发展做出了突出的贡献。

日本现行的医疗保险制度是由政府提供的"公立保险制度"，又称为国民健康保险制，主要由国民健康保险和雇佣者医疗保险构成。国民健康保险又称为地域保险，是按照地理位置进行划分的保险形式，保险对象是没有参加职域保险的个体职业人员、无业人员、退休人员、农民以及他们的家属，市町村一级政府对其实行组织和管理。此外，在日本居住超过一年的外国公民也要参加国民健康保险。雇佣者医疗保险又称为职域保险，保险的对象为被雇佣者以及其家属。根据职业类型的不同，雇佣者医疗保险可以分为企业健康保险、船员健康保险以及共济组合这三种保险，根据被雇佣者所属单位的大小，又分为由中小企业员工参加的政府管理的健康保险和大企业员工加入的组合掌管健康保险。日本介护制度的服务分为居家护理服务和设施护理服务，参保人群为年龄大于40岁的日本国民，日本不同种类介护服务的内容、费用标准也存在着差异，费用支付方式可分为按服务项目支付、支付标准基本统一以及设置个人支付封顶线，此外各地在支付方式上也存在着一定的差异。在日本，医疗费用采取的是第三方支付的方法，即医疗费用由社会保险医疗费用支付基金会支付，基金会每个月对医疗机构的账单进行审查与核算，确保无误后再向医疗机构支付医疗费用。国民健康保险下各个项目的医疗费用支付程序也是如此，但各地方政府设立的国民健康保险联合会拥有其执行权②。

总的来说，日本全民医疗保险制是国家强制立法，即强制性参保，按照不同的职业和地域来划分各种保险，实现全民医保。其具有一套严格的

---

① 钱永峰. 日本医疗保障模式对完善我国医疗保障制度的启示[J]. 现代医院管理，2012，10（2）：24 - 26.

② 梁雨晴. 日本社会医疗保险制度研究[D]. 长春：吉林大学，2010.

管理制度，完整的管理体系，从而使得医疗机构合理高效地运转①。医疗费用国家、企业、个人的三方合理分担，也有效缓解了"看病难、看病贵"的状况，促进了社会的稳定发展。

七、瑞典的医疗保障模式

欧洲的福利制度一直为世人向往和推崇，瑞典作为其中的一个国家，医疗保障制度具有一定的代表性。瑞典于1955年创立了医疗保险制度，经过漫长的发展与完善，如今已经成为一个医疗保障程度高、覆盖范围广的高福利国家。实行的全民医疗保障制度主要由健康与医疗保健机构、统一的管理体制、现收现付的基金模式以及私营医疗机构组成。

瑞典的中央政府和医疗机构的各级部门规模相对较小，国会和中央政府设立的各项政策目标由健康与社会事务部负责完成。健康与卫生服务政策的目的在于有效提高医疗服务的质量，促进医疗服务的可及性和多元化。瑞典的医疗分支机构主要有：健康与福利理事会、医疗事故理事会、医疗技术评估理事会、医药产品审查机构以及医疗利润理事会②。健康与福利理事会是健康与社会事务部下属最大的机构之一，该机构负责卫生保健的发展，监管着瑞典所有的健康与卫生服务从业人员，督导卫生工作人员服务行为和各项医疗举措，避免医疗制度给患者带来伤害，降低潜在的风险。倘若患者在医疗过程中受到伤害，医疗服务机构必须向国家健康与福利理事会上报。医疗事故理事会负责调查患者在接受护理和治疗过程中对医务人员提出的申诉，如果患者在接受治疗的过程中，认为自己受到了医疗机构的不合理治疗，造成了额外的医疗伤害，可向医疗事故理事会报告，医疗事故委员会将进行深入调查，若发现在医疗过程中的确存在不合理的治疗，理事会将对相应的医疗机构进行惩罚。医疗技术评估理事会负责审查健康与医药服务中医药创新的科学依据，检查现有的规章实施与医疗执行情况，从而促进服务质量的提高，也能够使有限的医疗资源得到合理分配。医药产品审查机构本着为患者个人和医疗服务部门提供有效、安

① 杨晶鑫，王欣昱. 日本医疗保险制度的改革进程及对我国的启示[J]. 东北亚论坛，2010，19（1）：115 – 122.

② 丁裕斌，王应雄，DINGYu – bin，等. 瑞典的健康与医疗保健政策概述[J]. 中华医学教育探索杂志，2010，9（06）：861 – 864.

全、高质量医疗产品的思想，对医疗产品进行严格的审批，确保产品经济有效地服务于个人和医疗机构。该机构与其他机构不同，其预算主要通过收费获得。医疗利润理事会的任务是从社会和医疗健康经济学角度，系统并连续性地评估哪些药物应该受到相应的补贴。该机构的设立能够帮助人们理性并经济有效地使用医药产品。

瑞典的社会保障从立法到各项待遇的支付，涉及国会、卫生和社会事务部等部门，但其社会保障管理体制相对较为统一。国会在瑞典社会保障立法中起着十分重要的作用，国会中有专门的社会保险立法委员会，相关法案需要通过该委员会议论后，再由国会讨论进行表决。瑞典的社会保险管理机构包括卫生和社会事务部、劳动部。卫生和社会事务部是社会保险的主管部门，主要负责医疗保险、养老保险、儿童津贴和家庭及遗属补助等项目政策的制定，实行"小部大事业机构"的管理体制。劳动部负责失业保险政策、就业政策和再培训等工作。瑞典医疗保险基金采取现收现付的模式，一般情况下职工个人按照工资收入缴纳 4.95% 的社会保险税，用人单位按照职工的工资收入负担 32.82% 的社会保险税，自谋职业者根据自己的收入情况缴纳 17% – 30% 的社会保险税[1]。私营医疗机构对瑞典医疗保障的发展也起到了重要的促进作用，公立医院提供的医疗服务以及医疗质量有限，因此需要私营医疗机构来作为补充，但患者购买私营医疗机构的医疗服务费用在其医疗卫生服务总支出中所占比重相对较小。瑞典近年来购买私人健康保险的人数有所增加，但也只是很少的一部分人。

瑞典的社会保障制度为公民提供了一张经济"安全网"，具有普遍和统一性原则，每个公民都有权利享有基本的社会保障，风险由国家来承担，其医疗保障对象的全面性也一直让瑞典人引以为傲[2]。在这种体制下瑞典的医疗保障事业得到了平稳的发展，也促进了社会的和谐稳定。

[1]　贺红强. 瑞典医疗保障制度对我国的启示和借鉴[J]. 中国卫生法制，2013（1）：45–49.
[2]　张大宁. 北欧医疗保障制度的启示[J]. 前进论坛，2007（2）：21–23.

第二节　典型国家医疗保障模式比较

从国际情况来看，建立一个完整的医疗保障体系已经成为世界各国共同追求的目标，以医疗保障制度的法律化来促进医疗服务的公平性、可及性以及通过公共卫生服务市场化来提高医疗服务的质量已经成为一种趋势和潮流，表7-1将国外几种典型的医疗保障模式和其基本体系构架进行了简单的比较①。

由表7-1我们可以得出：

英国全民免费医疗制的普及性、公益性较强，资源利用率较高，医疗机构的运行速度较快，医疗服务的公平性和筹资的公平性较为明显。但是在这种模式下政府的财政负担较大，医疗费用的过快上涨，使国家统一支付的弊端也日益暴露出来。由于政府的过多干预以及医疗机构的工作者和管理者大多数为政府人员，导致医务人员的积极性较低，医疗机构缺乏活力，难以达到公平与效率兼得的效果。

美国的医疗保障法律体系较为完善，受到法律的约束，因此执行能力较强，以市场为主导的商业保险，提高了医疗服务的水平和质量，医疗机构运行活力较强，医务人员的积极性较高，筹资渠道具有多元化的特点。但是，在该体系下也导致了医疗服务的不公平，医疗保障覆盖率较低，居民和政府的负担较为严重，国民健康绩效水平也不高。

德国模式下医疗保障的覆盖率达到了90%，医疗保障法律体系较为完备，法定保险体现了权利与义务的对等、效率与公平的兼顾，社会公平性较强。但是，医疗资源的浪费较为严重，医疗成本上升较快，医疗机构的活力较差，人员积极性低下，从而导致了医疗卫生事业的发展缓慢。

新加坡的基金账户制较好地解决了老龄化医疗费用的危机，风险共担、社会共济，充分考虑医疗消费者的权益，筹资机制多元化使得政府财政负担较低，采取个人储蓄账户支付方式也有效抑制了医疗费用的过快上

---

① 季六祥. 新医改区域模式与实施路径设计——以广东湛江为例[J]. 中国软科学，2012 (9)：55-71.

涨。但基金账户制"纵向积累"的特点使居民的负担增大，社会公平性较差，也使得医疗保障制度的发展速度较为缓慢。

日本的全民医疗保险制险种较多，对于人群的覆盖较为广泛，立法较为完备，法律强制性较强，具有严格的管理体系和完整的管理制度，医疗费用合理分担，国民压力负担较小。但在该模式下，政府财政压力较大，管理较复杂，医疗供给体制有待改进，保险种类过多与社会的发展相冲突，可持续性较差。

表7-1　　　　　　　　　　**国外典型医疗保障模式比较**

体制或模式	体系构架	优势之处	存在问题
英国全民免费医疗制	国民保健服务体系（NHS） 全科医生服务体系（GPs） 公共卫生服务体系（HPA） 医疗服务信托组织 政府筹资与国家统一支付	服务和筹资公平性较强 医疗资源利用率高 医疗保障覆盖范围广泛 医疗机构运行效率较高	竞争与激励机制的缺失 医疗费用过快上涨 政府财政负担不断加大 影响可持续因素增多
美国商业健康保险制	健康维护组织（HNO） 医疗照顾制度（Medicare） 医疗救助制度（Medicaid） 商业保险公司支付	立法进程快与法律体系完备 筹资渠道的多元化 效率较高和激励机制较好 医疗服务质量和水平较高	健康和卫生服务不公平 医疗费用支出巨大 国民健康绩效水平较差 政府和居民负担沉重
德国社会医疗保险制	法定医疗保险 私人医疗保险 护理保险制度 疾病管理计划（DMP） 医疗保险第三方支付	医疗保障覆盖面较为广泛 立法完备及法律强制性强 较好地适应人口老龄化趋势 社会公平性较强	医疗资源浪费严重 法定医疗保险财政负担重 医疗成本持续上升 缺乏竞争机制及效率
新加坡基金账户制	保健储蓄计划（Medisave） 健保双全计划（Medishield） 保健基金计划（Medifund）	医疗费用机制较为先进 较好地解决老龄化医疗费用危机 筹资机制的多元化 充分考虑医疗消费者权益	社会公平性缺乏 居民个人负担较重 医疗保障互济性较差 基金账户难以保值增值

体制或模式	体系构架	优势之处	存在问题
日本全民医疗保险制	地域保险 雇佣者医疗保险 介护保险制度 第三方基金会支付	医疗保障覆盖面较为广泛 完整的管理系统和严格的管理体制 国家的法律强制性较强 医疗费用的合理分担	政府财政压力过大 管理较复杂与费用难控制 医疗供给体制不完备 保险种类过多与社会化冲突
印度全民免费医疗制	政府主导的公共医疗体系 多样的社会保险项目 农村三级医疗网络体系 医疗机构公私并存	医疗保障覆盖面较为广泛 医疗保险项目创新性较强 医疗行业的公私并存及贫富各有所依 医疗服务的公平性与可及性较强	政府财政负担较重 医疗机构运行效率较低 缺乏竞争与激励机制 医疗服务的水平与质量欠缺
瑞典全民医疗保障制	健康与医疗保健机构 现收现付的基金模式 统一的管理体制 重要的私营医疗机构	医疗保障覆盖对象较全面 较为统一的管理体制 多种医疗机构共同提供服务 高度分权与地方自治	政府财政不堪重负 内部矛盾以及潜在隐患 人员以及机构工作积极性差 医疗服务的过度浪费

　　印度模式下的医疗保障制度遵循"低水平广覆盖"的原则，旨在提供全面的、低廉的基本医疗卫生服务，公平性与可及性较强，贫、富各有所依。但政府财政负担较重，医务人员工作积极与医疗机构运行效率低，医疗服务的水平也有待提高。

　　瑞典的全民福利制基本上覆盖了全体公民，医疗保障待遇水平高，法制化明显，政府在医疗保障中承担了主要责任，管理体制也较为完善和统一。但过度的福利使得政府的财政负担越来越严重，人们的工作积极性降低，使得医疗机构的发展受到阻碍，内部矛盾的日益暴露也成为社会发展的潜在问题。

　　总的来说，大部分国家的医疗保障覆盖面都较为广泛，能够向绝大多数国民提供基本的医疗保障服务，但各个国家的医疗保障体制或模式下所要面临的巨大困难是不堪重负的财政负担。除此之外，多数发达国家注重法律在社会医疗保障体系建设中的作用，医疗费用支付方式具有多样化的特点，并通过强化市场机制来提高医疗服务的质量水平。

第三节　典型国家医疗保障模式经验与启示

世界上的医疗保障模式多种多样，各种模式都有其独特之处，都为本国医疗保障的发展起到了推动作用，改善和提高了人们的健康状况，但每种模式也都有其局限性和弊端。我们应当吸取其中的精华部分，为我国的社会医疗保障制度的发展提供借鉴和指导。

一、加快卫生立法完善法律体系

各个国家都在寻找适合其国情的医疗保障体系，全球的社会保障法律制度呈现出多元化的趋势，社会保障法律制度在医疗保障体系的建设中起着至关重要的作用。我国社会保障法律制度的建设起步相对较晚，有很大的进步空间，因此，我国要加快建立与社会主义市场经济体制相符合的社会保障法律制度。在基本医疗保障的发展过程中，依法保障社会公平，加快基本医疗卫生立法，促进社会保障法律的规范化、制度化、体系化，制定并完善我国社会医疗保障的法律制度，应当是重中之重。例如，德国的社会保障制度历史悠久，其以法定保险为主，具有完备的社会保障法律体系，在这个体系中不仅体现了原则性的思想指导，更重要的是各种具体的制度规范也包含于其中，这是法制化国家明显的特征之一。我国实行依法治国，讲求公民权利与义务的统一，全体公民受法律的保护，因此，建立规范的社会医疗保障体系应当首先做到社会保障制度的法定化。目前来看，我国既缺乏完备的医疗保障法律制度，又缺乏统一管理的部门，社会保险的实施强制性较差，只是跟着实时政策的改变而改变，具有不连贯性。因此，要逐步将社会保障的手段从行政手段转化为法律手段。完备的法律体系是医疗保障合理有效运行的关键，法律的强制性能促进医疗保障服务的公平，从而提高医疗服务的可及性、均等化，无论是医疗服务的提供者或医疗服务的使用者都能够遵守权利与义务的统一，使得医疗服务体系得以良好地运行。法律法规在医疗保障服务的公平分配中扮演着不可忽视的"角色"，能够形成强有力的约束作用，促进医疗服务分配的公平、公正。所以，在医疗保障体系建设过程中，必须将法律的建设作为重点。

二、坚持政府主导保证医疗公益性

正确认识和处理政府与市场在医疗保障体系建设中的作用是十分关键的，政府和市场在医疗保障制度中的作用是相辅相成的，虽然可能会出现"我中有你，你中有我"的情况，但这并不是说无法明确政府和市场的定位。医疗服务被视为一种准公共产品，医疗保险行业具有信息不对称的特点，因此，政府必须将广大人民群众的利益摆在首要位置，以群众利益为出发点进行干预，政府无疑要承担起纠正市场失灵、维护社会公平的责任。正如英国，在医疗卫生服务领域内政府与市场之间的关系上，政府处于绝对的主导地位。政府负责各医疗机构的财政拨款，使公民享受免费的医疗卫生服务。政府作为医疗卫生服务的拥有者和购买者，直接拥有对各公立医院、私立医院进行管理和监督的权力。在我国的卫生事业发展过程中，政府同样有着不可取代的作用，政府的管理与监督职能以及对医疗改革的力度是医疗保障体系发展的保证，政府的政策与目标不仅仅要体现在社会医疗保障的体系中，更重要的是要体现在筹资强度与筹资的公平性、基本医疗保险的覆盖范围、医疗费用的控制以及医疗服务提供的效率改善等几个方面，这些公平性体现了医疗保障服务均等化的思想，使得每个公民都能够公平地获得基本的医疗保障服务。我国目前倡导医疗机构回归公益性，在政府的主导下，医疗服务的分配能够更加公平。党的十九大明确提出，人民健康是民族昌盛和国家富强的重要标志，要完善国民健康政策，为人民群众提供全方位全周期健康服务。因此，在进行医疗保障体系建设时，要更加以政府为主导，明确定位，政府要掌握医疗改革的宏观大局，制定相关的政策、法律法规，增强法律约束力，加大监督和管理力度，将政策和目标落实到各个层面，充分发挥其宏观调控的作用，从而逐渐完善医疗保障体系，保证基本医疗卫生服务的公益性，推动基本医疗卫生事业的建设发展。

三、引入市场机制完善医保制度

从国外对于医疗保障制度的建设和改革来看，除了美国始终坚持以市场为主导的商业健康保险制度外，其他以全民医疗保障制度为主的国家对于市场的引入都十分的谨慎。因为在医疗服务市场中弱者和强者是相互存在的一对因素，想要达到绝对的公平，福利与利润的最大化几乎是不可能的。我国的经济发展水平以及国家制度与其他国家有所不同，尽管我国不能像美国那样建立以市场为主导的医疗保障体系，但是并不能说政府就可以包办一切，政府也有"失灵"的时候，更不能夸大政府的作用。就我国实际情况来看，部分医疗机构缺乏活力，医务工作者以及医疗机构之间的竞争力相对较小，员工的工作积极性较低，导致了医疗机构的服务效率低下，运转速度较为缓慢，从而阻碍了医疗机构的改革发展。而市场机制对于矫正"政府失灵"，以及促进医疗保障体系的活力有着重要的作用，只有增强竞争力，才会产生更多的激励效果，从而提高效率和积极性，促进医疗服务机构提供高质量、更全面的医疗服务，使得广大患者获得更好、更安全的医疗服务，这从侧面也遵循了医疗保障服务均等化的原则。因此，我们应当注重市场的作用，在我国医疗保障制度中适当引入市场机制，在充分发挥政府干预、控制作用的基础上，逐步强化市场的功能，把握好双方之间的关系，形成政府与市场之间有机结合、相辅相成的医疗保障体系，从而推进医疗保障市场化发展。

四、健全监管体系保障良性运行

随着医疗保障体系的发展和改革，当前我国突出的问题之一，就是部分卫生行政机构职能划分越来越多、越来越细，医疗机构人员增多，这无疑增加了管理难度，使各方面工作开展困难重重，效率低下。政策的冲突，医疗机构划分的行政化以及部门设置，使得本来就有限的卫生资源得不到合理配置，造成资源的浪费，制约了卫生事业的发展。党的十九大提出，我国应当实施健康中国战略，深化医药卫生体制改革，全面建立中国特色基本医疗卫生制度、医疗保障制度和优质高效的医疗卫生服务体系。因此，建立健全医疗保障监管体系就显得尤为重要。从国际经验来看，日本在建立医疗保障体系时，注重卫生资源的合理分配，实现了卫生资源的区域化分配，按照服务规范和区域半径划分，而不是按照行政关系和部门来设置医疗保障机构。这样使管理体制得到了优化，提高了机构的管理和运行效率。日本的管理体制受立法机关的审议和批准，法定的专家咨询机制，由工会、党派、保人、雇主组织、个体营业者以及社会各个利益团体共同广泛参与①。我国应当完善医疗保障管理体制，按区域合理配置卫生资源，提高资源利用率，制定严密的层级管理体制，促使各个部门职责划分明确，层次清晰，使复杂的医疗保障体系运行有序，提高管理和运行效率，管理和运行效率的提高也必定会使得医疗保障服务的分配效率提高。除此之外，通过对日本模式的研究，我们发现要想使医保制度能够顺利地进行，必须对医疗机构实行强有力的监督，规范医疗服务行为，提高医疗机构的利用效率，促使医疗保险基金的投入得到应有的效益产出，使患者减轻负担，但这仅仅是医保一方对于医疗机构的制约。我们还要使患者对医疗机构有相应的制约，在规定相应的转院时间内，让患者选择自己定点的医院进行就诊，从而形成合理有序的医、患、保三方制约机制。加强对筹资流程以及医疗保险基金使用过程的监管，也有利于医疗保险基金更好地行使其风险分担以及个体抵御疾病风险的作用，使参保者能够享受到公平的、同等的医疗服务，从而促进我国医疗保障体系的完善与发展。

五、规范服务行为促进效率与公平

近些年来，随着医改的深化，我国基本医疗保障的改革也由扩大范围向提高质量和效率转变。目前，我国的医疗资源浪费问题主要是由医疗保障体系下三方关系中的道德风险引起的过度需求造成的，而这种行为可能是消费者行为，也可能是供给方行为，甚至是双方共同所导致的。由于第三方付费的原因，患者自己不用承担医疗费用，对于一些轻微的疾病也会过度要求治疗，从而引发道德风险。美国的商业健康保险要求患者共同付费以及英国 NHS 要求病人要缴纳处方费，都是为了抑制该现象。医疗服务本身存在着不确定性，医患双方存在着信息不对称，有些医生因为利益的驱使就会提供过度的医疗服务。美国为了解决这种问题，在 20 世纪 70 年代开始进行医疗照顾计划管理改革，医疗保险机构与医疗服务机构事先签订合同，按其双方所制定的价格注册相应的人口并提供优质的医疗服务，这样一来医疗机构每年所支付的医疗费用以及患者数量都是既定的，医疗

---

① 钱永峰. 日本医疗保障模式对完善我国医疗保障制度的启示[J]. 现代医院管理，2012，10 (2)：24 - 26.

机构也就会去节约资源来获取利益。除此之外，HMO 实行人头费用的支付方式，有效避免了医疗资源的过度浪费，抑制了道德风险。我国目前的医疗保障是对大病以及住院费用进行报销，大多数门诊病症和轻微病症是不予报销的，在提供医疗服务时容易导致供方过度需求，因此，我国应当完善支付机制，改进医疗服务过程中的支付方式，约束供方行为。我国目前一直在进行公立医院的改革，目的是解决群众看病难、看病贵的问题，确保人民群众能够享有基本医疗保障服务，因此在改革过程中应当坚持医院的公益性，要推进管理体制创新，逐步引入竞争机制，增强机构内部竞争力，开展医院运行绩效管理，提高公立医院的运行效率，通过实行工资与绩效挂钩等方法来调动医务人员的积极性，从而提高医疗服务的质量和效率，使得患者能够获得满意的、高质量的医疗服务。

注重效率和质量的同时不能忽略公平性，在进行了多次医改后，我国的医疗保障水平有了很大的提高，但人人都能公平享受医疗保障服务的目标尚未实现。目前，我国主要是通过城镇职工基本医疗保险、城镇居民基本医疗保险和新型农村合作医疗保险来为90%以上的居民提供基本的医疗保障。这些保险虽然覆盖范围较广，但是都是在地级以上市进行统筹，没有上升到国家的层次，所以风险池较小，共济性也较差。城镇职工医疗保险的缴费方式是按照固定的比例，城镇居民医疗保险和新型农村合作医疗保险是按照固定的额度缴费。然而，医疗保险资金的筹集方式并不是累进制，融资公平性比不上一般的税收形式。英国的 HNS 就是以税收这种强制性的方式来筹集医疗保障资金，虽然 NHS 一直在进行改革，但是这种筹资方式却一直没有改变，也正是因为这种筹资方式，使得 NHS 的公平性以及全民覆盖性较强。因此，如果能够完善我国的医疗保险筹资机制，那么医疗保障的融资公平性也将会大大提高。我国医疗服务的可及性和可利用性比起建国初期有了很大的提升，但是，相对于美国、英国这些国家还是相差很多。2009 年我国每千人口医生数和每千人口护士数为 1.75 和 1.27，同时期的英国和美国分别为 2.61、9.48 和 2.43、10.57，医务人员的缺乏直接影响了居民的卫生服务需求。近些年来，随着医疗技术的提高，美国和英国的每千人口病床数逐渐下降，英国的该项指标由 2000 年的 4.1 下降到 2008 年的 3.4, 美国 2007 年的指标为 3.1①。由此可见, 我国的医疗服务技术和水平有待提高, 应培养更多高素质、高技术的医务人员, 向人民群众提供高质量的医疗服务。除此之外, 还应当扩大病床供给, 注重农村医疗保障系统的建设, 从而提升我国卫生服务的可及性和公平性, 使得其在分配上能够更加的公平, 这也体现了基本医疗保障服务均等化的理念。

六、完善筹资与支付机制控制费用不合理增长

就目前来看, 我国的医疗费用筹资渠道还较为单一, 筹资总量较低, 而且支付机制不完善, 存在着诱导需求以及道德风险。德国采用的是法定筹资方式, 社会筹资水平较高, 具有强制性与社会共济性, 其筹集到的资金由政府实行管理, 其目的是使公民能够享受到基本的医疗保障服务。新加坡实行的储蓄制医疗保险采用 "纵向积累" 的方法, 强制从人们的工资中扣除一定的费用作为医疗服务的储蓄费, 以便在人们患病时能够负担得起接受治疗的费用。为了控制供方诱导需求, 德国建立了按服务计点和按病种预付的医疗保障支付方式, 对抑制医疗服务的供方诱导需求起到了很好的作用。瑞典则实行现收现付的基金制。这些国家的筹资和支付机制, 都有效体现了医疗保障通过筹集和支付的方式来分担风险以及财富, 利用医疗保险基金共同对抗疾病风险, 提高个体抵御疾病风险的能力, 减少被保险人的疾病经济负担和经济损失, 从而达到了福利分配的效果。因此我们应当促进筹资方式的多元化, 整合社会、政府、企业、个人以及其他资源, 调整各级政府的支出结构, 实行社会、政府、个人共同分担, 这种多元化的筹资方式能够使消费者有更多、更好的选择权利, 有利于医疗卫生事业的快速发展。合适的医疗支付方式能够有效地控制医疗费用的过快增长, 有利于提高医疗服务的质量以及合理性, 因此, 通过其他国家的经验来看, 我国应当建立多元化的支付机制, 对于不同地区和不同项目可以采取不同的费用支付方式, 从而更好地发挥医疗保障对于医疗卫生事业的推动作用。

---

① 桂欣. 英美医疗保障制度的比较与借鉴[D].成都: 西南财经大学, 2011.

七、繁荣健康产业满足不同社会需求

随着经济的发展与人民生活水平的提高，公立医院所提供的基本医疗服务已经难以适应所有人群的需要，经济水平、思想观念、传统习俗等方面也会影响到人们对于医疗服务的选择，党的十九大更是提出，要支持社会办医，发展健康产业。从印度的情况来看，其在确保国家医疗机构平稳运行的同时，积极鼓励私营医疗机构的发展，在这种公立医院和私立医院并存的局面下，印度居民能够根据自己的消费水平以及想要得到的医疗服务，从而很好地选择医疗服务的提供者，确保了低收入者在享受基本医疗服务的同时，经济条件较好的人也能够得到自己想要接受的医疗服务。除此之外，私立医疗机构在印度医疗机构中所占的比重很大，而我国的私立医院在医疗机构中占比相对较小，还存在着较大的发展潜力。因此，为了满足人民群众不同的医疗需求，我国在大力建设公立医院的基础上，应当积极鼓励、支持私立医疗机构的发展，大力发展互联网医疗建立能够满足不同层次需求的医疗体系，这样不仅可以满足广大人民群众的医疗需求，也可以最大限度地利用各种医疗资源，从而促使医疗资源合理配置以及医疗事业的可持续发展，为了促进医疗保障服务的机会均等，必须要满足人民群众对于不同医疗服务的不同需求。对于私立医院的建设，政府应当制定严格的准入制度和标准，公平竞争，不排斥、不歧视，通过市场机制，使其优胜劣汰，从而促进医疗机构的合理运行和发展。

八、小结

基于上述讨论，结合我国当前的社会发展状况和社会结构以及现阶段的经济水平，各种经典模式都有其可取之处。但我国和其他国家的国情并不相同，不能完全生搬硬套，而是要汲取有益的经验和模式，结合我国的实际情况，制定切实可行的、长期的、可持续的医疗体系方案，找到属于自己的模式，在深化卫生体制改革中走出自己的特色，最终实现人人享有基本医疗卫生保障服务的奋斗目标。

第八章 提升城乡基本医疗保障服务均等化的对策建议

实现城乡基本医疗保障服务均等化已经成为我国医疗卫生事业发展的重要目标。一方面实现医疗保障资源分配公平及均等化间接促进了居民收入的合理分配，从而整体上提高社会成员的医疗保障服务受益水平；另一方面，逐步打破城乡二元结构实现城乡基本医疗保障服务均等化，能从实际上切实减轻贫困及弱势群体的医疗负担，缓解收入不平等加剧趋势，改善低收入者福利。

第一节 突出城乡基本医疗保障服务均等化理念

我国卫生事业发展过程中，顶层价值理念的设计与确立是政府在公共政策实施过程中首先需要明确的核心议题。城乡医疗保障制度应顺应经济社会发展趋势，与时俱进改革创新，不断满足人民群众日益增长的多样化需求。这要求政府必须时刻面对新局面，树立城乡基本医疗保障服务均等化的基本理念，在政策实施过程中突出公平正义，更加关注流动人口，保证每一位社会成员的健康权益。

一、以福利分配的结果公正为目标突出公平正义

收入分配公平体现在通过机会平等的竞争创造收入和获取财富，这是社会保障的基本公平。前文分析了英、美、德、新、印、日、瑞等国医疗保障服务体系的优劣，着眼于保证经济社会的有效竞争和过程公正，政府必须构建一个公平的起点，让每一个社会成员平等地享有基本医疗保障服

务。政府在执行具体政策过程中应有"正义感"，避免造成基本医疗服务供给过量或利用不足的严重后果，这就要求政府在基本医疗服务分配的过程中公平对待每一位参与者，不因个人的收入水平、生活地域、资源禀赋存在差别而区别对待。加强保障公平正义的城乡基本医疗保障服务制度体系建设，突出公平理念保障人民健康权益，秉持正义思想使每一个社会成员有更多获得感，最终建立一个以权利公平、机会公平、规则公平、分配公平为主要内容的完善的社会公平基本医疗保障制度和保障体系。

二、关注流动人口补强医保制度政策短板

居民城乡基本医疗保障服务的落实很大程度上取决于城乡居民参加医疗保险的情况。而目前我国主要医疗保险体系（职工医保、居民医保、新农合）是按照参保居民所在地和职业将参保人员分类，这一体系在设计理念上兼顾了所有社会成员，但在具体实施过程中存在流动人口缺保、漏保问题①，形成了医疗保障制度的短板，增加了农村留守人口因病致贫、因病返贫的风险，这是与城乡医疗保障服务均等化的初衷相背离的。尤其是这部分未参保群体中很大一部分是身体比较健康的流动人口，目前国内执行的固定式的医疗保险计划并不能令他们满意。所以，流动人口参保问题是当前我国医保制度设计中所不能回避的机制难题，政府在推行医疗服务均等化的过程中应更加关注流动人口，既要扩大均等化的覆盖面，还要填补流动人口参保这一"缝隙"，弥补医保制度短板。

三、防控关口前移强化预防理念

推进健康中国建设，应以基层为重点，以改革创新为动力，以预防为主，中西医并重。目前我国执行的基本公共卫生服务项目共20项，其中以疾病筛查、预防为主，符合国际先进经验和医疗保障发展趋势。同时在我国现有医疗卫生条件下，发挥基层社区的疾病预防平台作用显得尤为必

---

① 流动人口未参加医疗保险有两方面的原因：一是不愿参保，未参保人群的健康状况明显好于其他人群，其两周患病率也显著低于其他人群，家庭医疗负担相对较低；二是不知如何参保或无法参保，这类人群在流动人口中占比较大，表现为不知如何办理手续、不了解相关政策和信息、无钱缴纳费用等。

要。这是由社区基层卫生服务制度的优越性决定的：首先，社区卫生服务更加贴近居民，方便问诊，为定期疾病排查和健康保健提供了"可达性"保障，是满足居民基本医疗服务需求最经济的方式；其次，社区卫生服务更了解居民及其家庭情况，便于长期跟踪健康状况，防控疾病风险，尤其针对老年群体和慢性病群体，通过建立社区健康档案，不仅可以节省挂号排队时间，降低患者医疗和交通费用，还可以检测病情变化，及时改变诊疗方式，使患者在身体和心理两方面感受到医疗服务均等化的政策绩效；最后，将疾病预防管理延伸到社区，使社区医疗保障管理服务网络与公共医疗机构相结合，共同承担疾病预防、健康教育、康复护理、慢性病监测和疾病基本治疗的功能，是较为理想的选择。

因此，我国政府需加大基层社区医疗服务投入力度，提高社区卫生服务质量，在有条件的地区建立家庭医生制度，将医疗卫生防控关口前移，加强疾病预防，彻底发挥社区医疗服务作用。

四、把握"四大方向"保障居民健康权

在城乡基本医疗保障服务均等化实施过程中，政府应坚持普惠性、保基本、均等化、可持续四大基本方向。"普惠性"要求将社会看作是由无数个独立个体构成的平等权利集合，重视每一个社会成员的基本健康权利。"保基本"规定了政府提供医疗保障服务均等化范围，保证满足公众需要与利益，提升社会成员整体福利，实现其制度使命。"均等化"与"可持续"是相辅相成的，均等化过程中如果忽视了弱势群体的健康权利，那么政策将失去公众的信任，亦无法存续发展。因此，我国政府应从根本上解决由市场失灵而产生的"服务空白"，保障居民的基本健康权利，进而为每个社会成员创造参与社会竞争的公平机会，防范"因病致贫、因病返贫、病者愈贫"现象，优化社会福利分配效应。

第二节　强化政府在医疗保障服务中的主导角色

城乡基本医疗保障服务均等化的实现离不开一套公平、有效、可持续的筹融资体系。这就要求政策制定和实施过程中进一步明确政府、社会与

个人的医疗卫生投入责任，理顺合理分担机制，降低个人在就医过程中的经济负担。坚持政府在提供公共卫生和基本医疗服务中的主导地位，加大政府医疗卫生投入，保障人民群众的基本医疗卫生服务需求。

一、发挥政府主导作用强化公共服务职能

基本公共服务是由政府主导、保障全体公民生存和发展基本需要、与经济社会发展水平相适应的公共服务。政府在实现均等化的过程中应发挥主导作用，从使命管理、政治管理和行政管理三方面主导基本医疗保障制度改革。具体而言：使命管理要求政府将推进医疗均等化视为全面建成小康社会的应有之义；政治管理要求政府主导政策制定和实施过程，做到凝聚人心，确保人民群众的支持和拥护；行政管理要求政府主导建立政策绩效传导机制，做到实民惠民，增强全体人民在共建共享发展中的获得感。从内容层面上看，政府发挥主导作用的着力点在于完善国家基本和重大公共卫生服务项目，研究化解疾病经济负担，适时调整不同种类医疗卫生服务项目经费，不断丰富和拓展服务内容，提高服务质量。同时，使城乡居民享有均等化的基本公共卫生服务，政府必须做好流动人口的基本公共卫生计生服务均等化工作，将其作为抓手，加大投入力度。

二、引导多元主体参与医疗保障服务供给

目前我国政府在医疗卫生服务均等化进程中发挥主导作用，这并非是将其他社会主体排除在外，而是政府、非营利组织和私营部门在实现均等化过程中的特定时期、不同领域扮演了不同角色。也意味着：在制度"拓荒"阶段，为了防止市场失灵，政府是主角，制定基本的制度框架，通过财政支出引导医疗卫生资源分配，不断调整政策形成完善的医疗保障体系。但随着经济社会不断发展，医疗卫生改革的其他参与者通过参与市场竞争和制度磨合逐渐变得成熟，社会资本进入医疗卫生领域的热情高涨，鼓励和引导社会力量加大对卫生与健康事业的投入，形成投资主体多元化、投资方式多样化的办医体制是大势所趋。

例如，非营利机构和私营部门在医疗服务均等化进程中有着不同的角色分工。我国非营利组织具有"半官半民"的属性，鼓励一些规模较大、

层次较高、群众基础较好的社会团体参与城乡医保衔接中的资源供给，可以较好地发挥非营利组织的认知整合作用。非营利组织通过动员社会资源，举办慈善性、公益性活动提升群众对医疗服务均等化的认知，提供物力支持。同时非营利组织可以通过医疗卫生公益项目弥补人员不足，起到整合人力资源的作用。私营部门在实现医疗保障服务均等化的过程中主要发挥投资融资作用，通过投资医疗基础设施建设、参与公立医院改革、运营医疗服务机构和重大公共卫生项目融资来改善卫生资源的分配现状。总之，城乡基本医疗保障服务均等化的实现离不开多元主体参与，在引入社会资本的过程中，政府要制定相关市场准入条件，规范医疗卫生行业运营制度，在保证医疗卫生行业在规范化和制度化轨道上运营的基础上，拓宽资金来源渠道。

第三节　改善医疗卫生治理结构提升治理水平

目前我国人口结构性问题日益突出，给卫生与健康事业的发展带来新的挑战。政府应与时俱进，转变思想，不再将实现基本医疗服务均等化目标简单地视为解决"看病难、看病贵"难题的政策决断，而应以治理理念思考均等化这一政府战略问题。从战略高度出发，将基本医疗保障服务均等化与公民养老、全民健康教育、爱国卫生运动相联系，重塑政府战略价值取向，健全卫生计生法律制度，提升人民群众医改参与度。

一、重塑医疗改革公共价值取向

医疗改革的公共价值实质上是社会中的不同利益群体对于医疗服务需求的集合，反映了不同群体对医疗改革的认知和诉求。深化医改就是要通过制度再造和系统重构，从根本上破除逐利创收的旧体制，建立公益性的新体制以及符合行业特点的医务人员激励机制，规范药品生产流通秩序，引导群众有序合理就医。医改的核心是改革治理体系，要落实政府办医责任，协调好领导、保障、管理、监督等各方面的责任，整合医疗卫生各个子系统，用较小的成本保障人民健康，促进国家经济社会可持续发展，体现着国家治理体系和治理能力的现代化水平。深化医改，要精心设计，实施医保、医疗和医药各个子系统的协同改革，既留有制度接口，又能衔接时间节点。但更要紧的是，不迷失在局部改革里，以系统性、整体性、协同性的视角去推动医改，彰显社会公共利益这个最重要的价值。

二、健全卫生法制体系

良法是善治的前提，政府在实现基本医疗服务均等化的过程中应逐步健全完善卫生法制体系，在落实宪法基本要求的基础上进行顶层设计，体现立法的前瞻性，增强立法系统性和协同性，推动基本医疗卫生法立法工作。在具体实施过程中应秉持科学立法、民主立法，做到既立足我国实际情况，又吸收国际上的成熟经验和有益做法，听取相关领域专家学者和社会各界的意见，增加可操作性。

基本医疗卫生法作为卫生领域的基本法，应注重保障医护人员权益和职业安全，明确医护人员特别是基层、乡村医护人员的社会地位。一方面，界定医疗责任，打击医闹、医暴等不法行为。促使基本医疗卫生法统领整个卫生法律体系，有助于解决卫生治理过程中法律依据不足、制度机制短缺问题；有助于避免卫生改革决策的重大失误，对卫生改革和发展起到引领和推动作用。另一方面，在完善基本法的同时，政府应适时探索类似《城乡基本医疗保障服务均等化实施办法》的专门法律法规，统筹医疗、医药、医保、公共卫生、计划生育等重点领域法律法规的制定与修订工作。

三、加强宣传提升公众医改认知水平

未参加医保人群中的流动人口和农村人口对于医疗保障的认知程度普遍较低，很大程度上是因病被动了解相关知识。他们主要关心医疗费用分担、报销方式和范围等操作性问题。如何提升弱势群体的医疗改革认知水平，使他们认识到自己在医疗服务均等化进程中的健康权利，进而参与医改治理，是政府改善治理结构的关键一步。

我国政策宣传的目的是鼓励参与，这就要求政府选择的传播素材能够弘扬主旋律，传递正能量。在树立宣传典型时，如果涉及弱势群体，则应将焦点放在解决难题的方式方法上，而非渲染苦难经历。在农村及偏远地区进行计生宣传时应注重普及新政策，转变社会对卫生计生工作的认知，争取各方面的有力支持,保障规划的有效实施。在宣传渠道和方法的选择上,一方面坚持传统媒体规范宣传口径,提高政策宣传的权威性;另一方面要建设网络社交及自媒体宣传平台,规范管理,广泛宣传"健康中国2030"规划及其面临的形势与挑战。政府还应加强卫生计生普法宣传,大力弘扬和践行卫生计生职业精神,完善新闻发布制度和网上舆论监督工作体系,及时回应网上舆情和社会关切的问题,加强网络舆论引导队伍建设,提升新闻宣传与舆论的引导能力。

第四节　改革医疗卫生财政体系

我国现行财政体制中各级财政主体事权划分不够清晰,未来应根据公共服务理论规范中央与地方财政事权,更加科学地界定实现城乡医疗保障服务均等化过程中各级政府的支出责任,破除卫生财政转移支付制度症结,优化支出结构。

一、进一步规范卫生领域事权财权划分

随着城镇化进程加速推进,经济结构不断调整,我国以县、乡财政为主体的公共卫生支出体系已经不能适应经济新常态,而政府财政资金是实现城乡医疗保障服务均等化的基本物质保障。因此,应借鉴国外成熟经验,构建以中央和省级财政作为支出主体,以县、乡财政作为补充的支出体系。具体包括以下三个方面:首先,集中中央财政,根据分税比例提高中央财政对均等化的支持力度,提供更多医疗公共产品以保障居民健康权[①];其次,我国地方财政存在向省级财政集中的趋势,为解决基层财政单薄的情况,省级财政应在基本医疗卫生服务筹资中负主要责任[②],缩减省内城乡基本医疗卫生财力差距;最后,强化基层卫生财政执行力,发挥

---

① 中央层面在基本医疗服务领域的主要事权包括:制定卫生基本法规和政策;跨区域医疗卫生事务处理;落后地区的基本医疗卫生服务补助;重大医疗卫生项目、基础设施费用;重大医疗卫生活动的支持等。

② 省级政府的事权应包括:地区内传染病、常见病防治;为省内医疗卫生事业发展提供资金;管理所属卫生机构;提升地区内医疗保险统筹层次等。

基层政府信息优势，为本辖区内居民提供基本医疗卫生服务，形成以基层政府为主导的卫生机制。

二、梳理卫生财政转移支付制度优化支出结构

为了满足地方政府基本医疗卫生服务资金需求，应对现有转移支付制度进行梳理和规范，确保各级政府的支付能力，促进城乡基本医疗卫生服务均等化。政府应做到以下几点：一是要探索卫生财政横向转移支付制度，弥补中央政府对地方政府纵向转移支付的资金缺口。借鉴我国现行的对口帮扶制度，将经济发达的东部省份与中西部欠发达省份相联系，转移卫生财政盈余，实现地区均衡。同时，国家应改变地方政府官员考核方式，将卫生财政对口帮扶作为考核指标，并增加权重，鼓励发达省份以项目为载体为欠发达省份提供卫生资源支持，定期评估项目绩效。二是梳理专项转移支付制度，清理现有专项转移支付内容，建立专项转移支付分类拨款制度，并以项目为载体，进行严格论证与审批，构建制度化支付标准。为了实现公式化资金分配，可以合并多个专项支付项目，实现有条件支付和无条件支付的融合。三是强化一般性转移支付的作用，合并税收返还，取消体制性补助与上解，明确资金来源。总体而言，转移支付制度的改革重点应放在支付结构调整方面。

第五节　统筹医疗保险制度实现无缝覆盖

我国现行的社会医疗保险制度存在诸如覆盖对象重叠交叉、统筹层次差别较大、多头管理等问题。实现城乡基本医疗保障服务均等化需要健全基本医保、稳定可持续筹资和报销比例调整机制，深化整合城乡居民基本医保政策和经办管理。加快推进基本医保异地就医的直接结算制度，更加全面地推行实施公立医院综合改革。

一、促进人口健康信息互通共享避免重复参保

攻坚医疗保险体系全民无缝覆盖难题是实现均等化的关键环节，主要

解决扩大参保人群覆盖面和避免重复参保问题，策略是实行医疗、医保、医药联动改革。由于城市居民保障制度具有"兜底"属性，个人可以自行选择参保类型，造成很多乡村向城市转移的流动人口在农村参加了以家庭为单位的新型农村合作医疗制度，进城后被要求强制参加城镇职工基本医疗保险，而这部分人为了在农村的老人和孩子能参加新农合，不得不以家庭为单位缴费参保，造成了事实上的重复参保，带来了制度重复建设和管理费用的攀升，对个人和社会都是一种损失。为解决重复参保问题，政府需创新构建大数据管理系统，融合人口信息、电子健康档案和电子病历三大数据库，实现信息动态交互共享，通过大数据分析找到重复参保和漏保的薄弱环节。同时，各级政府应加大居民健康卡的普及和应用力度，实现多卡合一集成居民健康卡、社保卡等公共服务卡应用功能，降低居民参保成本。

二、深化公立医院改革提高医保制度绩效

医保三大制度体系不断扩大覆盖范围来提升保障水平，虽然在一定程度上促进了医疗服务均等化，但是这并没有彻底解决群众"看病贵、看病难"问题，相反，还可能导致医疗价格上升。造成这一问题的原因很多，但根本原因可能是公立医院和医药制度改革滞后，民营医疗发展不乐观，造成医疗市场竞争不充分，加之利益驱动和垄断地位较强，造成市场失灵。可以预见，如果医疗卫生服务价格不合理增长，提高医疗保险覆盖范围也无法抵消价格上涨带来的均等化负效应。

基于此，必须全面推进公立医院、医疗结构综合改革，形成现代化医院管理制度，引入和完善医院法人治理等先进机制，实行医疗、医保、医药联动改革，控制医药费用不合理增长。健全药品供应保障机制，完善国家药物政策体系。

只有深化公立医院改革，才能凸显医保制度绩效；在管控好医疗卫生价格的基础上，政府才能推行更加惠民的基本医疗保障服务均等化；以更低的成本完成国家基本公共卫生服务项目，才能巩固完善基层卫生运行机制。公立医院改革既要"破旧"又要"立新"，对新建城区、郊区、卫星城区等薄弱区域，以及外来人口集聚区，政府应结合群众基本医疗卫生需求，有计划、有步骤地建设相当级别的公立医疗卫生机构。此外，政府应

继续加强县级公立医院建设，进一步改善县级医院业务用房和医疗装备条件，提高服务能力。总之，覆盖全民的医疗保险只有在公立医院改革不断深化，医疗医药费用合理的情况下才能发挥其理想绩效。

三、科学管理医保基金努力实现保值增值

与其他两种医保制度类似，居民医保制度还没有实现省级统筹，而是以城市为统筹主体。医保基金统筹层次问题给基金保值增值带来一定的困难，比如统筹层次不高导致了诸如基金管理效率低下和增值困难。因此对医保基金进行科学有效管理，防范资金风险尤为必要。政府应借鉴金融机构基金管理经验，提高基金精算能力，探索有效投资途径实现保值增值。与此同时，提高统筹层次找到合适的报销比例，实现周期内基金报销和筹资的基本平衡，避免出现资金沉淀过多和亏损。

但是，由于我国现阶段投资市场和信托市场不够成熟，金融中介工具发展水平相对滞后，医疗保险基金的投资和保值增值问题一直困扰着各级、各地政府保险管理机构。从社会层面上看，医保基金使用和管理也存在一些机制漏洞，出现了诱导需求、过度使用、"挂床"、医患合力骗保等现象，造成医保基金运营效率低下，难以保值增值。针对目前出现的骗保和医患勾结问题，政府应责成医保机构和相关部门严厉查处，严肃处理相关责任人，加大行政和经济处罚力度。对部分医疗机构可以采取取消定点医疗，对于情节严重的，可以考虑对相关责任人追究法律责任。

同时，政府应建立居民医保诚信体系，加大对个人违规行为的惩罚力度，遏制利用医保谋取不当经济利益的行为。通过加大惩罚力度，大幅度提升医疗机构和个人违规的成本，才能抑制不良动机，实现医保基金规范使用，实现保值增值。

第六节　鼓励地方政府医疗卫生制度创新

打破城乡二元结构是实现医疗均等化的必由之路，然而不同省份及地区经济发展水平不同，城镇化进程步调不一，需要地方政府立足地区情况，探索医疗卫生改革方式，创新医疗卫生新业态和基层医疗卫生服务模

式，加大医疗教育投入。

一、落实分级诊疗建立现代医院管理制度

引导居民分级诊疗，需要地方政府加大基层医疗资金投入，以基层医疗服务能力的提高为基础，以常见病、多发病、慢性病的分级诊疗为突破口，基本实现首次诊疗在基层，急病慢性病分开诊治，不同级别医疗机构联动，逐步形成科学合理的就医秩序。

具体而言，首先，地方政府应积极落实分级诊疗思想，合理控制三级医院普通门诊规模，将超额普通门诊分流至基层医疗机构，引导稳定期、恢复期患者以最优惠的价格在集成医疗机构享受服务，并通过创新绩效考核方式，鼓励二级以上医院成立全科医学科，发挥好全科医生（家庭医生）的居民健康"守门人"作用。其次，地方政府应掌握辖区内医院医疗能力情况，督促医院人力资源改革，致力健全人员聘用管理，拓宽招聘渠道，明确招聘流程，加强岗位管理，适当下放职称管理权限，优化晋升通道，在岗位设置、收入分配、职称评定、管理使用等方面，对编制内外人员统筹考虑。再其次，地方政府应根据本地区经济发展情况制定公立医院薪酬分配制度，原则上坚持在薪酬总量内进行自主分配，要体现岗位差异，做到多劳多得、优绩优酬。最后，各级政府应进一步优化门诊设施、营造温馨的就诊环境、推进预约诊疗服务，合理调配诊疗资源，改善患者就医体验。在医疗安全方面，落实院长依法执业和医疗质量安全的第一责任人制度，各级政府和公安机关应保持打击涉医违法犯罪行为的高压态势，依法健全院内调解、人民调解、司法调解、医疗风险分担机制，妥善化解医疗纠纷，构建和谐医患关系。

二、扶持医疗健康新兴产业发展

为了实现更高水平的医疗服务均等化，满足人民日益增长的健康需求，地方政府应立足当地产业优势，发掘资源积极发展健康服务新业态。树立"大健康"思想理念，制定规划时应明确生态保护、环境治理对居民健康的影响，加大投入做好园林、绿地和湿地保留和完善工作。此外，各级政府应将健康旅游作为新业态纳入产业发展规划，加强政策引导，发挥

市场在资源配置中的决定作用，支持企业融入"一带一路"，提升产品层次。一方面，政府应特别关注特色鲜明的中医药健康旅游产品的研发，使旅游的休闲属性与中医药健康相结合，形成兼具体验性和参与性的中医药健康旅游产品体系。另一方面，从国际经验上看，健康疗养服务产业在人口老龄化趋势明显的国家能够有效补强基本医疗保障服务短板，提高人民健康水平。地方政府可以结合本地特色优势，融合治疗、康复与旅游观光，形成健康医疗服务产业集聚，为提供基本健康疗养、慢性病疗养、老年病疗养、骨伤康复和职业病疗养等特色服务的企业提供政策、税收、金融等方面的支持。健康旅游业和健康疗养服务业的发展还需要不断完善产业链支持，政府还应在加强行业规范的基础上创新发展药品、医疗器械等产业，引导企业提高创新质量，培育重大产品。支持企业兼并重组、强强联合，培育具有国际竞争力的大型企业，提高产业集中度，大力发展智能健康医疗装备。

三、促进医教协同培养基层全科医生

加强产科、儿科、精神、老年医学、药学、护理、急救、康复等各类紧缺人才以及生殖健康咨询师、护理员等技能型健康服务人才培养。当前，国内全科医生的缺口较大，严重阻碍基本医疗服务均等化进程，直接关系到分级诊疗和临床服务能力建设。考虑到不同地区医疗卫生服务供需情况差异较大，在医疗卫生人才培养方面还需要各级地方政府负起主要责任，立足当地医学教育情况，促进医教协同培养全科医生。具体来讲，首先，是要建立医学人才培养与行业人才相适应的供求机制。支持有条件的高校增设儿科学、精神医学本科专业，根据行业需求合理确定儿科学、精神医学本科专业招生规模。其次，完善毕业后医学教育制度。全面实施住院医师规范化培训制度，扩大招收规模，重点向全科和儿科、精神科等急需紧缺专业倾斜，逐步建立专科医师规范化培训制度，巩固完善继续医学教育制度，建设一批继续医学教育基地。最后，更为重要的是推进以全科医生为主的基层医疗卫生团队建设。因地制宜制定优惠政策，为农村定向免费培养医学生，并切实做好定向学生的职业发展规划。贯彻实施基层医疗卫生机构全科医生特设岗位计划，安排特岗全科医生到连片特困地区乡镇卫生院工作，逐步解决基层全科医生紧缺和无执业医师问题。

参考文献

（一）英文参考文献

［1］ Winslow C E A. The untilled fields of public health [J]. Science, 1920, 51 (1306): 23—33.

［2］ Samuelson P A. The pure theory of public expenditure [J]. The Review of Economics and Statistics, 1954, 36 (4): 387 – 389.

［3］ Donabedian A. Quality of care: problems of measurement. II. Some issues in evaluating the quality of nursing care [J]. American Journal of Public Health and the Nations Health, 1969, 59 (10): 1833 – 1836.

［4］ Tobin J. On limiting the domain of inequality [J]. The Journal of Law and Economics, 1970, 13 (2): 263 – 277.

［5］ Meltzer A H, Richard S F. A rational theory of the size of government [J]. Journal of Political Economy, 1981, 89 (5): 914 – 927.

［6］ Yamamoto M. Primary health care and health education in Japan [J]. Social Science & Medicine, 1983, 17 (19): 1419 – 1431.

［7］ Culyer A J. The normative economics of health Care ginance and provision [J]. Oxord Review of Economic Policy, 1989, 5 (1): 34 – 58.

［8］ Smith J P. The politics of American health care [J]. Journal of Advanced Nursing, 1990, 15 (4): 487 – 497.

［9］ Donabedian A. The role of outcomes in quality assessment and Assurance [J]. Quality Review Bulletin, 1992, 18 (11): 356 – 360.

［10］ Donabedian A. Quality assurance. Structure, process and outcome [J]. Nursing Standard, 1992, 7 (11 Suppl QA): 4 – 5.

［11］ Shi L. Health care in China: a rural – urban comparison after the socioeconomic reforms [J]. Bulletin of the World Health Organization, 1993, 71 (6): 723 – 736.

[12] Kobayashi Y, Reich M R. Health care financing for the elderly in Japan [J]. Social Science & Medicine, 1993, 37 (3): 343 – 353.

[13] Eyles J, Birch S, Chambers S. Fair Shares for the Zone: Allocating Heath – Care Resources for the Native Populations of the Sioux Lookout Zone, Northern Ontario [J]. The Canadian Geographer/Le Géographe canadien, 1994, 38 (2): 134 – 150.

[14] Jonsson E, Banta H D. Health care technology in Sweden [J]. Health Policy, 1994, 30 (1): 257 – 294.

[15] Kobayashi Y. Health care expenditures for the elderly and reforms in the health care system in Japan [J]. Health Policy, 1994, 29 (3): 197 – 208.

[16] Tsuda T, Aoyama H, Froom J. Primary health care in Japan and the United States [J]. Social Science & Medicine, 1994, 38 (4): 489 – 495.

[17] Fox K, Biddle S, Edmunds L, et al. Physical activity promotion through primary health care in England [J]. British Journal of General Practice, 1997, 47 (419): 367.

[18] Hossain S I. Tackling health transition in China [C]. The World Bank, 1997.

[19] Berman P A. Rethinking health care systems: Private health care provision in India [J]. World Development, 1998, 26 (8): 1463 – 1479.

[20] Lim M K. Health care systems in transition. II. Singapore, Part I. An overview of health care systems in Singapore [J]. Journal of Public Health Medicine, 1998, 20 (1): 16 – 22.

[21] Liu G G, Zhao Z, Cai R, et al. Equity in health care access to: assessing the urban health insurance reform in China [J]. Social Science & Medicine, 2002, 55 (10): 1779 – 1794.

[22] Sen A. Why health equity? [J]. Health Economics, 2002, 11 (8): 659 – 666.

[23] Shields L, M I K, Andershed B, et al. Nursing and health care in

Sweden [J]. Australian Journal of Advanced Nursing, 2002, 20 (1): 20 - 26.

[24] Wagstaff A, van Doorslaer E, Watanabe N. On decomposing the causes of health sector inequalities with an application to malnutrition inequalities in Vietnam [J]. Journal of Econometrics, 2003, 112 (PII S0304 - 4076 (02) 00161 - 61): 207 - 223.

[25] Doorslaer E V, Koolman X, Jones A M. Explaining income - related inequalities in doctor utilisation in Europe [J]. Health Economics, 2004, 13 (7): 629 - 647.

[26] Morris S, Sutton M, Gravelle H. Inequity and inequality in the use of health care in England: an empirical investigation [J]. Social Science & Medicine, 2005, 60 (6): 1251 - 1266.

[27] Smylie J, Anderson I, Ratima M, et al. Indigenous health performance measurement systems in Canada, Australia, and New Zealand [J]. Lancet, 2006, 367 (9527): 2029 - 2031.

[28] Xu L, Wang Y, Collins C D, et al. Urban health insurance reform and coverage in China using data from National Health Services Surveys in 1998 and 2003 [J]. BMC Health Services Research, 2007, 7 (1): 37.

[29] Wang G, Watts C. The Role of Genetics in the Provision of Essential Public Health Services [J]. American Journal of Public Health, 2007, 97 (4): 620 - 625.

[30] Tang S, Meng Q, Chen L, et al. Tackling the challenges to health equity in China [J]. Lancet, 2008, 372 (9648): 1493 - 1501.

[31] Brown P H, Theoharides C. Health - seeking behavior and hospital choice in China's New Cooperative Medical System [J]. Health Economics, 2009, 18 (S2): S47 - S64.

[32] Lei X, Lin W. The New Cooperative Medical Scheme in rural China: does more coverage mean more service and better health? [J]. Health Economics, 2009, 18 (S2): S25 - S46.

[33] Wagstaff A, Lindelow M, Jun G, et al. Extending health insurance to the rural population: An impact evaluation of China's new cooperative medical

scheme [J]. Journal of Health Economics, 2009, 28 (1): 1 – 19.

[34] You X, Kobayashi Y. The new cooperative medical scheme in China [J]. Health Policy, 2009, 91 (1): 1 – 9.

[35] Allin S, Grignon M, Le Grand J. Subjective unmet need and utilization of health care services in Canada: What are the equity implications? [J]. Social Science & Medicine, 2010, 70 (3): 465 – 472.

[36] Fang P, Dong S, Xiao J, et al. Regional inequality in health and its determinants: Evidence from China [J]. Health Policy, 2010, 94 (1): 14 – 25.

[37] Balarajan Y, Selvaraj S, Subramanian S V. Health care and equity in India [J]. Lancet, 2011, 377 (9764): 505 – 515.

[38] Gusmano M, Allin S. Health care for older persons in England and the United States: a contrast of systems and values [J]. J Health Polit Policy Law, 2011, 36 (1): 89 – 118.

[39] Zhou Z, Gao J, Fox A, et al. Measuring the equity of inpatient utilization in Chinese rural areas [J]. BMC Health Services Research, 2011, 11 (1): 201.

[40] Crespo – Cebada E, Urbanos – Garrido R M. Equity and equality in the use of GP services for elderly people: The Spanish case [J]. Health Policy, 2012, 104 (2): 193 – 199.

[41] Macinko J, Lima – Costa M F. Horizontal equity in health care utilization in Brazil, 1998 – 2008 [J]. International Journal for Equity in Health, 2012 (11): 33.

[42] Sato A. Do Inequalities in health care utilization in developing countries change when we take into account traditional medicines? [J]. World Development, 2012, 40 (11): 2275 – 2289.

[43] Wang Y, Wang J, Maitland E, et al. Growing old before growing rich: inequality in health service utilization among the mid – aged and elderly in Gansu and Zhejiang Provinces, China [J]. BMC Health Services Research, 2012 (12): 302.

[44] Hassanzadeh J, Mohammadbeigi A, Eshrati B, et al. Determinants

of inequity in health care services utilization in markazi province of Iran [J]. Iranian Red Crescent Medical Journal, 2013, 15 (5): 363 - 370.

[45] Jeon B, Kwon S. Effect of private health insurance on health care utilization in a universal public insurance system: A case of South Korea [J]. Health Policy, 2013, 113 (1 - 2): 69 - 76.

[46] Li X, Zhang W. The impacts of health insurance on health care utilization among the older people in China [J]. Social Science & Medicine, 2013 (85): 59 - 65.

[47] Mohammadbeigi A, Hassanzadeh J, Eshrati B, et al. Decomposition of inequity determinants of healthcare utilization, Iran [J]. Public Health, 2013, 127 (7): 661 - 667.

[48] South S C, Krueger R F. Marital satisfaction and physical health: evidence for an orchid effect [J]. Psychological Science, 2013, 24 (3), 373 - 378.

[49] Doherty E, Walsh B, O' Neill C. Decomposing socioeconomic inequality in child vaccination: results from Ireland [J]. Vaccine, 2014, 32 (27): 3438 - 3444.

[50] Liu X, Gao W, Yan H. Measuring and decomposing the inequality of maternal health services utilization in Western Rural China [J]. BMC Health Services Research, 2014, 14 (1): 102.

[51] Ozegowski S, Sundmacher L. Understanding the gap between need and utilization in outpatient care——the effect of supply - side determinants on regional inequities [J]. Health Policy, 2014, 114 (1): 54 - 63.

[52] Xie X, Wu Q, Hao Y, et al. Identifying determinants of socioeconomic inequality in health service utilization among patients with chronic non - communicable diseases in China [J]. Plos One, 2014, 9 (6): e100231.

[53] Wakabayashi I. Light - to - moderate alcohol drinking reduces the impact of obesity on the risk of diabetes mellitus [J]. Journal of Studies on Alcohol and Drugs, 2014, 75 (6): 1032 - 1038.

[54] Terraneo M. Inequities in health care utilization by people aged 50 + : Evidence from 12 European countries [J]. Social Science & Medicine, 2015

(126): 154 - 163.

[55] Zhang X, Wu Q, Shao Y, et al. Socioeconomic inequities in health care utilization in China [J]. Asia Pacific Journal of Public Health, 2015, 27 (4): 429 - 438.

[56] Flatø H, Zhang H. Inequity in level of healthcare utilization before and after universal health coverage reforms in China: evidence from household surveys in Sichuan Province [J]. International Journal for Equity in Health, 2016, 15 (1): 96.

[57] Zhang J, Wang J H. Moderate exercise mitigates the detrimental effects of aging on Tendon Stem Cells [J]. Plos One, 2015, 10 (6): e0130454.

[58] Gharibnaseri Z, Davari M, Cheraghali A, et al. Health care resource utilization and cost of care for haemophilia A and B patients in Iran [J]. Transfusion and Apheresis Science, 2016, 54 (1): 122 - 126.

[59] Gong C H, Kendig H, He X. Factors predicting health services use among older people in China: An analysis of the China Health and Retirement Longitudinal Study 2013 [J]. BMC Health Services Research, 2016, 16 (1): 63.

[60] Gundgaard J. Income - related inequality in utilization of health services in Denmark: Evidence from Funen County [J]. Scandinavian Journal of Public Health, 2006, 34 (5): 462 - 471.

[61] Kamal N, Curtis S, Hasan M S, et al. Trends in equity in use of maternal health services in urban and rural Bangladesh [J]. International Journal for Equity in Health, 2016, 15 (1): 27.

[62] Wen L, Ying L, Twum P. National equity of health resource allocation in China: data from 2009 to 2013 [J]. International Journal for Equity in Health, 2016, 15 (1): 68.

[63] Li Y, Nong D, Wei B, et al. The impactof predisposing, enabling, and need factors in utilization of health services among rural residents in Guangxi, China [J]. BMC Health Services Research, 2016, 16 (1): 592.

[64] Memirie S T, Verguet S, Norheim O F, et al. Inequalities in utilization of maternal and child health services in Ethiopia: the role of primary health

care [J]. BMC Health Services Research, 2016, 16 (1): 51.

[65] Skinner D. The politics of native american health care and the affordable care act [J]. Journal of Health Politics, Policy and Law, 2016, 41 (1): 41 –71.

[66] Sözmen K, Ünal B. Explaining inequalities in health care utilization among Turkish adults: findings from health survey 2008 [J]. Health Policy, 2016, 120 (1): 100 –110.

[67] Wang Y, Tu Q, Lai Q, et al. Fairness or not? Health resources allocation in Chongqing—based on theil index [J]. Open Journal of Social Sciences, 2015, 3 (7): 117 –123.

[68] Alfaqeeh G, Cook E J, Randhawa G, et al. Access and utilisation of primary health care services comparing urban and rural areas of Riyadh Providence, Kingdom of Saudi Arabia [J]. BMC Health Services Research, 2017, 17 (1): 106.

[69] Li C, Dou L, Wang H, et al. Horizontal inequity in health care utilization among the middle – aged and elderly in China [J]. International Journal of Environmental Research and Public Health, 2017, 14 (8): 842.

[70] Mosquera P A, Waenerlund A, Goicolea I, et al. Equitable health services for the young? A decomposition of income – related inequalities in young adults' utilization of health care in Northern Sweden [J]. International Journal for Equity in Health, 2017, 16 (1): 20.

[71] Sun J, Luo H. Evaluation on equality and efficiency of health resources allocation and health services utilization in China [J]. International Journal for Equity in Health, 2017, 16 (1): 127.

[72] Yan K, Jiang Y, Qiu J. The equity of China's emergency medical services from 2010 – 2014 [J]. International Journal for Equity in Health, 2017, 16 (1): 10.

[73] Zhang T, Xu Y, Ren J. Inequality in the distribution of health resources and health services in China hospitals versus primary care institutions [J]. International Journal for Equity in Health, 2017, 16 (1): 42.

[74] Zhou Z, Fang Y, Zhou Z, et al. Assessing income – related health

inequality and horizontal inequity in China [J]. Social Indicators Research, 2017, 132 (1): 241 – 256.

(二) 中文参考文献

[1] 施卫国. 一种简易的基尼系数计算方法[J]. 江苏统计, 1997 (2): 16 – 18.

[2] 胡善联. 评价卫生系统绩效的新框架——介绍 2000 年世界卫生报告[J]. 卫生经济研究, 2000 (7): 5 – 7.

[3] 陈广汉. 居民收入差距测量的方法和指标[J]. 统计与预测, 2003 (6): 30 – 34.

[4] 方向华, 孟琛, 刘向红, 健康自评与老年人健康的前瞻性研究 [J]. 中国流行病学杂志, 2003, 24 (3): 184 – 188.

[5] 李华. 城乡公共品供给均等化与转移支付制度的完善[J]. 财政研究, 2005 (11): 38 – 40.

[6] 钟荣华. 地方政府转移支付的均等化效应: 理论分析与实证检验 [D]. 长沙: 湖南大学, 2005.

[7] 肖建华, 刘学之. 有限政府与财政服务均等化[J]. 中央财经大学学报, 2005 (6): 6 – 10.

[8] 葛乃旭. 重建我国政府间转移支付制度的构想[J]. 财贸经济, 2005 (1): 61 – 67.

[9] 高梦滔, 姚洋. 健康风险冲击对农户收入的影响[J]. 经济研究, 2005 (12): 15 – 25.

[10] 龚向光, 胡善联. 各省 (自治区) 卫生资源配置标准的公平性研究[J]. 中国卫生经济, 2005 (5): 26 – 29.

[11] 李谨邑, 章烈辉, 孙奕. Gini 系数的 SAS 编程计算[J]. 中国卫生统计, 2005 (2): 108 – 109.

[12] 迟福林. 公共服务均等化: 构建新型中央地方关系[J]. 廉政瞭望, 2006 (12): 41.

[13] 金人庆. 完善公共财政制度逐步实现基本公共服务均等化[J]. 农村财政与财务, 2006 (12): 4 – 6.

[14] 江明融. 构建城乡统筹的公共产品供给制度研究[J]. 农村经济,

2006（8）：14 – 16.

　　［15］白瑞. 嵌套 logit 模型及其在卫生服务利用分析中的应用［D］. 南京：东南大学，2006.

　　［16］周苑. 医疗保障的英国模式"解读"［J］. 学习月刊，2006（20）：24 – 25.

　　［17］周旭东，刘星，郭亚茹. 公共财政框架下公共卫生支出的改革思路［J］. 中国卫生事业管理，2006（10）：585 – 587.

　　［18］江明融. 公共服务均等化问题研究［D］. 厦门：厦门大学，2007.

　　［19］中国财政学会公共服务均等化问题研究课题组. 公共服务均等化问题研究［J］. 经济研究参考，2007（58）：2 – 36.

　　［20］刘新建，刘彦超. 论城乡公共服务供给平等与和谐社会建设［J］. 燕山大学学报（哲学社会科学版），2007（1）：40 – 44.

　　［21］张大宁. 北欧医疗保障制度的启示［J］. 前进论坛，2007（2）：21 – 23.

　　［22］冯国忠，吴红雁. 印度医疗保障体制主要内涵及对我国的启示［J］. 上海医药，2007（5）：209 – 210.

　　［23］吴红雁，冯国忠. 浅析印度医疗保障体制及给我们的启示［J］. 中国卫生事业管理，2007（11）：789 – 791.

　　［24］任丽娟. 浅析美国的管理型医疗保健模式——健康维护组织（HMO）［J］. 湖北经济学院学报（人文社会科学版），2007（1）：96 – 97.

　　［25］张奇林. 美国医疗保障制度及其启示［C］社会主义和谐社会构建与社会保障国际论坛. 2007.

　　［26］冯毅，张瑾. 重庆市直辖以来卫生资源配置公平性研究［J］. 医学与哲学（人文社会医学版），2007（7）：44 – 45.

　　［27］姚力. "把医疗卫生工作的重点放到农村去"——毛泽东"六·二六"指示的历史考察［J］. 当代中国史研究，2007，14（3）：99 – 104.

　　［28］韩淑梅. 基本公共服务均等化问题研究［J］. 吉林工商学院学报，2008（1）：70 – 72.

　　［29］王保真. 浅析我国多层次医疗保障体系的建立与完善［J］. 卫生经济研究，2008（11）：3 – 7.

　　［30］解垩. 城乡卫生医疗服务均等化的经济学理论要略［J］. 中国卫

生经济，2008，27（11）：5-9.

[31] 吕炜，王伟同. 我国基本公共服务提供均等化问题研究——基于公共需求与政府能力视角的分析[J]. 经济研究参考，2008（34）：2-13.

[32] 王伟同. 基本公共服务均等化的一般分析框架研究[J]. 东北财经大学学报，2008（5）：73-77.

[33] 王弟海，龚六堂，李宏毅. 健康人力资本、健康投资和经济增长——以中国跨省数据为例[J]. 管理世界，2008（3）：27-39.

[34] 徐海飞. 城乡统筹背景下的新型农村合作医疗制度发展模式探讨[D]. 北京：中国人民大学，2008.

[35] 吴筱. 我国医疗卫生领域中的政府职能演变：回顾与展望[J]. 中国卫生政策研究，2008（3）：27-31.

[36] 常世旺，韩仁月. 公众主导还是国家主导：1952—2006 年中国财政支出增长影响因素研究[J]. 经济评论，2008（6）：9-15.

[37] 邵黎. 德国社会保障法律制度对我国的借鉴意义[D]. 重庆：西南政法大学，2008.

[38] 张英洁，李士雪. 美国的医疗保障制度及对我国的借鉴和启示[J]. 中国卫生事业管理，2008（10）：709-712.

[39] 何敏. 我国护理人员配置现状及研究进展[J]. 护理管理杂志，2008（3）：21-23.

[40] 李廷. 中国医疗公平问题研究[D]. 济南：山东大学，2008.

[41] 张彦琦，唐贵立，王文昌，等. 重庆市卫生资源配置公平性研究[J]. 重庆医学，2008（2）：131-133.

[42] 吴志鹏. 城乡一体化进程中基本公共服务均等化问题研究[D]. 上海：上海师范大学，2009.

[43] 陈健生，陈家泽，余梦秋. 城乡基本医疗保障一体化：目标模式、发展路径与政策选择——以成都市城乡基本医疗保障统筹试点为例[J]. 理论与改革，2009（6）：74-78.

[44] 王伟同. 城市化进程与城乡基本公共服务均等化[J]. 财贸经济，2009（2）：40-45.

[45] 苏素，朱家庆. 基于财政视角的公共福利分配地区间公平性研

究[J].中国软科学,2009(3):46-52.

[46] 杨小丽,张亮,冯泽永.构建城乡统筹医疗保障制度的核心议题[J].重庆医学,2009(21):2754-2756.

[47] 王保真,徐宁,孙菊.统筹城乡医疗保障的实质及发展趋势[J].中国卫生政策研究,2009(8):32-35.

[48] 车莲鸿.试论经济发达地区基本医疗保障城乡统筹发展路径[J].卫生软科学,2009(5):523-525.

[49] 张寓景,汤明新,孙逊,等.基本卫生服务均等化政策研究[J].卫生软科学,2009,23(4):434-437.

[50] 刘岩,李士雪.我国卫生服务改革与发展历程[J].中国卫生政策研究,2009(2):35-39.

[51] 刘宝,胡善联,徐海霞,等.基本公共卫生服务均等化指标体系研究[J].中国卫生政策研究,2009(6):13-17.

[52] 陈翔,王小丽.德国社会医疗保险筹资、支付机制及其启示[J].卫生经济研究,2009(12):20-22.

[53] 郑普生,田柯.新加坡医疗保障模式对我国医保制度的借鉴[J].中国初级卫生保健,2009(12):10-12.

[54] 李会,彭现美.我国卫生资源配置的现状分析以及对策构想[J].卫生软科学,2009(1):33-36.

[55] 向春玲.建立城乡一体的医疗保障体系——重庆市城乡一体医疗保障制度建设调查[J].中共中央党校学报,2009(2):100-104.

[56] 焦洪昌.论作为基本权利的健康权[J].中国政法大学学报,2010(1):12-19.

[57] 刁孝华,谭湘渝.我国医疗保障体系的构建时序与制度整合[J].财经科学,2010(3):77-84.

[58] 汪志强.我国基本医疗卫生服务改革的瓶颈与突破[J].中国井冈山干部学院学报,2010(4):91-96.

[59] 谭晓婷,钟甫宁.新型农村合作医疗不同补偿模式的收入分配效应——基于江苏、安徽两省30县1500个农户的实证分析[J].中国农村经济,2010(3):87-96.

[60] 李冰.二元经济结构理论与中国城乡一体化发展研究——基于

陕西省的实证分析[D].西安:西北大学,2010.

[61] 江晓曦.探析登哈特的新公共服务理论[D].长沙:湖南师范大学,2010.

[62] 张彩彩.新公共管理理论与新公共服务理论的比较[J].西安邮电大学学报,2010,15(4):135-138.

[63] 胡雯莉.完善我国公共产品有效供给机制研究[D].成都:西南财经大学,2010.

[64] 周寿祺.实现基本医疗卫生服务均等化的条件、问题和建议[J].中国卫生政策研究,2010(7):52-56.

[65] 潘丹.中国农村居民医疗服务利用影响因素分析[J].农业技术经济,2010(7):41-46.

[66] 张永梅.城乡基本医疗卫生服务均等化研究[D].南京:南京农业大学,2010.

[67] 李彦垒.中国城乡一体化建设进程中的政府角色研究[D].上海:华东师范大学,2010.

[68] 冯群.乡镇政权建设研究[D].济南:山东大学,2010.

[69] 李丽,王传斌.安徽省卫生资源配置的公平性分析[J].中国卫生统计,2010,27(5):535-536.

[70] 鄢玉平.印度的全民免费医疗制度及其对中国的启示[J].法商论坛,2010,04(4):74-75.

[71] 杨晶鑫,王欣昱.日本医疗保险制度的改革进程及对我国的启示[J].东北亚论坛,2010(1):115-122.

[72] 梁雨晴.日本社会医疗保险制度研究[D].长春:吉林大学,2010.

[73] 丁裕斌,王应雄.瑞典的健康与医疗保健政策概述[J].医学教育探索,2010(6):861-864.

[74] 封进,张馨月,张涛.经济全球化是否会导致社会保险水平的下降:基于中国省际差异的分析[J].世界经济,2010(11):37-53.

[75] 高建民,周忠良,闫菊娥,等.我国基本医疗保障制度卫生服务可及性实证研究[J].中国卫生经济,2010(7):5-8.

[76] 赵云.医疗卫生领域服务型政府建设的四个阶段[J].中国卫生

经济，2010（8）：14-16.

　　［77］李子芹．世界四大典型医疗保险模式的简述及对我国的启示[J].经营管理者，2010（20）：7，5.

　　［78］窦峥．我国农村社会养老保险问题研究[D].济南：山东财经大学，2010.

　　［79］李冰．二元经济结构理论与中国城乡一体化发展研究[D].西安：西北大学，2010.

　　［80］李欣燃．我国城市化与区域二元经济结构关系研究[D].青岛：中国海洋大学，2010.

　　［81］钟裕民.1949年以来中国医改决策的基本历程及其评价[J].天府新论，2011（4）：96-100.

　　［82］曹静晖．基本公共服务均等化的制度障碍及实现路径[J].华中科技大学学报（社会科学版），2011（1）：48-52.

　　［83］张振刚，黄琳．我国基本医疗保障的城乡差距及均等化研究[J].改革与战略，2011（11）：176-179.

　　［84］岳云康．我国中西部地区社会医疗保险需求与供给均衡分析[J].中国卫生经济，2011（2）：26-29.

　　［85］赵志君．收入分配与社会福利函数[J].数量经济技术经济研究，2011（9）：61-74.

　　［86］王建聪．我国农村基本医疗卫生保障制度研究[D].大连：东北财经大学，2011.

　　［87］林梅红．中国基本医疗服务均等化问题研究[D].北京：首都师范大学，2011.

　　［88］邱晓禹，李晓莲．城乡居民医保整合显示政策和经办的优势——基于天津市的实践[J].中国医疗保险，2011（12）：37-39.

　　［89］张云霞，李梅，刘中雨，等．山西省卫生资源配置公平性研究——基于洛伦茨曲线与基尼系数方法[J].卫生经济研究，2011（9）：33-35.

　　［90］桂欣．英美医疗保障制度的比较与借鉴[D].成都：西南财经大学，2011.

　　［91］崔欣，于庆华，胡蕊，等．全国县级卫生监督派出机构及派出人

员数量现状分析[J].中国卫生监督杂志，2011（6）：519－522.

[92] 王慧慧，魏万宏，张传排，等.河南省农村医疗卫生资源现状研究[J].中国卫生事业管理，2011（1）：40－42.

[93] 姚远.河南省城乡医疗卫生资源配置均等化问题的探究[J].大江周刊：论坛，2011（10）：25－26.

[94] 刘丽华，王珊，鲍玉荣.我国大型医院床位增长成因分析[J].解放军医院管理杂志，2011（12）：1127－1129.

[95] 但淑杰，张国通.上海市浦东新区外高桥地区医疗资源整合的实践与探讨[J].中国卫生资源，2011（5）：325－326.

[96] 张光鹏.我国卫生人力资源需求分析与预测[J].中国卫生政策研究，2011（12）：1－5.

[97] 杨丽，周燕荣，钟晓妮.重庆市城乡居民卫生服务需要、需求与利用分析[J].中国循证医学杂志，2011（10）：1115－1119.

[98] 张英洪，樊汝明.天津市整合城乡居民医保制度考察报告[J].北京农业职业学院学报，2011（4）：42－47.

[99] 赵红，王小合，应心，等.基本医疗卫生服务均等化研究进展与路径选择[J].中国卫生政策研究，2011（11）：29－36.

[100] 许经勇.刘易斯二元经济结构理论与我国现实[J].吉首大学学报（社会科学版），2012（1）：105－108.

[101] 赵强社.城乡基本公共服务均等化制度创新研究[D].杨凌：西北农林科技大学，2012.

[102] 姜元园.我国公共产品多元供给模式研究[D].长春：东北师范大学，2012.

[103] 徐琴.我国城乡基本公共服务差异及其效应研究[D].武汉：武汉大学，2012.

[104] 张洁.晋城市基本公共服务均等化研究[D].西安：西安建筑科技大学，2012.

[105] 赵斌，麻晓卯.我国社会医疗保险"逆向转移"现象研究[J].中国卫生经济，2012（2）：5－7.

[106] 李慧娟.城乡基本医疗卫生服务均等化实现路径研究[D].上海：上海工程技术大学，2012.

[107] 白永秀. 城乡二元结构的中国视角：形成、拓展、路径[J]. 学术月刊, 2012 (5): 67-76.

[108] 周文娟. 我国城乡基本医疗卫生服务均等化研究[D]. 长沙: 湖南师范大学, 2012.

[109] 张芳玲. 我国卫生资源配置公平性与效率研究[D]. 重庆: 重庆工商大学, 2012.

[110] 李晓燕. 区域基本卫生服务均等化影响因素分析[J]. 华南农业大学学报（社会科学版）, 2012 (3): 103-111.

[111] 季六祥. 新医改区域模式与实施路径设计——以广东湛江为例[J]. 中国软科学, 2012 (9): 55-71.

[112] 钱永峰. 日本医疗保障模式对完善我国医疗保障制度的启示[J]. 现代医院管理, 2012 (2): 24-26.

[113] 郭国峰, 刘杰. 我国城乡卫生医疗服务的公平性研究[J]. 郑州航空工业管理学院学报, 2012 (3): 108-111.

[114] 栾文敬, 李杨, 社会保障、收入水平、就医习惯与老年人自评健康[J]. 广西经济管理干部学院学报, 2012, (2); 25-35.

[115] 李佳佳. 统筹城乡医疗保障制度的福利分配效应研究[D]. 南京: 南京农业大学, 2012.

[116] 李童. 我国城乡公共福利分配差距的研究[D]. 呼和浩特: 内蒙古财经大学, 2012.

[117] 王超君. 我国城乡基本医疗卫生服务均等化研究[D]. 杭州: 浙江财经学院, 2012.

[118] 侯志远. 新型农村合作医疗福利效应研究——基于山东和宁夏六县实证分析[D]. 济南: 山东大学, 2012.

[119] 王小合, 张萌, 黄仙红, 等. 统筹城乡居民基本医疗保障均等化理论及实证研究[J]. 中国卫生经济, 2012 (9): 19-22.

[120] 张倩, 李贞玉, 孔祥金. 基于基尼系数与洛伦兹曲线的辽宁卫生资源公平性分析[J]. 医学与哲学, 2012, 33 (8A): 49-51.

[121] 贺买宏, 王林, 贺加, 等. 我国卫生资源配置状况及公平性研究[J]. 中国卫生事业管理, 2013 (3): 197-199.

[122] 王宗友. 城乡一体化医疗保障制度的现状、问题及对策[J]. 三

峡大学学报（人文社会科学版），2013（S2）：42 – 43.

［123］陈龙．城乡基本医疗资源配置均等化问题研究［D］．济南：山东财经大学，2013.

［124］于瑞均．天津医保城乡统筹建设进程和思考［J］．中国医疗保险，2013（6）：13 – 15.

［125］冯国双，于石成，胡跃华．面板数据模型在手足口病与气温关系研究中的应用［J］．中国预防医学杂志，2013（12）：910 – 913.

［126］孙德超．地区医疗卫生服务均等化评价指标体系的构建［J］．中国行政管理，2013（9）：47 – 50.

［127］张文礼，侯蕊．甘青宁地区基本医疗卫生服务均等化的实证分析［J］．西北师大学报（社会科学版），2013（4）：111 – 116.

［128］李长宁．我国卫生人员结构与规模供需策略研究［D］．济南：山东大学，2013.

［129］房珊杉，孙纽云，梁铭会．德国医疗保障体系改革及启示［J］．中国卫生政策研究，2013（1）：28 – 33.

［130］贺红强．瑞典医疗保障制度对我国的启示和借鉴［J］．中国卫生法制，2013（1）：45 – 49.

［131］毛瑛，刘锦林，杨杰，等．2011 年我国卫生人力资源配置公平性分析［J］．中国卫生经济，2013（8）：35 – 38.

［132］范明宽．深圳市社区卫生服务现状研究［D］．武汉：华中科技大学，2013.

［133］张燕，幸奠国．重庆市 2007～2011 年突发公共卫生事件分布特征和处置情况分析［J］．重庆医学，2013（11）：1259 – 1262.

［134］冯国双，于石成，胡跃华．面板数据模型在手足口病和气温关系研究中的应用［J］．中国预防医学杂志，2013（12）：910 – 913.

［135］陆勇．社区卫生服务机构收支两条线管理现状、补偿机制及对策［D］．上海：复旦大学，2013.

［136］甘行琼，赵继莹．我国城乡基本医疗卫生服务均等化的实证研究——以东中西三省区为例［J］．财经政法资讯，2013（4）：3 – 11.

［137］李佳佳，顾海，徐凌忠．统筹城乡医疗保障制度的资源分配效应研究［J］．中国卫生经济，2013（4）：23 – 25.

［138］景天魁．底线公平概念和指标体系——关于社会保障基础理论的探讨［J］.哈尔滨工业大学学报（社会科学版），2013（1）：21-34.

［139］崔扬．关于城市养老问题出路的探索［D］.成都：西南交通大学，2013.

［140］杜双燕．社会治理视角下对农村基层政权弱化的思考［J］.中共珠海市委党校珠海市行政学院学报，2014（3）：40-45.

［141］陈文艺．"新农合"对农村居民的收入再分配效应研究［D］.湘潭：湘潭大学，2014.

［142］吕军城，王在翔．我国农村基本公共卫生服务均等化现状及优化对策［J］.中国卫生事业管理，2014，31（2）：128-130.

［143］程启军．目前我国社会福利分配的核心问题［J］.社会科学战线，2014（3）：193-196.

［144］曹根．统筹城乡医疗保障体系研究［D］.南昌：南昌大学，2014.

［145］朱翠微．试论作为基本人权的健康权在我国的实现［J］.长春市委党校学报，2014（2）：58-61.

［146］余斌．西方公共产品理论的局限与公共产品的定义［J］.河北经贸大学学报，2014（6）：5-8.

［147］蔡春芳．上海市基本医疗服务均等化及改革模式研究［D］.上海：上海工程技术大学，2014.

［148］郑建新．PPP——改进公共服务供给的新模式［J］.预算管理与会计，2014（11）：20-21.

［149］孟庆跃．全民健康覆盖：从理念到行动［J］.中国卫生政策研究，2014（2）：1-4.

［150］张楠，孙晓杰，李成，等．基于泰尔指数的我国卫生资源配置公平性分析［J］.中国卫生事业管理，2014（2）：88-91.

［151］钱晓勤．新加坡医疗保障体系与我国体系的比较及启示［J］.大家健康（学术版），2014（24）：25.

［152］张馨予，赵临，夏青，等．运用集中指数评价法对我国省域卫生资源配置的公平性分析［J］.中华医院管理杂志，2014（1）：2-5.

［153］丁伟洁，宋慧，卓朗，等．东西部两城市居民卫生服务利用及

影响因素对比研究[J].现代预防医学，2014（10）：1778 - 1782.

　　[154] 金青青，卢亦愚，冯燕等.卫生资源配置公平性的基尼系数分析[J].浙江预防医学，2014（2）：4 - 7.

　　[155] 曹阳，宋文，文秋香.城镇居民医疗保险收入再分配效应研究——基于江苏省的实证调查分析[J].中国药房，2014（25）：1070 - 1073.

　　[156] 王唯，孙相浩，田茗源，等.重庆市城乡卫生资源配置现状及对策研究[J].医学与哲学（A），2014（11）：48 - 50.

　　[157] 陈美婕.江苏省基本医疗服务公平与效率的研究[D].南京：南京中医药大学，2014.

　　[158] 余益伟.社会保障制度的收入分配调节功能[D].南京：南京大学，2014.

　　[159] 叶丽梅.从深圳经验探索适合中国的社会医疗保障营运模式[D].武汉：华中师范大学，2014.

　　[160] 刘立峰.山东省统筹医疗保险制度研究[D].济南：山东财经大学，2014.

　　[161] 陈翔，吴桂珠，庄重军.海南省基本医疗卫生服务均等化分析[J].中国卫生政策研究，2014（4）：67 - 72.

　　[162] 石光，张春生，陈宁姗，等.关于界定和实施基本医疗卫生服务的思考与建议[J].卫生经济研究，2014（10）：6 - 13.

　　[163] 苏淼淼.我国基本公共教育服务均等化指标体系构建与实证分析[D].天津：天津财经大学，2015.

　　[164] 孙兴全.刘易斯二元经济结构理论对中国的解释力[J].财政监督，2015（16）：19 - 20.

　　[165] 赵玲玉.中国城乡居民医疗服务需求与医疗保险研究[J].中国乡镇企业会计，2015（4）：9 - 10.

　　[166] 方鹏骞，杨兴怡，张霄艳，等.再论中国基本医疗服务的内涵[J].中国卫生政策研究，2015（6）：52 - 56.

　　[167] 徐国平，王家骥.Primary Health Care——基础医疗卫生服务应该在中国新医改中得到正确理解和全面实施[J].中国全科医学，2015（32）：3893 - 3900.

　　[168] 崔垚，郝晋重.城乡基本医疗保障一体化过程中的政府责任界

定[J].知识经济, 2015 (18): 7-8.

[169] 刘允海, 刘颖珊, 胡迪. 一项决策万众福祉——重庆市城乡居民医保整合见闻[J].中国医疗保险, 2015 (6): 37-40.

[170] 沈迟, 陶星星, 董琬月, 等. 利用集中指数评价西安市卫生资源配置公平性[J].中国卫生政策研究, 2015 (1): 69-73.

[171] 王爱芹, 孟明珠, 孔丽娜, 等. 我国卫生服务利用省际公平性研究[J].中国卫生统计, 2015, 32 (5): 815-817.

[172] 朱鹤, 刘家明. 中国东部地区旅游业竞争力研究——基于时序全局主成分分析法[J].地域研究与开发, 2015 (5): 100-104.

[173] 崔金锐, 陈英. Donabedian 结构—过程—结果模式在护理敏感性质量指标构建中的应用进展[J].护理研究, 2015 (7): 769-772.

[174] 张仲芳. 基于省际面板数据的政府卫生支出的健康绩效研究[J].统计与决策, 2015 (12): 91-93.

[175] 李蔚. 十三五时期中国医疗卫生领域面临的问题及其治理[J].甘肃社会科学, 2015 (6): 205-208.

[176] 张红梅. 新加坡医疗保障体系的特点及启示[J].全科护理, 2015 (21): 2076-2077.

[177] 李瑞桐. 英国医疗保障制度框架研究[J].经济研究导刊, 2015 (21): 67.

[178] 封华, 蒋小彬, 田庆丰. 河南省卫生资源配置的公平性分析[J].现代预防医学, 2015 (7): 1229-1232.

[179] 吴缃琦, 何珊茹, 孙晓勉. 深圳市福田区 2010—2014 年 5 岁以下儿童死亡情况分析[J].中国妇幼保健, 2015 (34): 6052-6055.

[180] 张睿, 杨雪, 马明君, 等. 新医改视野下河南省卫生资源配置城乡差异研究[J].中国卫生经济, 2015 (9): 48-50.

[181] 胡伟萍, 沈堂彪, 孟旭莉, 等. 浙江省卫生技术人员配置公平性研究: 基于 Lorenz 曲线和 Gini 系数的视角[J].中国卫生经济, 2015 (4): 50-52.

[182] 王晓曼, 朱海珊. 广东省卫生人力资源现状及配置公平性分析[J].中国卫生事业管理, 2015, 32 (1): 38-40, 50.

[183] 初可佳. 社会医疗保险与养老保险发展对居民收入分配的影响

研究[J].现代财经（天津财经大学学报），2015（12）：52 –61.

[184] 封进，余央央，楼平易．医疗需求与中国医疗费用增长——基于城乡老年医疗支出差异的视角[J].中国社会科学，2015（3）：85 – 103.

[185] 孙统达，陈金军，王涌，等．城市医院与基层医疗机构分工协作现状调查分析[J].卫生经济研究，2015（11）：11 – 14.

[186] 刘一欧．我国城乡基本医疗卫生服务均等化问题研讨综述[J].现代商贸工业，2015（第 26 期）：249 –250.

[187] 张英．基于泰尔指数测度我国基本医疗服务均等化研究[D].南京：南京中医药大学，2015.

[188] 王宇．地区基本医疗卫生服务供给均等化的影响因素研究[D].广州：暨南大学，2015.

[189] 高萍．区域基本医疗卫生服务均等化现状、成因及对策——基于全国各省面板数据的分析[J].宏观经济研究，2015（4）：90 – 97 +152.

[190] 邓菊云．国内外农村公共文化服务体系研究述评[J].老区建设，2015（22）：13 – 14.

[191] 张燕．实现城乡社会保障适度公平的原则及政策[J].重庆行政（公共论坛），2015（6）：39 – 41.

[192] 李永红．新型城镇化与基本公共服务均等化问题探讨——以陕西为例[J].理论导刊，2015（12）：74 – 76.

[193] 李德成，林晓宁．统筹城乡基本医疗保险制度的路径研究[J].经济研究导刊，2015（14）：97 –99.

[194] 付文宁，柴云，刘冰．鄂西北地区老年人健康自评及其影响因素的有序 Logistic 回归分析[J].中国老年学杂志，2015，35（20）：5922 –5925.

[195] 纵蒙蒙，巢健茜，杨靓，等．南京市老年人健康自评情况影响因素分析[J].中国全科医学，2015，18（25）：3073 – 3076.

[196] 刘文燕．老年人生命质量评价及影响因素研究[D].南昌：华东交通大学，2015.

[197] 高珊．陕西省新型城镇化投融资模式研究[D].西安：西北大学，2015.

[198] 范佳男．阿玛蒂亚·森的可行能力平等理论研究[D].天津：天

津师范大学，2015．

［199］王金金．实现山东省城乡社会养老保险均等化对策研究［D］．沈阳：辽宁大学，2015．

［200］李媛媛．新型城镇化中农村公益性基础设施建设研究［D］．长沙：湖南大学，2016．

［201］周钦，田森，潘杰．均等下的不公——城镇居民基本医疗保险受益公平性的理论与实证研究［J］．经济研究，2016（6）：172－185．

［202］国务院办公厅．深化医药卫生体制改革2016年重点工作任务［J］．中华人民共和国国务院公报，2016（14）：33－38．

［203］孙健，文秋林．基于集中指数和泰尔指数的江苏省卫生资源配置公平性分析［J］．现代医院管理，2016（5）：41－43．

［204］温连奎，杨莉，孙黎．我国政府卫生支出地区公平性研究［J］．中国卫生政策研究，2016（7）：74－78．

［205］王震．中国房地产周期波动的实证研究［D］．大连：东北财经大学，2016．

［206］唐银珍．黄山市茶叶种植户参与产业纵向协作模式的影响因素研究［D］．合肥：安徽农业大学，2016．

［207］温俊娜，杨永宏，姜艳，等．基于基尼系数和差别指数的宁夏地区卫生资源配置公平性分析［J］．中国卫生经济，2016（4）：61－64．

［208］韩永辉，李青，邹建华．基于GPCA模型的中国省域生态文明治理评价研究［J］．数理统计与管理，2016（4）：603－613．

［209］陶群山，魏骅．我国基本卫生服务均等化影响因素的固定效应模型分析——基于31个省级面板数据的研究［J］．海南大学学报（人文社会科学版），2016（2）：51－58．

［210］巨强，孔明忠．中美城镇化进程比较［J］．农业发展与金融，2016（5）：34－37．

［211］陈亿雄，刘昊，马智超，等．2014年深圳市宝安区法定传染病疫情分析［J］．预防医学论坛，2016（11）：813－816．

［212］姚中宝，张帆，孙玉凤，等．某省居民卫生服务利用的公平性分析［J］．中国卫生事业管理，2016（7）：517－519．

［213］王平平，李晶华，孔璇，等．2006—2013年吉林省卫生资源配

置公平性分析[J].中国卫生资源，2016（1）：52－55.

［214］王璐，闫梦青，陈全州，等.“十二五”期间河南省卫生资源配置的公平性分析[J].中国卫生资源，2016（5）：380－385.

［215］魏万宏，尤家河，周志楠，等.河南省18地市卫生资源配置研究[J].中国卫生资源，2016（4）：298－301.

［216］陈沛军，翟理祥，黄鹤冲，等.基于泰尔指数的广东省卫生资源配置公平性分析[J].医学与社会，2016（4）：27－29.

［217］刘汝刚，李静静，王健.中国农村居民健康公平性及其分解分析[J].中国卫生事业管理，2016（8）：611－614.

［218］张静，郭琳.新型城镇化视角下流动劳动力卫生服务利用现状与问题研究——以山东省临沂市为例[J].中国社会医学杂志，2016（1）：77－80.

［219］姚中宝，张帆，孙玉凤，等.某省居民卫生服务利用的公平性分析[J].中国卫生事业管理，2016（7）：517－519.

［220］李少芳，范雷，冯化飞，等.2014年河南省居民死亡原因监测结果分析[J].慢性病学杂志，2016（11）：1191－1193.

［221］胡文玲，王晓颖，金曦，等.中国儿科人力资源配置现状及公平性分析[J].中国公共卫生，2016（4）：435－439.

［222］张映芹，王青.我国城乡医疗卫生资源配置均衡性研究[J].医学与社会，2016（1）：7－9.

［223］沈晓初.上海市构建分级诊疗制度的改革与探索[J].中国卫生资源，2016（1）：1－3.

［224］徐向东.围绕乡医签约服务探索分级诊疗模式[J].中国卫生人才，2016（2）：60－61.

［225］张涛，孙立奇，刘肖肖，等.我国村卫生室卫生资源配置公平性研究[J].中国卫生统计，2016，33（6）：1014－1016.

［226］解读：《“健康中国2030”规划纲要》[J].人口与计划生育，2016（12）：4－5.

［227］刘晶，王昊君，李京辉，等.以公平正义的视角审视我国基本公共卫生服务均等化[J].卫生软科学，2016（12）：17－20.

［228］王贞琼，宋小婷，邓丹玲.医疗保险制度城乡统筹发展：原

因、必要性及可行性分析[J].江汉大学学报（社会科学版），2016（2）：73-76.

［229］辛传海，罗万金.我国政府在购买公共服务活动中的角色定位研究[J].前沿，2016（6）：92-97.

［230］田雪祯.浅谈医疗保障制度的福利分配效应——以福利经济学为视角[J].魅力中国，2016（4）：4.

［231］韩晓贺.阿玛蒂亚·森的平等理论[J].重庆社会科学，2016（2）：115-120.

［232］倪春霞，张晓燕.从公共产品理论看健康产业的概念与分类[J].卫生经济研究，2016（6）：9-11.

［233］刘鸿雁.没有全民健康 就没有全面小康[J].人口与计划生育，2016（10）：26.

［234］牛建林，齐亚强.中国医疗保险的地区差异及其对就医行为的影响[J].社会学评论，2016（6）：43-58.

［235］宋宪瑞.阿玛蒂亚·森可行能力理论的评述[J].呼伦贝尔学院学报，2017，25（1）：52-57.

［236］张研，张亮.医疗保障体系与服务供给体系的摩擦与整合[J].中国卫生经济，2017（1）：21-23.

［237］韩芳.我国城乡基本医疗卫生服务均等化问题研究[J].财政监督，2017（13）：82-88.

［238］常高峰，孙玉凤，任晓燕，等.基于集中指数的宁夏卫生资源配置公平性研究[J].中国卫生事业管理，2017（5）：350-353.

［239］高连欢.统筹城乡居民医保 公平惠及参保群众——基于天津的实践与思考[J].中国医疗保险，2017（4）：37-39.

［240］周平.重庆市城乡医保整合促进公平的成效及思考[J].中国医疗保险，2017（4）：27-30.

［241］陈莹，孙荣.财力均等化与基本公共服务均等化关系研究[J].同济大学学报（社会科学版），2017（2）：117-124.

［242］高和荣.健康治理与中国分级诊疗制度[J].公共管理学报，2017（2）：139-144.

［243］彭小冬，周彦，侯万里，等.深圳市公共卫生人力资源配置及

公平性分析[J].中国卫生资源，2017（5）：374－378.

[244] 马超，顾海，孙徐辉．医保统筹模式对城乡居民医疗服务利用和健康实质公平的影响——基于机会平等理论的分析[J].公共管理学报，2017（2）：97－109.

[245] 付先知，鲁锋，曹云源，等．重庆市卫生资源配置的公平性研究[J].中国卫生资源，2017，20（3）：209－213.

[246] 曹云源，闫梦青，牛媛娜，等．河南省居民卫生服务利用公平性评价[J].中国公共卫生，2017（6）：894－900.

[247] 武瑞仙，蔡玥，兰蓝，等．2008—2015年我国城乡基层卫生资源配置变化趋势分析[J].中国卫生资源，2017（3）：205－208.

[248] 周灵灵，孙长青．我国发展商业健康保险的瓶颈及破解对策[J].金融理论与实践，2017（9）：109－113.

[249] 郝义彬，裴青燕，鲁锋，等."十二五"末期我国医疗卫生资源配置的公平性及效率研究[J].中国卫生资源，2017，20（6）：511－515.

[250] 付先知，郗悦，鲁锋，等．中国政府卫生支出的收敛性及影响因素研究[J].卫生经济研究，2017（12）：17－21.

[251] 中国共产党中央委员会，中华人民共和国国务院．"健康中国2030"规划纲要[J].中国实用乡村医生杂志，2017，24（7）.

[252] 国家卫生计生委．第九届全球健康促进大会发布《2030可持续发展中的健康促进上海宣言》[J].中国卫生法制，2017（1）：37－37.

[253] 李建国，陈彩萍．我国全民医保对农村居民的收入效应分析[J].卫生经济研究，2017，（1）：24－27.

[254] 唐齐鑫，鞠启明，鲁锋，等．我国卫生资源配置公平性与效率分析[J].现代预防医学，2018（6）.

[255] 付先知，刘昭阳，徐飞，等．基于集中指数评价中国卫生资源配置的公平性[J].卫生经济研究，2018（5）：28－32.

[256] 曾文兴，张思思．新公共管理理论视阈下行政改革的理论困境与路径选择[J].中国国际财经，2018（2）：215－216.

[257] 聂丽，吴焕，王亚辉，等．农村慢性病健康管理的满意度及影响因素分析[J].中国卫生事业管理，2018，35（3）：205－208.

[258] 薛利，任晓晖，张文婕，等．我国60－65岁老年人自评健康

与工作状态关系研究[J]. 现代预防医学, 2018, 45 (7): 1249 - 1254.

[259] 张文娟, 王东京. 中国老年人口的健康状况及变化趋势[J]. 人口与经济, 2018 (4): 86 - 98.

(三) 书籍报刊

[1] Mooney G H, Russell E M, And Weir R D. Choices for Health Care [M]. Macmillan Education UK, 1986.

[2] Marc Roberts, WilliamHsiao, Peter Berman, Getting Health Reform Right A Guide to Improving Performance and Equity. Getting Health Reform Right [M]. Oxford University PressInc, 1988.

[3] Linping Xiong. Modelling Medical Insurance Scheme in China: Distributional Effects for Urban Employees and Residents [M]. LAP LAMBERT Academic Publishing, 2012.

[4] O'Donnell O, Doorslaer E V, Wagstaff A, et al. Analyzing health equity using household survey data: a guide to techniques and their implementation [M]. The World Bank, 2008.

[5] [美国] 约翰·罗尔斯著, 何怀宏等译. 正义论[M]. 中国社会科学出版社, 1988.

[6]《中国卫生年鉴》委员会. 中国卫生年鉴 1990 [M]. 人民卫生出版社, 1990.

[7] 中共中央文献研究室. 建国以来重要文献选编. 第十册[M]. 中央文献出版社, 1994.

[8] 中共中央文献研究室. 建国以来重要文献选编. 第二十册[M]. 中央文献出版社, 1998.

[9] 中共中央文献研究室. 十四大以来重要文献选编. 下[M]. 中央文献出版社, 1999.

[10] 中共中央文献研究室. 十五大以来重要文献选编. 上[M]. 中央文献出版社, 2000.

[11] 中共中央文献研究室. 十五大以来重要文献选编. 中[M]. 中央文献出版社, 2001.

[12] 中共中央文献研究室. 十六大以来重要文献选编. 上[M]. 中央

文献出版社，2004.

[13] 本书编写组．《中共中央关于制定国民经济和社会发展第十一个五年规划的建议》（辅导读本）[M].人民出版社2005.

[14] 邵维正．中国共产党历次全国代表大会研究[M].东方出版中心，2007.

[15] 饶克明，刘新明．国际医疗卫生体制改革与中国[M].中国协和医科大学出版社，2007.

[16] 郑功成．中国社会保障改革与发展战略：理念、目标与行动方案[M].人民出版社，2008.

[17] 中共中央文献研究室．十六大以来重要文献选编．下[M].中央文献出版社，2008.

[18]《中共中央、国务院关于深化医药卫生体制改革的意见》编写组．中共中央、国务院关于深化医药卫生体制改革的意见[M].中国方正出版社，2009.

[19] 段家喜．市场、政府与全民医疗保障[M].中国财政经济出版社，2009.

[20] 李琼．中国全民医疗保障实现路径研究[M].人民出版社，2009.

[21] 封进．健康需求与医疗保障制度建设：对中国农村的研究[M].上海人民出版社，2009.

[22] 韩子荣．中国城乡卫生服务公平性研究[M].中国社会科学出版社，2009.

[23] 解垩．城乡卫生医疗服务均等化研究[M].经济科学出版社，2009.

[24] 胡其峰．实现公共卫生服务均等化：全世界共同追求的目标[N].光明日报，2009-04-09（005）.

[25] 亚当·斯密（Adam Smith）．国富论[M].中央编译出版社，2010.

[26] 王延中．中国中低收入群体医疗服务与医疗保障研究[M].中国财政经济出版社，2010.

[27] 马克·J.罗伯茨（Marc J. Roberts），任明辉等译．通向正确的卫生改革之路：提高卫生改革绩效和公平性的指南[M].北京大学医学出版

社，2010.

[28] 王秀阁．马克思主义理论学科前沿问题研究[M].人民出版社，2010.

[29] 胡祖才．推进基本公共服务均等化的内涵和路径[N].人民日报，2010 - 10 - 08（007）.

[30] 郑功成．中国社会保障改革与发展战略，医疗保障卷[M].人民出版社，2011.

[31] 董黎明．我国城乡基本医疗保险一体化研究[M].经济科学出版社，2011.

[32] [美国] 约斯特，T.S 著，汤晓莉等译；医疗保障支付范围决策：国际比较研究[M].中国劳动社会保障出版社，2011.

[33] 饶克勤．公共卫生服务均等须跨四道关[N].人民日报，2011 - 08 - 15（013）.

[34] 仇雨临，翟绍果．城乡医疗保障制度统筹发展研究[M].中国经济出版社，2012.

[35] 于保荣，梁志强，高静，等．医疗服务成本及价格体系研究[M].山东大学出版社，2012.

[36] 李珍．2020 年：我国社会医疗保障制度安排的展望[N].经济日报，2012 - 08 - 29（013）.

[37] 顾海，李加加．中国城镇化进程中统筹城乡医疗保障制度研究：模式选择与效应评估[M].中国劳动社会保障出版社，2013.

[38] 张仲芳．全民医疗保障与医疗卫生公共投入研究[M].经济科学出版社，2013.

[39] 万崇华．卫生资源配置与区域卫生规划的理论与实践[M].科学出版社，2013.

[40] 亢犁．推进城乡基本公共服务均等化的路径[N].光明日报，2013 - 01 - 02（003）.

[41] 黄伟．加快推进基本公共服务均等化[N].人民日报，2013 - 03 - 28（007）.

[42] 曹琼琼，秦艳艳，李巽，等．城乡医疗保险制度整合研究[M].湖北人民出版社，2014.

［43］王军英．中国农村福利与分配格局变迁研究：基于贸易开放影响的视角［M］.经济管理出版社，2014.

［44］余少祥．弱者的救助：中国农民医疗保障调查报告［M］.社会科学文献出版社，2014.

［45］解建立．推进城乡基本公共服务均等化［N］.经济日报，2014 - 02 - 11（015）.

［46］白剑峰．推进基本医疗卫生服务均等化［N］.人民日报，2014 - 08 - 25（014）.

［47］蒋涌．医疗保障筹资模式的效率研究：基于道德风险的视角［M］.人民出版社，2015.

［48］汝信，付崇兰．城乡一体化蓝皮书——中国城乡一体化发展报告（2014～2015）［M］.社科文献出版社，2015.

［49］赵成福．深入推进基本公共服务均等化［N］.人民日报，2015 - 09 - 30（007）.

［50］楼继伟．建立更加公平更可持续的社会保障制度［N］.人民日报，2015 - 12 - 16（007）.

［51］白永秀．城乡发展一体化水平评价报告.2016［M］.中国经济出版社，2016.

［52］蔡江南．医疗卫生体制改革的国际经验：世界二十国（地区）医疗卫生体制改革概览［M］.上海科学技术出版社，2016.

［53］朱雪波．政府与市场关系视域中的东西部基层医疗卫生服务比较研究［M］.中央民族大学出版社，2016.

［54］代涛．建设健康中国，医改如何深层次推进？［N］.光明日报，2016 - 01 - 06（010）.

［55］汪早立．实现人人公平享有基本医疗保障［N］.光明日报，2016 - 01 - 15（007）.

［56］周学馨．医疗卫生服务供给效率要提高［N］.光明日报，2016 - 04 - 16（010）.

［57］把医疗服务的重点下沉到基层［N］.人民日报，2016 - 05 - 13（020）.

［58］韩秉志．整合城乡医保旨在促公平［N］.经济日报，2016 - 06 -

13（009）.

[59] 吴佳佳. 2020 年实现贫困地区人人享有基本医疗卫生服务 [N].
经济日报，2016 – 06 – 22（002）.

[60] 顾雪非. 从"医疗保障"向"健康保障"转型 [N]. 人民日报，
2016 – 08 – 19（005）.

[61] 白天亮. 医保整合，提升居民获得感 [N]. 人民日报，2016 – 08 –
31（003）.

[62] 李红梅. 用中国式医改助推健康中国 [N]. 人民日报，2016 – 09 –
09（005）.

[63] 尹蔚民. 促进人民健康优先发展 推进全民医保制度创新 [N]. 人
民日报，2016 – 10 – 10（014）.

[64] 汝信，付崇兰. 城乡一体化蓝皮书——中国城乡一体化发展报告
（2017）[M]. 社科文献出版社，2017.

[65] 中国药学会. 中国医药卫生改革与发展相关文件汇编（2016 ~
2017 年度）[M]. 中国医药科技出版社，2017.

[66] 叶小兰，陈滔. 统筹城乡背景下实现全民基本医疗保障的模式与
路径研究 [M]. 中国劳动社会保障出版社，2017.

[67] 刘俊香. 基本医疗卫生服务改革的公平性研究 [M]. 清华大学出
版社，2017.

[68] 朱恒鹏. 中国城乡居民基本医疗保险制度整合研究 [M]. 中国社
会科学出版社，2017.

[69] 李丽辉. 全民基本医保网，好给力 [N]. 人民日报，2017 – 02 –
09（009）.

[70] 亢舒. 2020 年基本公共服务均等化总体实现 [N]. 经济日报，
2017 – 03 – 03（002）.

[71] 陈发明. 公共服务投入应均等化 [N]. 经济日报，2017 – 03 – 20
（009）.

[72] 进一步深化基本医疗保险支付方式改革 [N]. 人民日报，2017 –
06 – 29（004）.

[73] 白剑峰. 医改 世界难题的中国解法 [N]. 人民日报，2017 – 07 –
04（016）.

［74］习近平．决胜全面建成小康社会 夺取新时代中国特色社会主义伟大胜利——在中国共产党第十九次全国代表大会上的报告［N］.人民日报，2017－10－28.

［75］申少铁．我国织牢全球最大基本医疗保障网［N］.人民日报，2018－02－13（001）.

［76］李苑．提升基层医疗服务刻不容缓［N］.光明日报，2018－03－16（012）.

［77］姜晓萍．中国基本公共服务改革40年［N］.中国社会科学报，2018－04－17（006）.

［78］中共中央文献研究室．十八大以来重要文献选编．下［M］.中央文献出版社，2018.

重要术语索引表

Y

Z

后 记

　　健康是人类的永恒追求。中国特色社会主义进入新时代，实现人民健康长寿是国家富强、民族昌盛的重要标志，也是亿万中华儿女的热切期盼。构建公益化和均等化的多元医疗卫生服务体系，提供城乡一体化的基本医疗保障服务，是目前中国基本医疗卫生制度改革在全面建成小康社会决胜阶段的迫切要求和重要举措。党的十九大开启了新时代国家发展新征程，以人民为中心的发展取向构成了推进城乡基本医疗保障服务均等化新的时代背景，它决定了公共卫生和社会保障不仅是关乎民生的基本问题，更是满足城乡居民对美好健康生活的向往和维系全体人民走向共同富裕的重大制度安排。如何贯彻好中央决策部署，持续推进城乡基本医疗保障服务均等化、增进人民健康福祉，这事关人的全面发展、社会的全面进步，事关"两个一百年"奋斗目标的实现，全国社科界承载重任、凝聚厚望。

　　本书源于我们承担的国家社会科学基金项目——"城乡基本医疗保障服务均等化与福利分配效应研究（项目批准号：15BSH043）"的研究成果。从接受这一研究项目开始，我们便成立了课题组，拟定了研究工作大纲，积极开展了课题研究。先后经历资料搜集、框架设计、实地调研、数据分析、会议研讨、书稿撰写、征求意见及修改完善等阶段，顺利完成了课题研究任务。项目研究期间，正值中国共产党第十九次全国代表大会召开，这次党代会鲜明地提出了决胜全面建成小康社会、夺取新时代中国特色社会主义伟大胜利这一重大历史任务，明确了中国特色社会主义进入新时代这一新的历史方位，提出了我国社会主要矛盾已经转化为人民日益增长的美好生活需要和不平衡不充分的发展之间的矛盾这一重大政治论断，并强调按照兜底线、织密网、建机制的要求，全面建成覆盖全民、城乡统筹、权责清晰、保障适度、可持续的多层次社会保障体系，实施健康中国战略。党的十九大提出的新要求、新思想、新目标、新部署引发了我们新的思考，也拓展了研究新空间，为最终完成书稿奠定了基础。

需要说明的是，为了实现课题目标，研究融入多学科知识和理论，采用泰尔指数、基尼系数、集中指数、GPCA 和 MT 指数等方法技术多角度对均等化和福利分配效应进行了数量解析，并以相关模型为支撑进行了深入探讨。这些数理方法和分析软件的综合创新应用，凝聚了团队徐飞、付先知、曹云源、鲁锋、孙楠等青年才俊的聪明才智，他们为课题研究做出了突出贡献。

这本书的写作，得到了课题组成员的倾力相助，是在前期课题研究的基础上进一步提炼整理出来的著作。课题研究由我主持拟定大纲、设计总体框架并负责全书统稿及修订工作。孙长青撰写了前言、第1章、第8章；鞠启明撰写了第2章；鲁锋、牛媛娜撰写了第3章；徐飞撰写了第4章；孙楠撰写了第5章；付先知撰写了第6章；陈加军撰写了第7章。本书除注明外，还参阅引用了郑州大学田庆丰、朱伟等教授的研究成果，以及相关数据库的资料，在此深表感谢！本书还要感谢国家社科规划办的资助和中国经济出版社的支持，特别是责任编辑冀意女士的精心安排和创意设计。

在书稿付梓之际，谨向所有鼓励、支持和帮助本书写作出版的领导和朋友们表示衷心的感谢！由于课题本身学科跨度大，以及自身学识水平、研究能力和掌握的资料所限，书中的缺陷甚至谬误难以避免，不妥之处，敬请大家不吝赐教。

孙长青

二〇一八年十月一日于郑州大学